«Hessen, im Winter 1999. Um 4 Uhr 20 werde ich vom Piepen meines Alarmmelders aus dem Tiefschlaf gerissen. Wo bin ich? Kurz im dunklen Zimmer Orientierung suchen: Ach ja, in der Rettungswache. Noch schlaftaumelnd gehe ich ins Bad, schnell zwei Hände kaltes Wasser ins Gesicht, dann anziehen und runter zum Auto.

Als ich einsteige, hängt Jan gerade den Hörer des Funkgerätes zurück in dessen Halterung.

«Um was geht's denn?», frage ich ihn mit noch rauer Stimme.

«Akuter Thoraxschmerz. Ein Sechzigjähriger hat anscheinend Anzeichen eines Herzinfarktes, sagt der Mann von der Rettungsleitstelle.»

Das Hallentor geht auf, und ich traue meinen Augen nicht ...»

Dr. Christoph Schenk, Jahrgang 1965, ist Facharzt für Allgemeine und Unfallchirurgie sowie Notfallmedizin. Nach Stationen u.a. in Fulda, Darmstadt, Stuttgart und der Schweiz lebt er heute in Niedersachsen.

DR. MED. CHRISTOPH SCHENK

VIVA LA REANIMATION!

ALS NOTARZT IM BLAULICHTMILIEU

ROWOHLT TASCHENBUCH VERLAG

Februar 24°

Die hier versammelten Texte wurden bereits im Selbstverlag unter den Titeln «Viva la Reanimation – 50 medizinische Notfälle, 50 Notrufe» und «Zwischen Leben und Tod – 20 Jahre als Notarzt» veröffentlicht.

Originalausgabe
Veröffentlicht im Rowohlt Taschenbuch Verlag,
Hamburg, September 2019
Copyright © 2019 by Rowohlt Verlag GmbH, Hamburg
Umschlaggestaltung zero-media.net, München
Umschlagabbildung Ingo Hoffmann
Satz aus der Swift Regular bei
Pinkuin Satz und Datentechnik, Berlin
Druck und Bindung CPI books GmbH, Leck, Germany
ISBN 978 3 499 00012 6

FÜR MEINE SÖHNE UND TT

INHALT

Vorwort 11

Das erste Mal – Sugar Sugar Baby 13

Matsch 15

Ich pflaster dir eine! 18

Polnische Wirtschaft 22

Lieber Gott, warum tust du das? 24

Hast 'n Arsch auf? 28

Game over 30

Zähes Luder 32

Mit Kraft geht alles 35

Haste ma Feuer? 37

Grenzen 39

Taser auf Krankenkasse 41

Uncle Sam 44

Selbst mit viel Mühe … 47

ACAB 48

Kein Platz zum Drücken 50

Superstar 52

Höllenfeuer 56

Geschändet und geblendet 59

No hope 64

Herzschmerz 67

Kalte Füße – heller Kopf 71

Das war knapp 74

Denn die im Schatten sieht man nicht 77

Opa Günter, Glück auf! 80

Dr' Zoch kütt 84

Der Schlitten is' im Arsch 88

Sicher ist sicher! 91

Nächstes Jahr gibt's Fisch 94

Wiederbelebung ist wie Sex 98

Scheißteppich 100

Scheißweihnachten 103

Geistesblitz 110

LMAA 113

Auf der Mauer, auf der Lauer 118

Quickie 124

Oma Esther, Felix und der liebe Gott 128

Blut ist dicker als Wasser 132

Das wird doch nix! 139

Ivan 144

Flieg, Engel, flieg! 150

Hit Me With Your Rhythm Stick! 155

Veilchenduft 159

Anka, die Wanderhebamme 164

Liebeskummer 171

Rohrbruch 176

Atemlos durch die Nacht 181

Forza Italia 186

Hau ab, du Arschloch! 191

Reineke 196

Engel 200

Bibi und Tina beim Rodeo 204

Oster-Überraschungsei 208

Couch-Potato 213

Timo und Tarantula 218

Über den Wolken 221

Liebe und so 'n Scheiß 227

Augen zu und durch 232

Zehn kleine Jägermeister 235

Mein rechter, rechter Platz ist frei 240

Let's do it like they do on the Discovery Channel! 244

Ein Mann muss tun, was ein Mann tun muss! 248

Agent 0-0-3,4 253

Tierliebe 257

Hab' Flugzeuge in meinem Bauch 263

Einmal Scheiße, immer Scheiße 267

Jenni – fast allein zu Haus 272

Das Kleingedruckte 276

Knockin' on Heaven's Door 282

Ein gebrauchter Tag 288

Kann nur besser werden! 294

Here come the Men in Black! 299

Mach mal die Tür auf! 304

An apple a day 309

Über sieben Brücken musst du gehn 314

Morgengrauen 318

Weil ich Paris nun mal so mag 323

High Nose 326

Dunkle Wolken 333

Under pressure 338

Schicksalsschläge 345

Dank 349

VORWORT

Was wird aus jemandem, der in Deutsch im Abitur nur schwache fünf Punkte hatte? Richtig: Arzt und Autor ;-)

Genauer ausgedrückt: Er wird erst Unfallchirurg und Notfallmediziner, danach dann «Subjekt-Prädikat-Objekt-Autor». Das passt prima zum Thema, wegen der notwendigen Eile im Blaulicht-Milieu. Und: Kompliziertere Sätze kann ich ohnehin nicht schreiben (siehe «Abi fünf Punkte»).

Ein Buch war nie geplant, als ich Ende 2016 begann, die Erinnerungen an besondere «Fälle» meiner zwanzigjährigen Notarzttätigkeit für meinen lesefaulen Sohn Yaris aufzuschreiben. Über den Umweg eines Blogs (www.the110.blog) und eine dazugehörige Facebookseite (@E1NSE1NSNULL) sowie erste Versuche als Selfpublisher, landeten meine Texte durch unglaubliche Zufälle letztlich bei Rowohlt und nun als «richtiges» Taschenbuch in Ihren Händen.

In diesem Buch versuche ich, spannende medizinische Sachverhalte für jedermann verständlich darzustellen.

Selbstverständlich sind sämtliche Namen, Orte und Handlungszeiten zum Schutz der Patientenrechte von mir verändert worden. Jedwede Ähnlichkeiten mit lebenden oder bereits verstorbenen Personen sind also rein zufällig.

Ich wünsche gute Unterhaltung!
Christoph Schenk,
Frühsommer 2019

DAS ERSTE MAL – SUGAR SUGAR BABY

Es piept nicht.

Mitte der neunziger Jahre. Ich bin frisch vom Notarztkurs zurück. Stolz wie Bolle, den Pieper das erste Mal im Kittel. Ich bin aufgeregt ohne Ende.

Ist das Ding kaputt? Piept gar nicht. Muss kaputt sein. Oder ist die Batterie alle? Ich schaue alle fünf Minuten auf das Display – offenbar ist technisch alles o. k. Nix tut sich.

Kurz vor Dienstende ist es dann so weit: Ich habe mein allererstes Mal. Die knappe Meldung über Funk: Apoplex, männlich, achtundzwanzig Jahre.

«Schlägle», wie Manni, mein schwäbischer Sanitäter, verniedlichend sagt. Schlaganfall. Eine brutale Erkrankung. Ein Blutgerinnsel verstopft von einer Sekunde auf die andere wichtige Adern im Kopf, sodass das Gehirn Schaden nimmt. Im schlimmsten Fall dann Lähmungen, Sprachverlust oder gar Tod.

Mit Alarm geht es über die Fildern. Mir schlägt das Herz bis zum Hals. Als wir das Zweifamilienhaus erreicht haben, kommt schon eine junge Frau mit Kleinkind auf dem Arm auf uns zugelaufen. «Beeilen Sie sich, mein Thomas stirbt, er reagiert auf nichts, macht nur noch Grimassen.»

Genauso ist es dann: Der junge Mann windet sich auf dem Boden, «kein Bild, kein Ton», null Reaktion auf Ansprache. Seine Pupillen sind rund, der rechte Mundwinkel hängt herunter. Er sabbert, und sein rechter Arm ist scheinbar lahm. Passt alles. Ich bin mir sicher: Schlaganfall mit gerade mal Ende zwanzig.

Mir zittern die Hände, als ich versuche, ihm einen Tropf zu legen. Dazu das Gehampel von Thomas mit seinem nicht gelähmten linken Arm. Der liebe Gott steht mir bei: erster Versuch und gleich ein Treffer.

«Zucker nicht messbar», höre ich Manni hinter mir sagen, als ich gerade die Tropfkanüle festklebe. Er hat mit einem Tropfen Blut einen Blutzuckerschnelltest gemacht. Da hätte ich vor lauter Aufregung im Leben nicht dran gedacht.

Ups? Unterzucker? «Kann sein, hat er eben Läuse *und* Flöhe. Unterzucker *und* Schlaganfall», denke ich im Stillen und grüble schon, ich welche Schlaganfallklinik wir Thomas fahren werden.

Manni gibt mir eine Spritze. «20 Milliliter Glucose 40 Prozent», sagt er, eine hochdosierte Zuckerlösung.

Etwa zwei Minuten nachdem ich die Lösung gespritzt habe, hört Thomas auf mit Zucken, liegt einfach nur ruhig auf dem Boden. Zwei Minuten später öffnet er die Augen, und nach weiteren fünf Minuten sitzt er dann völlig normal auf dem Sofa neben mir. Alles an ihm ist wieder komplett in Ordnung: Er spricht normal, der Mundwinkel hängt nicht mehr, und sein Arm funktioniert wieder. Er erzählt mir, dass er zuckerkrank sei und vergessen habe, ausreichend zu essen, nachdem er sich Insulin gespritzt hatte.

Kein «Schlägle», wie die Schwaben sagen, Unterzucker war sein Problem. Seiner jungen Frau stehen die Tränen in den Augen. Und mir auch.

Fazit des Tages: Medizin ist der Wahnsinn. Notfallmedizin erst recht. Und: Manni ist der Beste – ohne seine Routine hätte ich Anfänger den Unterzucker nicht erkannt.

Feuertaufe bestanden.

MATSCH

1997 – ich bin jetzt seit einem Jahr als Notarzt unterwegs. So eine richtige Scheiße blieb mir bisher erspart. Klar, es gab Tote, Blut und Benzingeruch. Aber eigentlich nix, was mich richtig nachhaltig angefasst hat.

Wir haben Sommer, kurz nach eins an einem Freitagmittag, als es piept. Heute haut mir das Schicksal voll ins Gesicht!
«Verkehrsunfall, eine verletzte Person.»

Ich nehme meine Jacke vom Haken und laufe zum Klinikausgang, wo mich der NEF-Fahrer Sekunden später abholt. Über Funk erfahren wir, dass es einen Unfall vorm hiesigen Gymnasium gegeben hat. Die knapp zwei Kilometer Anfahrt fliegen an mir vorbei. Als wir in die Glasergasse einbiegen, sehe ich bereits das Warnblinklicht von einem Schulbus, daneben das Blaulicht eines Polizeiautos.
Ich steige aus und laufe vor. Da liegt sie. Sophia. Dreizehn Jahre alt. Zwischen Bordstein und dem Heck des Schulbusses. Ihr Fahrrad wenige Schritte dahinter. Komplett Schrott. Ist der Bus drübergerollt.

Über Sophia auch.

Sie ist nach der sechsten Stunde mit dem Rad auf dem Nachhauseweg, als der Schulbus beim Überholen ihren Fahrradkorb touchiert. Sie schlingert, verliert das Gleichgewicht und stürzt genau vor den Bus. Der überrollt sie zunächst mit dem rechten Vorderreifen und dann mit dem hinteren Zwillingsreifen. Jetzt erst steht er.

Der Anblick ist der reinste Horror. Alles Matsch. Kopf, Hals und Brustkorb im wahrsten Sinne «breit gefahren.» Der Schädel ist offen. Hirn tritt aus. Das Gesicht ist nicht mehr als Gesicht zu erkennen. Irgendwo sehe ich Zähne, aber keinen Mund, die Augen treten aus dem Kopf, keine Nase. Überall Blut. Ihre langen blonden Haare in einer riesigen Lache aus Blut und unbekanntem menschlichem Gewebe. Der Hals ist flach wie eine Zigarettenschachtel. Auf dem weißen Girlie-Shirt neben Blutflecken auch Reifenspuren … Ich habe das Gefühl, dass es mir die Beine wegreißt.

«Willste intubieren?», fragt mich mein Sani. Ich drehe mich um und bedeute ihm, dass wir nichts mehr machen *können*. Nichts mehr außer diesen geschundenen jungen Körper vor den Blicken und den Fotoapparaten der bereits anwesenden Presse zu schützen.

Das folgende Wochenende ist ein Albtraum für mich, habe ich doch selbst Kinder.

Am darauffolgenden Montag rufe ich in der Rechtsmedizin an, um zu erfahren, was die Obduktion des Kindes ergeben hat. «*Wer* sind Sie? Der Notarzt vom Unfallort? Ich darf Ihnen keine Auskunft geben. Es wird wegen des Anfangsverdachtes auf unterlassene Hilfeleistung gegen Sie ermittelt. Bitte rufen Sie am Nachmittag noch mal an. Dann darf ich Ihnen eventuell etwas sagen.»

Wie vom Blitz gerührt lege ich auf. Unterlassene Hilfeleistung, weil ich entschieden hatte, nichts Lebensrettendes mehr für das Kind tun zu können. Habe ich einen fatalen Fehler gemacht? Habe ich die Unfallsituation falsch eingeschätzt? Hätte das Kind mit einem *guten* Notarzt überlebt? Was bedeutet das alles?

Gericht? Knast? Eine schier endlose Zeit bis zum Nachmittag liegt vor mir. Mein Kopf dröhnt. Ich tigere durch die Klinik, versuche, mich irgendwie abzulenken. Es gelingt nicht.

Um 14 Uhr klingelt mein Diensthandy. «Rechtsmedizin, Dr. Meier am Apparat, wir hatten heute Morgen schon gesprochen. Ich hatte Rücksprache mit der Staatsanwaltschaft. Die Ermittlungen gegen Sie sind eingestellt. Das Kind hatte allein schon sechs Verletzungen, die jeweils nur für sich betrachtet nicht mit dem Leben zu vereinbaren sind. Hirndurchtrennung, Halswirbelsäulendurchtrennung, Abriss der Halsschlagadern, Lungenabriss beidseits, Abriss der Hauptschlagader vom Herzen, Brustwirbelsäulendurchtrennung.»

Den Rest des Telefonates erlebe ich wie durch Watte. Ich will nur noch raus aus der Klinik, ab nach Hause, scheiß Medizin, fuck, hätte ich bloß was anderes studiert. Mein von mir sehr verehrter Chefarzt sieht mich gehen, deutlich vor Feierabend. Er sagt nur: «Bleib auch morgen noch zu Hause.»

ICH PFLASTER DIR EINE!

Nachmittags gegen 18 Uhr bekommen Markus und ich, gerade noch im Notarztwagen auf dem Rückweg zu unserer Wache, einen Einsatz über Funk vermittelt. «Marta M., Luftnot, zweiundachtzig Jahre, bedingt ansprechbar.»

Anscheinend ist im Nachbarlandkreis notfallmäßig die Hölle los: Beide Notärzte von dort müssen im Einsatz sein, denn wir werden um Unterstützung in diesen Kreis gebeten. Auf geht's. Blaulicht an. Los.

Nach circa achtzehn Minuten erreichen wir den Einsatzort. Ein idyllisches Dorf. Fachwerkhäuser, Pferdekoppeln, Kinder auf dem Spielplatz. Wir sind zuerst hier – der Rettungswagen hat ebenfalls eine lange Anfahrt.

«Kommen Sie schnell, meiner Mutter geht's nicht gut!» Wir schnappen uns Rucksack, EKG, Beatmungsgerät und Absaugung und laufen der gut fünfzigjährigen Frau hinterher, die uns in ein geräumiges Zimmer im Erdgeschoss des Einfamilienhauses führt. In der Mitte ein Pflegebett, das Kopfteil maximal hochgestellt, die Oma im Bett mit tiefblauen Lippen. Spucke läuft ihr aus dem Mund. Die Augen hat sie geschlossen.

«Das geht so seit dem Abendessen, ganz schläfrig isse, so kennen wir Mutter gar nicht, dabei war sie doch heute erst noch beim Doktor.»

«Weswegen?»

«Sie hatte so Rückenschmerzen.»

Erste Informationen in Sekundenschnelle. Ich spreche Marta an. Nix. Mein Zwicken in ihr Ohrläppchen lässt sie unbeeindruckt. Erst kräftiges Kneifen in die Haut am Hals entlockt ein Grunzen. Ihr spärlicher Atem blubbert. Wir messen eine Sauerstoffsättigung im Blut von nur noch neunundsiebzig Prozent. Viel zu wenig! Schnell nehme ich das kleine Handtuch vom Nachtschrank, wische den Mund ab. Dann meinen Finger in ihren Mund. Nach einer Runde durch die Mundhöhle kann ich reichlich Essensreste hervorholen. Markus hat inzwischen die Sauerstoffmaske vorbereitet, die er jetzt der alten Dame aufsetzt, bevor er anschließend gleich das EKG klebt. In der Zwischenzeit höre ich die Dame ab und lege einen Tropf. Die Lunge hört sich nicht so schlecht an, vielleicht ein geringes Rasseln. Hat Marta ihr Abendessen in die Lunge bekommen? Wir sind immer noch nur zu zweit beim Rettungsdienst. Da wünschst du dir, dass du ein Tintenfisch wärst – mit acht Armen. Als ich ihr den Absaugschlauch in den Hals schiebe, kommt kaum Gegenwehr. Die Sättigung steigt nicht vernünftig an. Marta atmet zu wenig, als würde der Atemantrieb fehlen. Hatte sie einen Schlaganfall? Eine Hirnblutung? Irgendwas anderes Neurologisches? Der Bewusstseinszustand würde dazu passen. Ich schaue in ihre Augen. Die könnten Aufklärung geben.

Jene Nerven am Auge, die uns sehen lassen, reagieren ganz sensibel auf Druck im Kopf. Steigt der Druck, zum Beispiel durch eine Hirnblutung, führt das häufig dazu, dass die gedrückten Augennerven die Pupillen unrund oder ungleich groß werden lassen.

Martas Pupillen sind rund, wie sie sein sollen, aber eher zu klein. Sicher nicht zu groß.

«Welche Medikamente bekommt ihre Mutter?» Die Tochter gibt mir einen Zettel. Tausend Tabletten, alles Mögliche, aber nicht das, wonach ich suche: ein starkes Schmerzmittel, Morphium oder sonst ein Opiat, also eine Art Heroin. Diese Medikamente machen die Pupillen eng. Und sie lähmen bei Überdosierung das Atemzentrum, sodass Erstickung droht. Passt alles zu Marta. Indes, auf dem Medikamentenplan steht davon nix. Und heroinsüchtig wird Marta mit 82 nicht sein.

«Ist das wirklich alles, was ihre Mutter an Medikamenten hat?»

Die Tochter nickt, während sie die Tür öffnet, um die RTW-Besatzung reinzulassen.

Martas Zustand wird schlechter. Jetzt erbricht sie. Markus ergreift ihren Oberkörper und zieht ihn zur Seite, sodass das Erbrochene ungehindert ablaufen kann und nicht in die Lunge gerät. Dabei verschiebt sich das Nachthemd, sodass ich kurz auf ihr Schulterblatt schauen kann. Ein Pflaster!

«Narcanti», rufe ich Markus zu, während ich erst das Pflaster abreiße und dann erneut den Mund von Erbrochenem befreie.

«Ach ja, Mutter hat ja heute vom Doktor so ein Pflaster gegen die Rückenschmerzen bekommen. Das steht nicht auf dem Plan.»

Ich spritze das genannte Medikament, das vor allem an Bahnhöfen bei Junkies mit Überdosierung Anwendung findet. Die alte Dame wird von Sekunde zu Sekunde wacher.

«Marta, tief schnaufen!»

Sie folgt meinem Kommando. Der Sauerstoffgehalt im Blut steigt. Marta ist wieder da. Was denn los sei? Was die ganzen Menschen denn bei ihr machen würden? Ich erkläre ihr, dass sie wohl durch das Schmerzpflaster eine zu hohe Dosis Morphium bekommen hat, sodass sie einerseits bewusstlos war und andererseits fast mit dem Atmen aufgehört hat.

Wir laden die jetzt redselige Patientin ein und bringen sie zur Überwachung in die Kreisklinik.

Wahnsinn – 0,4 Milligramm «Gegengift» entscheiden zwischen Leben und Tod.

Heute waren wir schnell genug.

POLNISCHE WIRTSCHAFT

Früher Abend in Niedersachsen. Es piept. «Bewusstlose Person auf Feldweg.» Nach zehn bis zwölf Minuten haben wir den Einsatzort mit Hilfe von GPS-Ortung erreicht: Middle of Nowhere. Irgendwo zwischen Rüben- und Kartoffeläckern muss das NEF vor einer Neunzig-Grad-Kurve hinter einem riesigen Gespann aus Trecker und zwei Anhängern anhalten.

Ein aufgeregter Bauer führt mich an seinem Traktor vorbei. Direkt hinter der Kurve liegt die «bewusstlose» Person auf dem Rücken mit riesiger Platzwunde an der Stirn. Ein Fleck auf der Jeans zeigt, dass der Mann sich eingepinkelt hat. Eine kurze Untersuchung. Wir sind zu spät gekommen. Der Mann ist tot.

Der Landwirt berichtet mir, dass sein angestellter polnischer Treckerfahrer den Mann auf dem Feldweg liegend vorgefunden habe, als er mit dem landwirtschaftlichen Gespann um die Ecke gebogen sei.

Ich schaue mir die Szene noch mal an. Der Tote liegt auf dem Rücken. Er hat aber eine riesige Platzwunde im Gesicht und nicht am Hinterkopf. Rechts vom Leichnam sehen wir einen roten Fleck auf dem Kies des Feldweges – Blut? Die Hose des Mannes ist im Bereich des linken Oberschenkels nass. Neben dem linken Oberschenkel befindet sich dunkel gefärbter Kies. Keine Frage: der Körper wurde gedreht, von der Bauchlage in die Rückenlage.

Hmm, komisch. Zufall? Unfall? Mensch gegen Traktor? Gewaltverbrechen auf abgelegenem Feldweg?

Meine Fragen an den polnischen Gastarbeiter, ob es denn

einen Unfall gegeben habe oder ob er den Mann gedreht habe, werden verneint. Der Mann ist sehr aufgeregt, fängt immer wieder an zu weinen.

Wie immer in Fällen unklarer Todesart verständigen wir die Polizei.

Als die Kripo eintrifft, ist es längst stockdunkel. Die Jungs der benachbarten Feuerwehr können helfen und sorgen mit ihrer Technik für ausreichend Beleuchtung. Gemeinsam kommen die Kriminalisten überein, dass der Tod des Mannes völlig unklar ist. Die Staatsanwaltschaft ordnet daraufhin die rechtsmedizinische Leichenöffnung an, um die Todesursache zu klären.

Einige Tage später erfahre ich, dass die Obduktion einen natürlichen Tod feststellen konnte. Der Mann hatte komplett verkalkte Herzkranzgefäße und so einen tödlichen Herzinfarkt beim Feierabendspaziergang erlitten.

Und die Drehung von der Bauch- in die Rückenlage? Die polizeiliche Anhörung des Gastarbeiters mit einem richtigen Polnisch-Dolmetscher ergab, dass er den Mann doch umgedreht hatte, als er ihn fand.

LIEBER GOTT, WARUM TUST DU DAS?

Nachmittags um drei geht mein Pieper. «Bewusstloses Kind, 6 Monate, Forsthaus XY.»

DAS will kein Notarzt lesen! DA musst du dich beim Lesen fast übergeben. DAS ist die Hölle!

Wir rasen mit Affentempo über scheinbar endlose Landstraßen durch die Wälder des Mittelgebirges, bis Karl – mein heutiger NEF-Fahrer – irgendwann in einen Forstweg einbiegt. Anfangs noch Asphalt, dann über Stock und Stein, bis wir nach einer Ewigkeit endlich am Forsthaus angelangt sind. Wir sind die Ersten. Der RTW ist noch nicht da.

Die Haustür steht offen. Ich rufe. Ein Mann, der Kleidung nach der Förster, kommt mir mit einem Bündel von Kind entgegengelaufen. Schlaff wie ein nasses Badetuch hängt der Säugling in den Armen des Mannes. Als mir der Förster gegenübersteht höre ich den Rettungswagen vor das Forsthaus rollen. Ich stelle mich in Sekundenschnelle vor und nehme das Kind entgegen, das mir der Mann, der wohl der Vater ist, mit Tränen in den Augen übergibt.

«Ralf ist nach dem Mittagsschlaf nicht aufgewacht», sagt er mir noch, bevor es mit großen Schritten rasch zum Krankenwagen geht, der zwischenzeitlich eingetroffen ist. Tür auf, rein ins Auto, Säugling sanft auf die Trage. Der Kopf ist blitzeblau. Fast violett. Kein Puls. Keine Atmung. Die Pupillen seiner strahlend blauen Augen sind weit. «Hubschrauber», rufe ich Karl zu.

Schnell den Kindernotfallkoffer! Mit der kleinsten Beatmungsmaske drücke ich Luft durch Nase und Mund in den kleinen Menschen, derweil Thorsten sofort mit der Herzdruckmassage beginnt: Zwei Finger drücken ab jetzt gut hundertzwanzigmal pro Minute auf das winzige Brustbein. Karl zerschneidet den Strampelanzug, nachdem er über Funk einen Rettungshubschrauber angefordert hat, und klebt die EKG-Elektroden auf die Brust. Nix. Nada. Scheiße. Nulllinie. Ich sage Michael, dem zweiten Mann aus dem RTW, dass er die Beatmung übernehmen soll.

Wir brauchen einen Zugang! Der kindliche Körper benötigt das Stresshormon Adrenalin, soll sein Herz wieder anfangen zu schlagen. Karl gibt mir auf Ansage die Bohrmaschine. Damit wird eine Knochenmarkkanüle in Windeseile in das Schienbein gebohrt. Die verabreichten Medikamente resorbiert der Körper genauso gut aus dem Knochenmark. Gesagt, getan. Derweil Thorsten und Michael weiter im Wechsel drücken und beatmen, spritze ich die erste Dosis Adrenalin. Nach einer Minute ein Blick auf das EKG. Nix. Weiterdrücken.

In der Zwischenzeit mein erster Versuch, einen Beatmungsschlauch in die Luftröhre zu legen. Der geht in die Hose. Der Schlauch landet in der Speiseröhre. Der zweite Versuch gelingt. Das Beatmungsgerät ist bereits von Karl auf «Säugling» eingestellt, sodass der Wechsel vom Beatmungsbeutel zur Maschine flott vonstattengehen kann. Die nächste Dosis Adrenalin. Weiterdrücken. Abwarten. Kurze Pause. Blick auf das EKG. Nix. Weiterdrücken. Wieder Adrenalin. Weiter drücken. Pause. Blick auf das EKG. Nulllinie. Weiterdrücken.

Nach circa dreißig Minuten trifft die Hubschrauberbesatzung ein. Sie mussten abseits landen und noch eine Strecke zu Fuß absolvieren. Das Wesentliche ist schnell berichtet, sodass ich den Hubschrauberarzt bitte, sich mit dem Vater zu unterhalten, um weitere Hintergründe zu erfahren.

Adrenalin. Weiterdrücken. Kurze Pause und rascher Blick auf das EKG. Nulllinie. Weiterdrücken.

Mein Kollege kommt wieder. Der Junge sei ein halbes Jahr alt und wurde nach seinem Fläschchen zum Mittagsschlaf gebettet. Als die Mutter gegen halb drei nach ihrem Sohn sah, habe er nur noch regungslos dagelegen. Der Vater habe das Kind dann die ganze Zeit beatmet. Wesentliche Vorerkrankungen habe der kleine Ralf nicht, die Schwangerschaft sei normal verlaufen.

Wieder Adrenalin. Weiterdrücken. Wieder Blick auf das EKG. Nulllinie. Weiterdrücken. Wir sind jetzt seit fünfundvierzig Minuten dabei. Wir verabreichen zusätzlich ein anderes Medikament.

Weiterdrücken.

Wieder Adrenalin.

Weiterdrücken. Kurze Pause und rascher Blick auf das EKG. Nulllinie. Weiterdrücken.

Neuerliche Pause beim Drücken. Da! Zacken auf dem EKG! Ganz deutlich. Ein schwacher Puls in der Leiste.

Michael setzt sich ans Steuer des RTW. Wir rumpeln über den Waldweg zu der Wiese, wo der Hubschrauber steht. Schnell ist das ganze medizin-technische Gedöns umgeladen, da dröhnt auch schon die Turbine des Helikopters. Abflug in die Uni-Kinderklinik.

Die Jungs sind euphorisch, als sie den RTW aufräumen, total aufgekratzt. Ich auch. Sollte das wirklich noch geklappt haben? Bevor wir abfahren, erkläre ich dem Försterehepaar, wo sie sich in der Uniklinik melden sollen. Die beiden bedanken sich mit rotgeweinten Augen.

Zurück auf der Rettungswache, sitze ich ziemlich mitgenommen allein in meinem Bereitschaftszimmer. Am Abend ein Anruf. Der Hubschrauberarzt meldet sich aus der Uniklinik. Der kleine Ralf hat es nicht geschafft. Ist auf der Intensivstation verstorben.

Leere. Mir laufen die Tränen.

Lieber Gott, warum tust du das?

HAST 'N ARSCH AUF?

Nachmittags um 15 Uhr. «Chirurgisch, Talstation.»

Diese knappe Meldung auf dem Pieper kann alles bedeuten: von «einfacher», aber schmerzhafter Sprunggelenksfraktur bis zu übelster Wirbelsäulen- oder Beckenverletzung. Wir kämpfen uns mit Blaulicht durch dichtes Schneetreiben im ansonsten idyllischen Tiroler Skiort. Als wir die Talstation der Gondelbahn erreicht haben, grinst mich der «Burger Anton», einer der Pistenretter, an. Ich werde noch verstehen, was er meint.

In der kleinen, total überwärmten San-Station liegt Mareike auf der Behandlungsliege. Sie ist eine gut dreißigjährige holländische Snowboarderin mit total blutiger Hose und dickem Verband am Hintern. Auf dem Stuhl davor sitzt ihr Ehemann Piet.

«Was ist passiert?»

In gebrochenem Deutsch versucht der offensichtlich geknickte Piet mir das Geschehene zu erklären. Anton kommt ihm zu Hilfe: Piet würde sich seit Jahren immer selbst um den Skiservice, also das Wachsen und Kantenschleifen des Snowboards von Mareike und seines eigenen kümmern. Heute seien Mareike und er wie immer auf ihren Boards im Skigebiet unterwegs gewesen. Irgendwann habe Mareike eine kurze Pause gemacht und sich – das Board noch fest an die Füße geschnallt – auf die Piste gesetzt, um zu verschnaufen. Piet sei ihr gefolgt und habe sich dann zur Pistenpause zu ihr gesellen wollen.

Mit elegantem Einwärtsschwung wollte er hinter seiner wartenden Gattin «einparken», habe dann aber mit seinem Board zu wenig Abstand zur sitzenden Mareike eingehalten. Genau genommen zu wenig Abstand zu ihrem Hintern, so dass er seiner Frau den Hintern langstreckig mit der Snowboardkante aufgeschnitten hat.

Da «viel» Blut geflossen war, hatte man den Notarzt verständigt.

GAME OVER

Ende der Neunziger. Sonntagvormittag. In einer süddeutschen Großstadt schlägt mein Pieper Alarm. «Bewusstlose Person in Tiefgarage.» Bei diesem Stichwort denke ich zuerst an den Rand der urbanen Gesellschaft, an Drogen, an Urin und an Erbrochenes in dunklen Ecken. Flott geht es mit Blaulicht in der G-Klasse durch die Stadt. Kaum Verkehr. Offenbar sind fast alle Schwaben brav im Gottesdienst oder im Mercedes-Museum.

Einige Jugendliche erwarten uns bereits und winken, als wir die Einfahrt der Kaufhaustiefgarage erreichen. Johannes, Zivi und Fahrer des Notarztautos, geht mit mir zusammen die Abfahrt der Tiefgarage hinunter.

Der Vorraum zur Hölle.

Blasse «Untote» sitzen an endlos langen Tischen vor zahllosen flackernden Bildschirmen. Pickelige Teenager-Zombies mit dunklen Augenrändern hämmern wie von allen guten Geistern verlassen auf ihre Tastaturen. Lautes Geballer aus Computerlautsprechern, helle Explosionen auf den Monitoren. Willkommen auf einer LAN-Party.

Vor einer dieser Tastaturen liegt der sechzehnjährige Kevin mit seinem Kopf auf dem Tisch. Zwischen Colaflasche, Computerkabeln und Aschenbecher. Um ihn herum seine verstörten Kumpel. Kevin hätte irgendwann immer schlechter «gefightet» und zuletzt am ganzen Körper gezuckt. Wie bitte? Ich stoße ihn an. Wie betrunken schaut er mich aus glasigen Augen an. «Eishockey», verstehe ich ihn sagen. Was? Ich kapiere kein Wort. Ein Mitspieler übersetzt für mich: «Alles o.k.»

«Blutdruck 100 zu 80, Puls 110, Sauerstoffsättigung 97 Prozent», ruft mir Johannes zu. Und kurze Zeit später, nachdem ein Tropf gelegt wurde: «Zucker 82.» Alle medizinischen Werte soweit wirklich erst mal «Eishockey.» Meine neurologische Untersuchung zeigt bis auf Kevins Verlangsamung nix Auffälliges: Eingenässt hat er nicht, er antwortet angemessen und kann alles bewegen. Seine Pupillen sind auf beiden Seiten gleich groß und werden schnell eng, als ich die Augen mit der Taschenlampe blende.

Seit knapp zwei Tagen läuft die «Doom-Party» («Doom» war der erste große Egoshooter-Erfolg). Wie ich erfahre, hatte sich Kevin seit circa sechsunddreißig Stunden ausschließlich von Zigaretten, Cola und Tütensuppen «ernährt.» Geschlafen habe er gar nicht. Das sei hier normal.

Ich habe den Verdacht auf einen «fotogenen Krampfanfall.» Vielleicht ist es auch «nur» ein Erschöpfungssyndrom. Mit einer Infusion geht es in eine neurologische Klinik. Einer speziellen Therapie bedarf es erstmal nicht.

«Game over.» Jedenfalls für dieses Wochenende.

ZÄHES LUDER

Auf der Rückfahrt vom Einsatz zur Rettungswache erhalten wir einen Funkruf von der Rettungsleitstelle. Wo wir denn gerade wären. Karsten, der Fahrer des Notarztwagens, antwortet knapp: «Bundesstraße 6, Höhe bla-bla-bla.»

«Dann habe ich einen Einsatz für euch.» Und weiter: «Bewusstlose Person, sechsundsiebzig Jahre, weiblich, Laienreanimation nicht möglich.» Noch fix die Einsatzadresse, Blaulicht an, los.

Nach circa fünf bis sechs Minuten sind wir da, der ebenfalls alarmierte Rettungswagen leider noch nicht, sodass wir das gesamte Rettungs-Equipment, also riesiger Notfall-Rucksack, Beatmungsgerät, EKG-Gerät und Absauger selbst mitnehmen müssen. Scheißschlepperei! Meist ist der Rettungswagen eher da, und dann muss dessen Besatzung alles tragen.

Bis auf ein erleuchtetes Fenster ist das kleine Haus samt Umgebung stockdunkel. Wir suchen die Klingel. Karsten findet sie dank iPhone-Taschenlampe. «Kommen Sie hoch», ruft eine Stimme, als wir das Haus betreten.

Maria sei auf dem Weg in die Küche umgefallen, sie antworte nicht – der kleine Opa, offenbar der Ehemann der Patientin, überschlägt sich fast beim Sprechen.

Und so liegt Maria da: rücklings im halbdunklen Flur, bewusstlos.

Wir ziehen die zierliche Frau rasch ins Wohnzimmer. Da sind Platz und Licht. Ich suche den Puls der Schlagader am Hals und überprüfe die Pupillen, derweil Karsten zwei große EKG-Klebeelektroden und den Beatmungsbeutel bereitmacht.

Als ich ihm bestätige, dass ich keinen Pulsschlag fühlen kann, fängt Karsten an zu drücken. Mitten auf das Brustbein. Hundertmal pro Minute – genau der Takt von «Ha-ha-ha-ha stayin' alive, stayin' alive, ha-ha-ha-ha stayin' alive» der «Bee Gees». Passt im doppelten Sinn.

An seinen Armen vorbei klebe ich die beiden Elektroden auf Marias Brustkorb. Als sie sicher platziert sind, macht Karsten eine Pause, sodass wir rasch zweimal Luft in ihre Lungen pumpen und die Herzströme vom EKG-Monitor ablesen können: Kammerflimmern! Marias Herz steht nicht still. Im Gegenteil: Es rast wie verrückt, zuckt unrhythmisch, zittert, hat dabei keine Zeit mehr, sich mit Blut zu füllen. So kommt es dann zum Kreislaufstillstand. Karsten drückt unmittelbar weiter, derweil ich den Defi lade. Als das «Fertig, geladen!»-Signal ertönt, kommt endlich auch die Besatzung des Rettungswagens. Karsten tritt zurück, zack! – zweihundert Joule Strom durchströmen schlagartig Marias Körper. Karsten drückt sofort weiter. Ich taste den Hals ab. Jedes Mal, wenn Karsten drückt, spüre ich die große Schlagader unter meinem Finger. Karsten soll kurz pausieren. Ein Blick auf das EKG – jetzt nach dem Stromschock ein normaler Rhythmus. Das Kammerflimmern ist durchbrochen, und der Puls am Hals bleibt fühlbar. Marias Kreislauf ist wieder da!

Nunmehr zu viert, ist die Lage entspannter: Die drei Rettungsassistenten legen einen Tropf und montieren die gesamte Überwachungstechnik (Blutdruck, Sauerstoffgehalt des Blutes und «großes» EKG), derweil ich Maria einen Beatmungsschlauch in die Luftröhre schiebe. Schnell ist das Beatmungsgerät angeschlossen. Der Überwachungsmonitor zeigt unverändert stabile Kreislaufwerte. Aber vor allem: Die Pupillen werden enger und reagieren auf Licht. Ein gutes Zeichen, wenn sich die Pupillen wieder verengen. Scheint, dass das Gehirn mindestens keinen Riesenschaden genommen hat.

Als wir Maria in den Krankenwagen verladen haben, gehe ich noch schnell zu ihrem Mann. Ich sage ihm, wo wir jetzt hinfahren und dass die Situation zwar ernst ist, aber nicht ganz ohne Hoffnung, da wir seine Frau ja nach ganz kurzer Zeit schon «wiederhatten» und nun gute Werte messen würden.

«Das war mir klar. Sie war schon immer ein zähes Luder. All die ganzen Jahre.»

Maria hatte einen Herzinfarkt, der zum Kammerflimmern geführt hatte. Etwa einen Monat später bekamen wir vom «zähen Luder» eine Dankeskarte aus der Kurklinik.

MIT KRAFT GEHT ALLES

«Bewusstlose Person hinter Tür» – so steht es auf meinem Pieper, der mich mitten in der Nacht weckt. Zum Glück nur fünf Minuten mit Blaulicht durch die Kleinstadt. Als wir am Einsatzort, einem Vierfamilienhaus, eintreffen, ist bereits das ganz große Besteck vor Ort: Polizei, Feuerwehr und Rettungswagen. Ich erhalte eine kurze Einweisung von den beiden Polizisten: Die Nachbarn hätten sich Sorgen gemacht, es piepe in der Wohnung im Erdgeschoss unten links, auf wiederholtes Klingeln mache keiner auf.

Als ich den Polizisten folge, sehe ich von der Straße aus auf das große Haus. Alles dunkel. Nur unten links brennt hinter einer Fensterscheibe Licht, das auch den Balkon der Wohnung erhellt.

Als wir das Treppenhaus betreten, sind die Feuerwehrleute schon dabei, die massive Wohnungstür aufzubrechen – grobes Werkzeug, viel Kraft, nach kurzer Zeit ist die Tür Schrott, aber offen.

Im Innern der Wohnung piept es in der Tat laut. Mein Rufen «Hallo, jemand zu Hause?» bleibt unbeantwortet. Wir gehen einen langen Flur entlang bis zu dem einzig beleuchteten Zimmer der Wohnung. Vorsichtig öffne ich die Glastür und betrete offenbar das Wohnzimmer. Die Glotze ist an, auf dem Sofa davor liegt ein Mann: bewusstlos oder Tiefschlaf plus taub, denn er atmet deutlich sichtbar, hat uns aber trotz Krach immer noch nicht registriert. Auf seinem Gesicht ist eine Beatmungsmaske, die Menschen tragen müssen, die im Schlaf längere Atemaussetzer haben. Ich stupse den Bewohner an – einmal, zweimal. Nix.

Beim dritten Mal schreckt er hoch. Total von der Rolle. Ich stelle mich vor, versuche ihn zu beruhigen, derweil er sich die Maske vom Kopf nimmt. Nein, es fehle ihm an nichts, es gehe ihm gut. Und was der ganze Quatsch denn soll. Das Piepen kenne er. Komme immer mal wieder vor und käme vom Beatmungsgerät. Es habe zuletzt immer mal wieder Fehler per Alarmton gemeldet. Der Mann steht auf, geht dem Sauerstoffschlauch folgend zu dem Gerät in ein Nebenzimmer, drückt auf einen Knopf, und der Apparat ist endlich still. Genauso still wie jetzt alle Beteiligten in der Wohnung.

Mein Fahrer und ich verabschieden uns höflich und verlassen die Wohnung durch die zerstörte Tür.

Meine Frage, ob denn jemand mal vor dem Türaufbrechen einen Blick vom Balkon der Erdgeschosswohnung in das Wohnzimmer geworfen habe, bleibt von beiden Polizisten unbeantwortet. Keine Antwort ist ja bekanntlich auch eine Antwort.

Nachtrag:
In der Regel ist ein Glasfenster viel billiger als eine Wohnungstür. Deshalb bereiten viele Feuerwehren dem Rettungsdienst den Weg ins Wohnungsinnere via Fenster.

HASTE MA FEUER?

2001. Es piept am frühen Abend. Die knappe Auskunft auf dem Alarmmelder: «Verbrennung in psychiatrischer Klinik.»

Nach zehn Minuten mit Blaulicht und Martinshorn durch den Berufsverkehr sind wir am Einsatzort, dem Landeskrankenhaus, einer großen psychiatrischen Klinik. Die Pflegekräfte der geschlossenen Erwachsenenstation erwarten uns bereits am Eingang.

Als wir durch scheinbar endlose Stationsflure laufen, bekomme ich erste Informationen. Es geht um Doris. Zwanzig Jahre alt. Borderline-Störung. Ich bin irritiert. Borderline – das sind doch diese armen Mädchen, die sich selbst mit allem Möglichen schneiden, um sich durch diesen Schmerz wieder selbst spüren zu können. Warum also «Verbrennung in psychiatrischer Klinik»? Sicher ein Übermittlungsfehler.

Wir erreichen Doris' Patientenzimmer. Eine zarte junge Frau sitzt mit verschränkten Armen auf ihrem Bett und starrt teilnahmslos ins Leere. Hat uns offenbar gar nicht bemerkt, ist mit ihren Gedanken sonstwo. Eine Krankenschwester sitzt vor Doris' Bett, eine Sonderwache.

Ich sehe kein Blut auf dem Boden, kein Blut auf dem weißen Bettlaken. Stattdessen riecht es nach Grill und nach verbranntem Fleisch. Die Sitzwache steht auf, greift nach Doris' linkem Arm und zeigt mir die linke Hand. OH GOTT! Der komplette Handrücken ist tief verbrannt, dunkelgrau, blasig. In ihrer Hilflosigkeit haben die Pflegekräfte irgendeine Creme draufgeschmiert, als sie auf uns warteten.

«Wie ist das passiert?», frage ich. Die Antwort schockiert: Das habe Doris selbst gemacht. Sie sei doch an Borderline erkrankt. Anstatt jedoch mit Messer oder Rasierklinge zu ritzen, würde sie sich mit einem Feuerzeug Verbrennungen zufügen. WAS? Ich kann nicht mal für einen kurzen Augenblick ein abgebranntes Streichholz festhalten. Wie lange muss sie das Feuerzeug an ihren Handrücken gehalten haben, um eine derart tiefe Verbrennung zu produzieren? Ich bekomme eine Gänsehaut.

Wir machen dann unsere Arbeit: Tropf legen und Kreislaufwerte bestimmen, Überwachungsmonitor. Schmerzmittel möchte sie nicht. Nur einen Verband. Wir bringen sie in die Klinik, in der ich als Unfallchirurg arbeite. Noch am selben Abend werden ihr die verbrannten Areale im Operationssaal in Narkose entfernt. Die Verbrennungen sind so tief, dass sie die Strecksehnen erreichen.

Es folgen in den nächsten vier Wochen sieben weitere Operationen, bei denen jeweils abgestorbenes Gewebe entfernt wird. Einen Großteil dieser Operationen habe ich selbst durchgeführt. So auch die letzte OP, bei der Haut verpflanzt wurde, um den großen Hautdefekt am Handrücken zu verschließen. Das war nicht so einfach, denn es gab kaum noch eine Stelle an Doris' Körper mit «normaler» Haut. Nach Jahren der Selbstverbrennungen war ihre Haut entweder durch frühere Verbrennungen oder durch die Entnahme von Spenderhaut nahezu überall verändert und ungeeignet. Irgendwie gelang es aber dennoch, so dass wir nach circa sechs Wochen die Behandlung der linken Hand glücklich abschließen konnten.

Genau einen Tag später klingelt am frühen Nachmittag mein Klinikhandy. Ich möge mal bitte in die Ambulanz kommen. Mich haut es fast um: In Kabine 3 sitzt Doris. Diesmal ist es ihre rechte Hand.

GRENZEN

Mitten in der Nacht werde ich durch das Piepen aus dem Tiefschlaf gerissen. «Bauchschmerzen, Nachforderung.» Komische Meldung. Bauchschmerzen sind ein sehr seltener Grund für einen Notarzteinsatz. Und dann noch eine Nachforderung durch die RTW-Besatzung, die bereits bei der Patientin ist. Ich bin gespannt.

Über Land geht es durch die Nacht in das kleine norddeutsche Dorf. Am Bauernhof angekommen, empfängt uns der Altbauer. Seine Frau und die Sanitäter seien oben im Badezimmer. Zwei Treppen hoch und einmal links um die Ecke. Da sitzt dann Gerda vor mir im kleinen Bad, im Nachthemd auf der Toilette nach Luft ringend. Mit monströsem Bauch und auffallend dünnen Ärmchen und Beinchen. Ihr total eingefallenes Gesicht schmerzverzerrt. Wäre sie nicht 75, so würde ich die Situation «dicker Bauch und krampfartige Schmerzen» womöglich als beginnende Geburt mit Wehenschmerz interpretieren. Aber so? Sicher nicht. Vielmehr denke ich an irgendeinen fortgeschrittenen Krebs in der Bauchhöhle und in dessen Gefolge einen «Wasserbauch.»

Meine kurze Anamnese ergibt, dass sie schon länger Unterbauchschmerzen habe. Ihre Heilpraktikerin habe ihr immer «Schüssler-Salze» verordnet. Und nein, einen Arzt habe sie deshalb nicht aufgesucht. Ärzte würden sowieso nur Chemie verschreiben.

Wir legen einen Tropf und geben Sauerstoff. Ich verabreiche Gerda ein Medikament gegen Bauchkrämpfe und ein starkes Schmerzmittel. Dann schaffen wir es gemeinsam mit viel Mühe und der Unterstützung von Jung- und Altbauer, die alte Dame in den Krankenwagen zu tragen. Der Transport erfolgt auf der Trage sitzend mit herunterbaumelnden Beinen. Jeder Versuch einer «normaleren» Lagerung muss wegen sofort einsetzender Luftnot abgebrochen werden. Der riesige Bauch drückt in alle Richtungen. Auch nach oben auf die Lunge.

Im Krankenhaus angekommen, mache ich eine schnelle Übergabe an den diensthabenden Kollegen.

Wir verabschieden uns und wünschen alles Gute. Dann fahren wir zurück zu unserer Rettungswache. Noch mal ab ins Bett. Ich kann nicht einschlafen, wälze mich die restliche Nacht von links auf rechts. Gerdas Geschichte beschäftigt mich.

Am nächsten Morgen fahre ich in die Klinik, um zu erfahren, was die Diagnostik bei Gerda ergeben hat. Man habe umgehend nach ihrer Einlieferung eine Computertomographie veranlasst. Hier habe sich schon auf den ersten Bildern ein großer Eierstockkrebs gezeigt. Weitere Informationen konnten nicht gewonnen werden, da Gerda noch während der Untersuchung auf dem Tisch des Computertomographen starb.

Schüssler-Salze haben ihre Grenzen.

TASER AUF KRANKENKASSE

Vor einigen Jahren vormittags in Südniedersachsen. Die Sonne scheint, blauer Himmel. Da piept es mitten in unser Frühstück hinein. Die kurze Nachricht auf dem Piepser: «Defi löst ständig aus.»

Nach kurzer Blaulichtfahrt erreichen wir unser Einsatzziel. In der Eingangstür des Einfamilienhauses liegt die circa sechzigjährige Gabi. Gerade als wir die Haustreppe zu ihr hinaufgehen, durchzuckt es die Patientin von Kopf bis Fuß, gefolgt von einem markdurchdringenden «Auaaaaaa.» Gabi ist wach. Sie berichtet mir kurz von einem «Defi», den sie seit einigen Jahren habe.

Schnell platzieren die Rettungsassistenten die EKG-Elektroden, um die Herzströme aufzuzeichnen. Da passiert es erneut: Der ganze Körper zuckt, gefolgt von einem Schmerzensschrei. Beim Versuch, einen Tropf zu legen, folgt der dritte Schrei nach neuerlichem Durchschütteln. Kacke, zweiter Versuch für den Tropf. Mein erster wurde Opfer des Zuckens. Ader kaputt. Riesiger Bluterguss. Zum Glück klappt es beim zweiten Mal. Dann kann ich endlich einen Blick auf das EKG werfen: Herzrasen. Und wie! Gabis Herz rast mit Tempo 220–250 pro Minute. Wumm! Ein erneutes Zucken, ein erneuter Schrei.

Was ist Gabis Problem? Normalerweise schlägt unser Herz in Ruhe circa sechzig- bis achtzigmal pro Minute und pumpt dabei das sauerstoffreiche Blut gleichmäßig in unseren Körper. Bei verschiedenen Erkrankungen ist der innere «Taktgeber» des Herzens defekt. Er gerät sozusagen außer Rand und Band. Das Herz schlägt schnell und schneller. Ungebremst. Unkontrolliert.

Das Fatale: Je schneller das Herz schlägt, desto weniger Zeit hat es, sich zwischen zwei Schlägen mit Blut zu füllen, welches in den Körper gepumpt werden muss. Es flattert oder flimmert vor sich hin, ohne dass noch ein vernünftiger Blutdruck hergestellt wird. Die Folge im schlimmsten Fall: erst Ohnmacht, dann Tod.

Bei Gabi wurde wegen dieses Problems ein Defibrillator (kurz: Defi) implantiert. Das ist ein kleiner Elektrokasten, etwa so groß wie eine Streichholzschachtel, der mittels Kabeln direkt mit dem Herzen verbunden ist. Registriert der Kasten, dass das Herz rast, so gibt er einen Stromstoß ab, der das Herz wieder in den normalen Rhythmus zwingen soll. So eine Art «Reset-Taste.» Das Doofe: Der Strom durchdringt nicht nur das Herz, sondern den gesamten Körper. Fühlt sich dann an, als habe man versehentlich in die Steckdose gefasst. Oder sei vorsätzlich vom Taser des SEK getroffen worden.

Sicher sehr schmerzhaft. Mindestens unangenehm. Der blanke Horror: Du bist wach, du weißt, dass dein Herz rennt, weißt auch, dass es jetzt gleich wieder einen Stromschlag gibt! Todesangst. Hölle. Hölle. Hölle.

Gabis Herz rast, der Defi versucht immer wieder, den normalen Rhythmus herzustellen. Vergeblich. «Reset» funktioniert nicht. Schnell gibt mir Mike, mein heutiger Assistent und Blaulicht-Fahrer, das von mir angesagte Herzmedikament: Cordarex. Über einige Minuten injiziere ich langsam zwei Ampullen, dreihundert Milligramm. Dazu ein starkes Schmerzmittel und drei Milligramm Midazolam, welches der Patientin einen kurzen Schlaf schenkt, ihr aber vor allem die Erinnerung an diesen Vormittag rauben wird.

Wumm! Wieder dieses Zucken. «Aahhh.»

Mist! Klappt es mit Cordarex doch nicht? Habe ich das EKG

falsch interpretiert? Ist für mich heute das allererste Mal, dass ich dieses Medikament einsetzen muss. Als Unfallchirurg sind Herzrhythmusstörungen ja nicht mein tägliches Brot. Ich habe großen Respekt vor dieser Droge.

Wumm! Der nächste Schock. Herzfrequenz 230 pro Minute. Mir ist heiß. Ich zweifele.

O.k. Kurz nachdenken. Innehalten. Noch mal eine Ampulle des Medikamentes, hundertfünfzig Milligramm Zugabe, so wie ich es gelernt habe. Dann warten, warten, warten. Nach zwei endlosen Minuten passiert es endlich: Das Herz springt in den normalen, ruhigen Rhythmus zurück. Medikamentöser «Reset» gelungen! Jetzt Gabi schnell in den Rettungswagen und ab in die Klinik.

UNCLE SAM

Irgendein früher Abend im Herbst. Dunkel. Nasskalt. Doof. Wir werden zu einem dreiundsechzigjährigen Mann gerufen. Seit Jahren bekannte COPD, eine Art Asthma, also Schwierigkeiten mit dem Atmen. Im Herbst, wenn Erkältungswellen durch die Lande ziehen, geht es diesen Menschen häufig ganz schnell ganz besonders schlecht. So ist es auch bei Dieter. Auf seinem Bett sitzend pfeift er aus dem letzten Loch, mit blauen Lippen kämpft er um jeden Atemzug. Unsere Messung der Sauerstoffsättigung im Blut zeigt einundachtzig Prozent. Normal sind mehr als zweiundneunzig Prozent. Zu diesem organspezifischen Problem gesellt sich noch ein «ganzheitliches» Problem: Der Frührentner wiegt circa hundertsiebzig Kilo, das macht das Atmen auch nicht leichter.

Schnell treffen wir die notwendigen Maßnahmen, um Dieter wieder einigermaßen auf Reihe zu kriegen: Bronchienerweiternde Medikamente und reinen Sauerstoff per Maske und ein mildes Beruhigungsmittel gegen die quälende Angst, nicht genug Luft zu bekommen. Seine Situation bessert sich ganz allmählich. Daher ist es jetzt an der Zeit, sich Gedanken über den Abtransport des Kolosses zu machen. Er wohnt im ersten Obergeschoss. Selbst bis zum Rettungswagen zu laufen fällt wegen der Erkrankung aus. Die Rettung mittels Feuerwehrdrehleiter und Tragekorb scheidet aus, da es keine vernünftige Zuwegung zum Fenster des Schlafzimmers gibt. Also: Tragetuch und menschliche Kraft! «Vier Mann, vier Ecken» allerdings nicht. Müssten schon einige kräftige Retter mehr sein. Dazu das Problem, dass normale Krankentragen nur bis zu hundertzwanzig Kilo Körpergewicht ausgelegt sind. Wird die Trage zu schwer belastet, macht sie eine Grätsche. Und mit ihr dann auch der Patient.

Ich bespreche mich mit meinem Fahrer Jan. Ich hatte zuletzt mal in einer Großstadt bei der Berufsfeuerwehr einen Notarztjob gemacht. Als da ein ähnliches Problem anstand, wurde der «Schwerlast-RTW» angefordert. Es kam ein großer Krankenwagen, mit riesiger Krankentrage bis vierhundert Kilo Belastbarkeit. Dazu die komplette Besatzung eines Hilfeleistungs-Feuerwehr-LKW: Sechs Kerle, bärenstark, Kreuze wie kanadische Holzfäller. Jan sagt: «Kein Problem, ich bestelle den.»

Im sicheren Gefühl, dass nun alles läuft, habe ich den Einsatz eigentlich schon abgehakt. Dieter nur noch von einer «Gewichthebertruppe» der Feuerwehr einpacken lassen, dann ab in die Klinik, fertig.

Nach einer halben Stunde kommt der angeforderte Rettungswagen. Viel Platz für viel Manpower scheint er indes nicht zu bieten, aber womöglich sitzen die ganzen kräftigen Kerle ja hinten drin.

Und schwupps! geht zuerst die Fahrertür auf, ein junger Mann mit eher unsportlicher Figur, hager, vielleicht fünfundsechzig bis siebzig Kilo. Versteckte Kräfte? Dann geht die Beifahrertür auf – eine junge Frau, äußerlich eigentlich noch ein Mädchen, circa hundertfünfzig Zentimeter, fünfundvierzig Kilo, ganz dünne Ärmchen. Und dann ist Schluss. Es steigt niemand mehr aus. Ist in diesem Landkreis nämlich leider anders organisiert: Nur die Drehleiterbesatzung (zwei Personen) besetzt den Spezialrettungswagen, fertig, sonst keiner mehr.

Und nu? Ich gehe zu Dieter und erkläre ihm die Situation, dass es nun noch etwas dauern würde, fehlende helfende Hände und so weiter. Da fällt er mir fast ins Wort: Sein Enkel sei sehr stark, würde hier um die Ecke gerade trainieren. Da auf dem Tischchen läge seine Handynummer. Ich rufe ihn gleich an. Eine freundliche Stimme. Er würde sich kümmern, käme gleich mal rum. Ich bin gespannt.

Keine zehn Minuten später kommen zwei 3er-BMW vor das Haus gefahren. Aus den Autos steigen fünf Jungs – Jogginghosen, Uncle-Sam-Muskelshirts, sämtlich so breite Rücken, dass sie kaum durch die Tür passen. Ja, sie hätten gerade gepumpt, also Bodybuilding-Training gemacht, jetzt würden sie eben noch helfen, den Opa runterzutragen.

Gesagt, getan. Großartige Jungs. Einsatz erledigt.

SELBST MIT VIEL MÜHE …

Mittagszeit. Irgendwann im Hochsommer. Fünfunddreißig Grad. Alles siecht vor sich hin, als es piept. «Bewusstlose Person.» Wir werden zusammen mit dem RTW der gleichen Wache in Gang gesetzt. Anfahrt lediglich zwei Minuten. Die Polizei ist bereits vor Ort – hat uns angefordert.

Bereits im Treppenhaus des Mehrfamilienhauses stinkt es unglaublich. Unglaublich süßlich. Unglaublich durchdringend. Wer das mal in der Nase hatte, vergisst es nicht.

Die Tür im zweiten Stock geht fast nicht auf – Müllberge verhindern ein flottes Vorankommen in der Wohnung. Am Ende des Flures befindet sich das Schlafzimmer – ein «Suchbild»: Finde den Patienten in Unrat.

Der Leichnam ist bereits in weit fortgeschrittener Fäulnis. Maden und Fliegen an allen Körperöffnungen, die Augenhöhlen leer, die Haut ledern.

Bleiben zwei Fragen: Welche notfallmedizinischen Fähigkeiten trauten uns die Polizisten zu, die uns alarmiert hatten? Und weiter: Für was bekam der gerichtlich bestellte Betreuer des Verstorbenen sein Geld? Betreut hatte er diesen Klienten jedenfalls nicht (ausreichend).

ACAB

«ACAB – All Cops Are Bastards.» Dieses Graffiti-Motiv kommt mir in den Sinn, wenn ich an die siebzigjährige Inge denke.

«NAP», so die knappe Meldung auf meinem Pieper, also «nicht ansprechbare Person», womöglich Reanimation notwendig. Eine ewige, sicher 25-minütige Anfahrt, da wir in den Nachbarlandkreis gerufen werden. Der eigentlich zuständige Notarzt ist andernorts beschäftigt.

Während der Anfahrt erhalten wir über Funk nähere Informationen: ältere Dame im Altenheim, plötzlich Kreislaufstillstand, der zuständige Pfleger hat mit der Wiederbelebung begonnen, wird jedoch von Angehörigen der erkrankten Frau daran gehindert, zu helfen. Deshalb sei nun auch bereits die Polizei zur Unterstützung alarmiert worden.

Als wir endlich das Zimmer im Seniorenheim erreichen, zeigt sich folgende Situation: Die Oma liegt auf dem Boden vor ihrem Bett, der RTW-Sanitäter leistet die wichtige Herzdruckmassage, sein Kollege beatmet mittels Beutel und Maske. Zwei Angehörige springen aufgeregt im Zimmer umher – die Sanitäter sollen mit ihrer Arbeit aufhören. Zwei Polizisten stehen ebenfalls im Zimmer, teilnahmslos an die Wand gelehnt.

Nach circa fünfzehn Minuten beenden wir den Versuch, die alte Dame zurück ins Leben zu holen. So what?

Was bis zu unserem Eintreffen passierte, lässt mich bis heute mit dem Kopf schütteln: Die Oma verliert ihren Kreislauf, der Pfleger reagiert goldrichtig und beginnt mit den lebensrettenden Maßnahmen, wird jedoch von den Angehörigen im

Weiteren daran gehindert. Die kurze Zeit später eintreffenden Polizisten stellen sich daneben, helfen weder dem Pfleger beim Wiederbeleben, noch halten sie die Angehörigen auf Abstand. So vergehen wertvolle zehn bis fünfzehn Minuten, bis die dann eintreffende Equipe des RTW die Reanimation bis zu unserem Ankommen fortsetzt. Da war dann allerdings Hopfen und Malz längst verloren.

Wir verständigen die Kriminalpolizei und erstatten Anzeige wegen unterlassener Hilfeleistung. Eine der wenigen Situationen, wo nicht gilt: Wer nix macht, macht keine Fehler.

KEIN PLATZ ZUM DRÜCKEN

9 Uhr 50. Es piept. Die Kurzmeldung auf dem Pieper: «Reanimation», also Wiederbelebung eines Menschen mit einem Kreislaufstillstand. Zum Glück nur drei bis vier Minuten Blaulichtfahrt im Notarztauto durch die Kleinstadt bis zur Einsatzstelle. Über Funk die Meldung, dass durch Laien bereits mit der Wiederbelebung durch Herzdruckmassage begonnen wurde.

Als wir eintreffen, ist der Rettungswagen schon vor Ort. Die Rettungsleitstelle alarmiert in schweren Notfällen immer zwei Autos: ein NEF-Team (Notarzt und Rettungssanitäter) und ein Rettungswagen-Team (RTW; 2–3 Rettungssanitäter). Zu meinem Erstaunen kommen die RTW-Sanitäter samt Notfall-Equipment scheinbar unverrichteter Dinge aus dem Haus. «Der Kiefer ist schon fest», so die lapidare Auskunft des erfahrenen Retters. Heißt: die Leichenstarre ist schon eingetreten, der Todeseintritt mindestens einige Stunden zurück. Nix mehr zu wollen – kann man so viel drücken, wie man will.

Der Papierkram muss noch erledigt werden – Einsatzprotokoll und Leichenschauschein. Wir begeben uns in das großzügige Jugendstilhaus. Eine Herberge für Randgestalten, Menschen, die es irgendwann mal aus der psychischen Bahn geworfen hat. Eine große Wohngemeinschaft, 14 Zimmer, 14 Schicksale. Im Erdgeschoss hat Klaus sein WG-Zimmer. Seit anderthalb Jahren gehörte er dazu. Habe zuletzt schwer gesundheitlich abgebaut, so der betreuende Sozialarbeiter. Klaus wurde 1969 geboren, ist also nicht mal fünfzig Jahre alt geworden. Und nun liegt dieser massige, wohl gut und gerne hundertzwanzig Kilo schwere Mann vor seinem Bett. Grünes, fleckiges Sweatshirt, schmutzige Jeans, der Kopf massiv aufgequollen, dunkelviolett, fast schwarz angelaufen, Erbrochenes im ungepflegten Bart und an der Wange. Leichenstarrer Unterkiefer, leichenstarre Fingergelenke.

Der liebe Gott hat es, wenn schon nicht mit Klaus, so zumindest mit dem Rettungsteam gut gemeint: Eine Reanimation wäre in Klaus' Sechzehnquadratmeterzimmer unmöglich gewesen. Offenbar hat er seit seinem Einzug in diese WG kein einziges Mal seinen Unrat entsorgt. Klaus' letztes Domizil ist über und über mit Essensresten, Kippen, Kleidungsstücken, Flaschen, Kartons, Aschenbechern und sonst was vollgemüllt. Keine Schrittbreite Platz. Ein dichter «Reste»-Teppich. Es riecht erbärmlich, schlimme Mischung: Schimmel, kalte Asche und Kotze. Mich würgt es. Schnell die Bürokratie erledigen, solange wir auf die Polizei warten, und denen dann die Einsatzstelle übergeben.

SUPERSTAR

Es piept nachmittags um fünf. «Verdacht auf Herzinfarkt, männlich, 42.» Das Martinshorn hilft uns durch den Feierabendverkehr der Großstadt. Unser Einsatzort ist eine Hochhaussiedlung im Süden der Stadt. Kritisches Viertel.

Der Rettungswagen ist schon da. Ich schaue auf ein riesiges Klingeltableau. Alles vertreten: Meyer, Müller, Schulze. Wo ist Schmidt? Endlich. Gefunden. Im siebten Stock wohnt unser Patient. Die spannende Frage «Fahrstuhl oder zu Fuß?» wird vom Schild «Wartungsarbeiten» an der Fahrstuhltür schnell geklärt.

Kurzatmig kommen wir in der penibel aufgeräumten, fast sterilen Wohnung von Herrn Schmidt an. Überall stehen Katzenfiguren. Katzen aus Keramik. Katzen aus Stoff. Katzen aus Plastik. Ratlose Blicke der Sanitäter empfangen uns. Und Herr Schmidt. «Guten. Tag. Ich. Habe. Brustschmerzen.» Stakkato Ende. Mehr sagt er nicht. Gestriegelt sitzt er auf einem Stuhl im Wohnzimmer.

Der verschwitzte, etwas dickliche Mann in Beige. Beiger Glattleder-Blouson, darunter ein beiges Hemd, bis oben zugeknöpft. Beige Bundfaltenhose, beige Socken in beigen Herrenslippern. Fettiges, mittellanges, streng gescheiteltes Haupthaar. Dazu eine aus der Zeit gekommene dunkle Brille, aus der mich weit aufgerissene Augen anstarren. Eine Mischung aus «Einer flog übers Kuckucksnest» und «Heinz Becker».

Ich bin irritiert. Warum hat die RTW-Besatzung noch nix gemacht? Warum stehen die zwei Jungs hier einfach nur rum? Keinen Blutdruck gemessen, kein EKG, keinen Blutzucker bestimmt. Alles Dinge, über die man sonst nie sprechen muss. Passieren einfach routinemäßig. Als ich gerade weiter auf Herrn Schmidt zugehe, flüstert mir einer der Sanis ins Ohr: «Der hat se nich alle.»

«Hallo! Ich bin der Notarzt, seit wann haben Sie denn Brustschmerzen?»

«Schon. Lange.»

«Strahlen die Schmerzen denn aus? In den Arm? Den Rücken?»

«Alles. Tut. Weh.»

«O. k., dann möchte ich Sie jetzt gerne mal untersuchen. Bitte legen Sie doch Ihre Jacke ab und machen den Oberkörper mal frei.»

Nix. Es passiert nix. Herr Schmidt bewegt sich nicht.

«Herr Schmidt, bitte, ich möchte Sie untersuchen.»

«Nur. Sie. Alleine.»

Im neuerlichen Stakkatoton will er die Jungs von meinem Team wegschicken. «Herr Schmidt, das geht nicht. Ich brauche Hilfe für die Untersuchung. Wir müssen ja auch ein EKG schreiben.»

«Nein! Nur. Sie. Allein.»

Es geht offenbar nicht anders vorwärts. Ich geleite die Jungs aus dem Wohnzimmer und bitte sie, kurz draußen zu warten, aber die Ohren wachsam zu lassen. Herr Schmidt ist mir komplett unheimlich. Ich habe fast Angst allein mit ihm.

«Jetzt sind nur noch wir beide hier. Bitte legen Sie Ihre Jacke ab und machen den Oberkörper frei.» Herr Schmidt zieht seine Jacke aus. «Gut, jetzt bitte noch das Hemd ausziehen.» Er öffnet nur den alleobersten Knopf. Dann wieder nix. «Herr Schmidt, so kann ich Sie nicht untersuchen.» Ich werde ungeduldig. «So kann ich Ihr Herz nicht abhören. Ein EKG geht schon gar nicht. Bitte, jetzt muss es mal vorangehen!»

«Wie. Sie. Verlangen.» Als er jetzt endlich mit dem Ausziehen beginnt, drehe ich mich um und schaue mir das Zimmer genauer an. Neben den unzähligen Katzen stehen überall Bilder einer älteren Dame. Seine Mutter? Seine Schwester? Seine Liebe?

Als ich mich wieder Herrn Schmidt zuwende, haut es mich fast weg. Er hat sich in dieser kurzen Zeit vollständig ausgezogen! Komplett nackt steht dieser Mann nun mit erigiertem Penis vor mir. Er ist bis auf das Haupthaar komplett rasiert. Brust, Genital, Beine (in den neunziger Jahren durchaus noch nicht üblich). Dazu auf dem schneeweißen, angespeckten Körper goldene Glitzersterne! Von oben bis unten funkeln mich Sterne an, wie sie zum Beispiel an Weihnachten an Fensterscheiben geklebt werden. Was für eine groteske Situation. Ich möchte in einem Loch versinken.

Schnell nehme ich das Stethoskop und höre meinen Patienten gründlich ab. «Hört sich gut an. Der Puls auch.» Ich kann ihn dazu überreden, sich auf sein Sofa zu legen, um noch ein EKG zu schreiben. Auch das ist o. k. «Bitte ziehen Sie sich wieder an. Ich glaube, dass Sie keinen Herzspezialisten brauchen, Herr Schmidt. Sie benötigen jemanden, der sich um Ihre Seele kümmert. Was halten sie davon?»

Erstaunlicherweise willigt er nach kurzer Bedenkzeit ein. Als er sich angezogen hat, bringen wir ihn in die Psychiatrie.

Circa vier Wochen später wird meine Stationsvisite durch den Besuch von zwei Polizisten unterbrochen. Sie müssten mich sprechen. Es gehe um eine Anzeige gegen mich. «Was? Sind Sie sicher, dass Sie zu mir wollen?»

Herr Schmidt war es. Er hatte mich nach seiner Entlassung

aus der psychiatrischen Klinik wegen Nötigung und wegen unterlassener Hilfeleistung angezeigt.

Einerseits, weil ich ihn aufgefordert hatte, sich auszuziehen, um ihn untersuchen zu können (Nötigung). Andererseits, weil ich seine Einlieferung in die Psychiatrie und nicht in die Kardiologie veranlasst hatte (unterlassene Hilfeleistung). Ein schwachsinniger Anwalt hat ihn dabei beraten.

Ein kluger Staatsanwalt ließ mich laufen.

HÖLLENFEUER

Frühsommer. Gegen halb sechs am Nachmittag piept es. «Verbrennung», steht im Display meines Funkmelders. Andreas holt mich am Krankenhauseingang mit dem rot-weißen BMW ab. «Wir müssen zu den Gartenzwergen. Kleingartenverein Sonnenblume.»

Einmal quer durch die Stadt. Nach circa zehn Minuten sind wir da. Die RTW-Jungs sind gerade am Ausladen: Rucksack, Sauerstoff, Absaugung, EKG. Dann alles auf die Trage. Ich schnappe noch schnell mein «Handtäschchen» mit den starken Schmerzmitteln.

Einer der Kleingärtner empfängt uns bereits am Parkplatz. «Der beschissene Rasenmäher ist explodiert», sagt er und läuft uns durch das Labyrinth der unzähligen Gärten voraus, bis wir die Parzelle von Otto erreicht haben.

Schmuckes, spießiges Kleinod. Eigentlich sonst sicher ein Ort zum Wohlfühlen – Grill, Flasche Bier, Sonnenschirm, Füße hoch, den lieben Gott einen guten Mann sein lassen. Eigentlich!

«Aaaah! Aaaah!» Die Kleingartenidylle wird durch markerschütternde Schreie von Otto brutal gestört.

Zack! durch das Gartentor, Gemüsebeete rechts und links, dann die Gartenlaube. Dahinter liegt Otto auf dem Rasen. Neben seinem kleinen Rasenmäher. Um sich herum eine Traube anderer Hobbygärtner. Er windet sich hin und her. «Aaaah!» Eine Frau kniet neben ihm, will seine Hand halten, Otto kann vor Schmerzen nicht innehalten. Andreas drängt die «Zaungäste» zur Seite. «Helfen Sie ihm doch!», werde ich, kaum eine Sekunde anwesend, aufgefordert.

Wir verschaffen uns Platz, und ich mache einen ersten schnellen Bodycheck: tiefe Verbrennungen von Gesicht, Hals, Brustkorb, beiden Armen und seinem linken Bein. Am schlimmsten sind die Verbrennungen oberhalb der Gürtellinie. Otto hatte mit freiem Oberkörper gearbeitet. Eine Arbeitshose hat die Beine etwas geschützt. Insgesamt sind circa dreißig Prozent von Ottos Körperoberfläche verbrannt. Absolute Lebensgefahr!

«Zugang, Fenta, Sauerstoff, Narkose – und den Hubschrauber», werfe ich noch hinterher. Das erfahrene Team reagiert schnell: Während mir Andreas hilft, einen Tropf in den Arm des sich wälzenden Patienten zu legen, zieht Mike die ersten Medikamente auf. Uwe kümmert sich um Sauerstoff und Beatmung. Als das starke Schmerzmittel in Ottos Vene gespritzt ist, wird er langsam ruhiger. Uwe gibt mir den Beatmungsbeutel. Rasch wird Otto nun verkabelt: EKG, Blutdruck, Sauerstoffmessung. Auf meine Ansage hin spritzt Andreas nun zwei weitere Medikamente: eines zum Schlafen und eines zur Entspannung der Muskulatur.

Unter der Beatmungsmaske schläft Otto dann vollends ein. Ich öffne Ottos Mund, auch hier Anzeichen für eine Verbrennung. Er muss die heiße Luft eingeatmet haben – komplette Rötung bis tief in den Rachen. Uwe reicht mir den Spatel, damit ich den Beatmungsschlauch vorbei an der Zunge in die Luftröhre schieben kann. Dann wird unser Beatmungsgerät angeschlossen. Ab jetzt wird unser Patient mit hohem Druck mit Sauerstoff beatmet.

Kurz innehalten – in zehn Sekunden die nächsten zehn Minuten planen: Schmerz bekämpft, Patient schläft, Beatmung läuft. Vernünftige Infusion fehlt noch. «Noch 'n Zugang und Volumen und bitte Anmeldung im Verbrennungszentrum. Dann zum Auto», sage ich.

Nachdem wir einen weiteren Tropf gelegt haben, werden die Brandwunden so steril wie möglich verbunden und der Patient auf die Trage gelegt. Dann samt Material zurück zum RTW. Wir müssen an einen Ort fahren, wo der Hubschrauber landen kann. Hier im Gartenverein ist alles zu eng. Nach kurzer Fahrt erreichen wir den großen Parkplatz eines Baumarktes.

Zwanzig Minuten später fliegt Otto in das Verbrennungszentrum einer großen Unfallklinik.

Was war mit Otto passiert? Er hatte Rasen gemäht. Irgendwann war das Benzin alle, und Otto wollte aus einem Reservekanister den Rasenmähertank nachfüllen. Dabei hat er versehentlich Benzin vergossen, das sich sofort am heißen Motor entzündete und zu der verheerenden Reaktion führte.

Der Schlaf, in den wir Otto versetzten, dauerte insgesamt gut sechs Wochen. Nach dieser Zeit und unzähligen Operationen konnte das künstliche Koma beendet werden. Nach einem halben Jahr wurde Otto aus dem Krankenhaus entlassen.

GESCHÄNDET UND GEBLENDET

Liebe Leserin, lieber Leser, schließe bitte kurz die Augen und stell dir Folgendes vor: Dein Hobby sind alte Traktoren. Du triffst dich regelmäßig mit Gleichgesinnten in einer alten Lagerhalle, und gemeinsam repariert ihr die historischen Schätzchen. Und so steht ihr dann eines Tages – draußen stürmt und braust es – im Blaumann mit klammen, ölverschmierten Händen an einem 1964-er Fendt. Fachsimpelei. Gehämmer. Geschraube.

Und plötzlich steht eine vollig nackte Frau neben dem Trecker.

Das kann man sich nicht ausdenken!

2003. November. Nasskalt und dunkel. Es stürmt. Knappe fünf Grad draußen. Gegen 19 Uhr piept es. «Psychischer Ausnahmezustand.»

Die Witterungsverhältnisse lassen eine schnelle Fahrt nicht zu, so dass wir trotz Blaulicht erst circa zwanzig Minuten nach Alarm den winzigen Ort erreicht haben. Kaum im Dorf angekommen, weist uns das Navi auch schon wieder auf den Weg aus dem Dorf hinaus. Wieder Landstraße. Nach zweihundert Metern sollen wir in einen Feldweg einbiegen. Der dichte Nebel gibt nur langsam den Blick auf eine Scheune, ein Polizeiauto und unseren Rettungswagen frei. Zwei Männer geben aufgeregt Handzeichen.

«Kommen Sie!» Und laufen auch schon durch die spärlich beleuchtete alte Scheune voran, vorbei an anderen Männern, die vor Traktoren stehen. Gespenstisch.

Am anderen Ende der Scheune stehen wir dann vor einer

massiven Holztür. Darauf ein Schild: «Clubzimmer – Trecker-Verein». Kaum ist die Tür auch nur den ersten winzigen Spalt geöffnet, höre ich Noras durchdringende Stimme: «Ich wurde geschändet.»

Wir stehen jetzt im Clubzimmer. Sechzehn Quadratmeter getäfelte Treckerverein-Idylle mit Vereinswimpeln und Zinntellern an den Wänden und Plakaten aller möglichen Landwirtschafts-maschinen. Idylle im Neonlicht, wenn da nicht zwei Polizisten und die zwei Sanis vom Rettungswagen wären. Und Nora! In der Mitte des Raumes steht sie. Vielleicht Ende 20, blond, wohl eigentlich hübsch. Jetzt blaue Lippen und angeklatschte, nasse, lange Haare. Eine graue Bundeswehrdecke ist über ihre Schultern gelegt.

Ansonsten ist sie nackt. Splitternackt. Von Kopf bis Fuß.

«Ich wurde geschändet! Die himmlischen Reiter haben mich geschändet! Professor Wittkowski hat es schon 1923 vorhergesagt! Die Welt wird kollabieren! Ihr werdet alle verrecken! Die Jungfrauen sind an allem schuld! Sie werden uns blenden! Hört nicht auf eure Eltern! Die biblische Prophezeiung tritt ein! Hört auf den Professor! Auch ihr werdet geschändet! Seht euch nur um! Die himmlischen Reiter werden auch zu euch kommen!» Wie ein Maschinengewehr rattert Noras Stimme. Wie ein Tiger im Käfig läuft sie hin und her, dabei wild gestikulierend.

Oh, là, là – was ist hier los?

Dennis berichtet mir schnell, was die Treckerjungs erzählt hätten: Dass sie sich wie jeden Donnerstagabend zum Schrauben getroffen haben, als plötzlich Nora splitternackt in der zugigen Scheune stand. Sie hätten sofort die Polizei angerufen und Nora dann in ihr weniger kaltes Clubzimmer gebracht, wo man ihr dann eine Decke gab.

«Ich wurde geschändet! Die himmlischen Reiter haben mich

geschändet! Professor Wittkowski hat es schon 1923 vorhergesagt! Die Welt wird kollabieren! Ihr werdet alle verrecken! Die Jungfrauen sind an allem schuld! Sie werden uns blenden! Hört nicht auf eure Eltern! Die biblische Prophezeiung tritt ein! Hört auf den Professor! Auch ihr werdet geschändet! Seht euch nur um! Die himmlischen Reiter werden auch zu euch kommen!»

Nora leiert ihre wirren Worte wieder und wieder. Offenbar ist sie dabei komplett unbeeindruckt vom gesamten Publikum.

«Hallo, guten Tag, ich bin der Notarzt, die Leute hier haben sich Sorgen um Sie gemacht und den Rettungswagen angerufen.» Nora verstummt kurz. Schaut mich aus großen Augen an.

«Hört nicht auf eure Eltern! Die biblische Prophezeiung tritt ein! Ich wurde geschändet!»

«Es ist doch so kalt. Bitte decken Sie sich doch erst mal richtig zu.» Ich lege ihr die Decke erneut um ihren Körper.

«Meine Augen tun so weh! Ich wurde geblendet! 1923 hat das schon Professor …»

«Hallo», falle ich ihr ins Wort. «Wir müssen Ihnen helfen.»

«Ich wurde geschändet! Die himmlischen Reiter haben mich geschändet! Professor Wittkowski hat es schon 1923 vorhergesagt! Die Welt wird kollabieren! Ihr werdet alle verrecken! Die Jungfrauen sind an allem schuld! Sie werden uns blenden! Hört nicht auf eure Eltern! Die biblische Prophezeiung tritt ein! Hört auf den Professor! Auch ihr werdet geschändet! Seht euch nur um! Die himmlischen Reiter werden auch zu euch kommen!»

Ich schaue hilflos zu meinen Sanis. Nora ist offensichtlich unverletzt. Meine erste Befürchtung eines Sexualdeliktes kann ich wohl abhaken. «Psychischer Ausnahmezustand» trifft es sehr gut. Sie muss mit einer schweren Psychose in die Psychiatrie. Bloß wie?

Unser Tragestuhl ist bereits im Clubzimmer. Vielleicht setzt sie sich ja darauf, dann – zack – anschnallen und los. Ein erster Plan.

«Bitte setzen Sie sich doch und erzählen mir von diesem Professor Wittkowski.» Nora kommt näher, macht tatsächlich Anstalten, sich zu setzen.

«Professor Wittkowski hat es schon 1923 vorhergesagt! Die Welt wird kollabieren! Ihr werdet alle verrecken! Ihr werdet geblendet», donnert das Sprachgewitter weiter, als sie fast vollständig sitzt und nun doch wieder aufstehen will.

Blitzschnell versuche ich sie zurück auf den Stuhl zu drücken. Nix. Ohne ihr weh zu tun, keine Chance. Mit Bärenkräften widersetzt sie sich, steht ruck, zuck wieder mitten im Raum und redet weiter. So als sei nichts geschehen.

«Die Jungfrauen sind an allem schuld! Sie werden uns blenden! Hört nicht auf eure Eltern! Die biblische Prophezeiung tritt ein! Hört auf den Professor!»

Mir dröhnen die Ohren. Gebetsmühlenartig immer wieder «Schändung», «Blendung», «Himmlische Reiter», …

So wird das nichts. Kurze Denkpause. Zehn Sekunden nachdenken für die Handlungen der nächsten zehn Minuten.

Wir sind hier sechs Männer im Raum: zwei Polizisten, die zwei Jungs vom RTW, Bernd, genannt der «Commander», und ich. Während ich allen meine Idee erkläre, redet Nora ununterbrochen weiter. Bin gespannt, ob dieser Plan aufgeht.

Bernd hilft mir bei den Vorbereitungen. Schnell liegt alles parat: Stauschlauch, Pflaster und Braunüle, um einen Tropf zu legen. Der Beatmungsbeutel für den Notfall. Und das Wichtigste: die Spritze mit fünf Milligramm Midazolam. Ein starkes Beruhigungsmittel, so ähnlich wie Valium.

Noch ein letzter kurzer Blick zur Verständigung, dann tritt der «Commander» hinter Nora, die unverändert in der Mitte des Raumes ihre «Predigt» hält: «Die Welt wird kollabieren! Ihr werdet alle verrecken! Die Jungfrauen sind an allem schuld! Sie werden uns blenden! Hört nicht auf eure Eltern! Die biblische Prophe…»

Noras Stimme erstickt, weiter im Text kommt sie nicht, da der «Commander» sie in dieser Sekunde von hinten umgreift und an ihren Schultern blitzschnell zu Boden drückt. Sofort fassen die RTW-Sanis zu und fixieren Noras Arme auf dem Boden, derweil die Polizisten Noras Beine festhalten. Schnell den Stauschlauch um Noras linken Oberarm, sodass sich ihr Blut in den Adern staut, zack, Braunüle in die Vene, der Tropf liegt, dickes Pflaster zum Festmachen, und die fünf Milligramm Schlafmittel kann ich endlich spritzen. Nun noch einige Sekunden in dieser «Sechs-gegen-eins-Position» warten. Noras Widerstand wird spürbar schwächer, sie dämmert ein.

Unsere Patientin wird nun behutsam auf die Trage gelegt und an die Überwachungsmonitore angeschlossen. Alle Kreislaufwerte sind in Ordnung. Mit Blaulicht geht es in die Universitätspsychiatrie.

NO HOPE

Sommer 2009. Nachts um 23 Uhr werden wir alarmiert. «Heftige Bauchschmerzen», meldet mir mein Pieper. Gott sei Dank haben wir nur eine kurze Anfahrt durch die schwäbische Metropole, und so erreichen wir fünf Minuten später unseren Einsatzort im eleganten Villenviertel der Stadt.

«Guten Abend, bitte machen Sie auf. Der Rettungsdienst ist da.»

Hannas Mann öffnet uns das automatische Tor zum weitläufigen Grundstück, nachdem er uns vorher durch die Überwachungskamera betrachtet hat. Durch den hell erleuchteten Garten und die Eingangshalle der Villa geht es in das 1. OG zum Schlafzimmer der Hausherrin. Die Eheleute schlafen seit Jahren getrennt. «Meine Frau ist neunundsiebzig. Seit halb acht tut ihr der Bauch so weh! Sie hatte eine Darmkrebs-OP vor zwei Jahren. Seit einer Woche wissen wir, dass der Krebs wieder ausgebrochen ist. Sie kriegt jetzt Chemo.» Die Informationen des Hausherrn sind erst mal hilfreich.

«Guten Abend, ich bin der Notarzt. Wo tut es Ihnen denn weh?» Hanna ist total eingefallen. Ihre Augäpfel liegen tief in den Augenhöhlen, der ganze Körper ist ausgemergelt. Sie zeigt auf ihren linken Unterbauch. Ich frage, ob ich sie kurz untersuchen darf. Als sie nickt, schiebe ich die Bettdecke und ihr Nachthemd hoch, sodass ich mir den Bauch anschauen kann. Hanna hat eine riesige Narbe quer über den ganzen Oberbauch, sozusagen von der Leber bis zur Milz. Typisch für eine bestimmte Dickdarmkrebs-OP. Der Bauch ist etwas angespannt. Plötzlich schreit sie los: «Aaaah!» Kurze Pause. Erneut «Aaaah.» Der ausgezehrte Körper krümmt sich. «Bitte tun Sie doch was!», fordert mich Hannas Mann auf.

Dann ist wieder Ruhe, die Patientin wirkt wieder gelöst. «Ist Ihr Schmerz immer so krampfartig, kommt und geht von Sekunde zu Sekunde?»

Hanna nickt. Bevor wir einen Tropf legen, höre ich den Bauch ab. Hört sich an wie ein Darmverschluss. Den könnte sie vom erneuten Darmkrebs haben, weil der Tumor die Passage versperrt. Dann kann der Kot nicht vorangeschoben werden, und der Darm verkrampft.

Nachdem der Tropf gelegt ist, reicht mir Dennis die Spritzen mit einem Schmerzmittel und einem krampflösenden Medikament. Hanna ist binnen Minutenfrist beinahe schmerzfrei.

So what? Normaler Fall. Was gibt's da groß drüber zu berichten? Fünf kleine Details:

1. Auf einer Kommode im Wohnzimmer stehen zwei angebrochene Medikamentenschachteln: Hannas Tabletten gegen Sodbrennen und gegen Gicht. Dahinter stehen jedoch noch zwei nagelneue Packungen. Ungeöffnet. Sehr starke Mittel gegen die Tumorschmerzen!
2. Diese Tabletten hat Hanna aber nie genommen. «Auf dem Zettel standen so viele Nebenwirkungen.»
3. «Ich wollte mich heute umbringen», sagte sie, nachdem wir den Tropf gelegt hatten. Der andauernde Tumorschmerz hat Hanna förmlich «um den Verstand gebracht», ihr jede Hoffnung genommen. Sie schluckte deshalb etwa 50 Tabletten. Zum Glück waren es die Tabletten ihres Mannes für dessen vergrößerte Prostata, die keine lebensgefährlichen Komplikationen verursacht haben.
4. Hätte Hanna stattdessen «nur» zehn ihrer neuen Schmerztabletten genommen, dann wäre ihr Plan wahrscheinlich aufgegangen und sie wohl an einer Opiatvergiftung gestorben.

Was für ein Glück! Und so gab es noch das fünfte Detail. Ein schönes, fast kitschig schönes Detail:

Nachdem wir Hanna in der Klinik gegen 00 Uhr 10 abgegeben hatten, gratulierten wir ihr ganz herzlich zu ihrem achtzigsten Geburtstag.

HERZSCHMERZ

Mitten in der Nacht wird Hans von einem nie gekannten Schmerz geweckt. Es ist, als würde sein Brustkorb zerdrückt, als läge eine tonnenschwere Last auf ihm. Sein Herz schlägt bis in die Schläfen, er hat das Gefühl zu ersticken. Sein Puls stolpert, das Herz schlägt ungleichmäßig. Kalter Schweiß tritt aus allen Poren. Ihm wird übel, Sekunden später erbricht er sich ins Ehebett. «Hans, was ist los?», schreckt seine Frau hoch. «Aaaah!» Die knappe Antwort aus Hans' schmerzverzerrtem Mund: «Schnell den Rettungswagen!»

Um 3 Uhr nachts werde ich aus dem Tiefschlaf gerissen. Ich lag gerade am Strand. Sardinien. Sommer, Sonne, Sonnenschein. Jetzt: Traum aus. Scheiß Pieper! «V. a. ACS», steht da im Display. Was hier mit knapper Abkürzung von unserer Rettungsleitstelle übermittelt wird, ist für Hans dramatisch, wird sein weiteres Leben prägen: Verdacht auf akutes Coronar-Syndrom, auf Deutsch: Verdacht auf Herzinfarkt. Adern, die das Herz umgreifen und mit Blut und Sauerstoff versorgen, die sogenannten Herzkranzgefäße, sind verstopft. Der Herzmuskel droht abzusterben. Aber nicht nur der Muskel. Auch die wichtigen körpereigenen Herzschrittmacher, die im Herzmuskel liegen, bekommen keinen Sauerstoff mehr und stellen ihre Arbeit ein. Das Herz kann nicht mehr gleichmäßig schlagen. Absolute Lebensgefahr! Innerhalb von Sekunden kann es zum Herz-Kreislauf-Stillstand kommen.

Nach zehn Minuten erreichen wir gemeinsam mit dem Rettungswagen das Einfamilienhaus von Hans' Familie. «Kommen

Sie, das Herz von meinem Mann, er hat so Schmerzen, so blass isser.»

Das Erdgeschoss riecht nach Kotze. Mich würgt es. Ich kann vieles ertragen, aber der Geruch von Erbrochenem. Schlimmer ist nur noch Uringeruch, wie wir ihn manchmal im Altenheim erleben. Boah!

In der Mitte des kleinen Flurs befindet sich zur Linken das Schlafzimmer. Hier liegt Hans im Bett. Kalkweiß, verschwitzt, die Bettdecke mit dem Erbrochenen bis zu den Knien runtergeschoben. Aus seinen Augen schaut Todesangst. Diesen Blick vergisst du nicht, wenn er dich mal angeguckt hat. Wir müssen Gas geben.

«Guten Abend, wir sind vom Rettungsdienst. Ihre Frau hat mir bereits berichtet. Meine Kollegen werden Sie jetzt mal verkabeln, während wir uns unterhalten.»

Derweil ich das zu Hans sage, nehme ich seine Hand und taste schon mal seinen Puls am Handgelenk. Das gibt mir erste Infos und schafft Nähe. Der Puls geht schnell und unregelmäßig. Ruck, zuck sind meine drei Jungs dabei, die Überwachung zu montieren: großes EKG, Blutdruck, Sauerstoff und Zucker im Blut. Bis alles installiert ist, stelle ich Hans rasch einige Fragen: Was haben Sie bemerkt? Wann fing es an? Ist es beim Luftholen schlimmer? Strahlt der Schmerz aus? Haben Sie Allergien? Nehmen Sie Tabletten? Hatten Sie schon mal was am Herzen? Hatten Sie vor kurzem Operationen?

Jetzt ist das EKG bereit. Stillliegen, nicht sprechen, gleichmäßig atmen.

Mit dem EKG, dem Elektrokardiogramm, wird die «Stromkurve» des Herzens aufgezeichnet. Fließt nämlich Strom aus den körpereigenen Herzschrittmachern durch unser Herz, was bei jedem Herzschlag passiert, ergibt sich bei einem gesunden Herzen eine bestimmte Form der Kurven und Zacken auf dem EKG-Papier. Kommt es aber bei einem Herzinfarkt dazu, dass bestimmte Herzbezirke schlechter oder gar nicht durchblutet werden, dann fließt dieser Strom anders, muss Umwege nehmen, und so ändert sich das Kurven- und Zackenbild.

Das EKG von Hans ist alles andere als normal. Das typische Bild eines frischen Herzinfarktes! Wir müssen jetzt alles dafür tun, Hans' Herz zu entlasten und ihn in eine geeignete Klinik zu schaffen. Und beides am besten sehr schnell!

«Blutdruck 200», sagt Harry. Das ist viel zu hoch. «O.k., erst Zugang, dann Nitro!»

Philipp kümmert sich um den Tropf, danach kriegt Hans Nitrospray in seinen Mund. Das Medikament sorgt dafür, dass das Herz weniger Sauerstoff braucht. Außerdem dafür, dass sich die Blutgefäße weiten und so der Blutdruck fällt. Dann muss das Herz nicht mehr so schwer pumpen.

«Jetzt Heparin, Aspirin, Sauerstoff, Mo und Midazolam. Und schickt bitte das EKG an das Katheterlabor.» Das Team arbeitet super zusammen, wie ein Schweizer Uhrwerk. Philipp ruft die Herzspezialisten in der Klinik an, nachdem er Hans' EKG per Fax dorthin geschickt hat. «Wir sind in fünfzehn Minuten bei euch», höre ich ihn sagen.

David gibt mir nach und nach die Medikamente. Heparin und Aspirin machen das Blut sozusagen flüssiger. Es kann jetzt nicht weiter verklumpen und noch mehr Adern am Herzen verstopfen. Anschließend Morphium, kurz «Mo», ein sehr starkes Schmerzmittel, um Hans den Vernichtungsschmerz zu nehmen. Der ist ein riesiger Stressfaktor, belastet das ohnehin schon angegriffene Herz. Fünf Milligramm, und Hans wirkt gelöster. Abschließend bekommt Hans noch zwei Milligramm Midazolam, ein Beruhigungsmittel. Das lässt ihn fast einschlafen, entspannt ihn noch mehr. Jetzt ist er reisefertig.

Ab in den Rettungswagen und los in die Klinik.

Dort werden wir bereits im Herzkatheterlabor vom Team der Herzspezialisten erwartet. Als das EKG per Fax in der Klinik ankam, wurde die ganze Truppe alarmiert. Rasch berichte ich, was Hans geschehen ist und was wir bisher mit ihm gemacht haben. Unser Job ist damit erledigt, in der Klinik geht es jetzt erst los. Die Herzspezialisten müssen das verstopfte Blutgefäß jetzt sofort wieder durchgängig machen. Das gelingt ihnen innerhalb von dreißig Minuten.

Hans kommt hinterher zur Überwachung auf die Intensivstation. Nach nur einer Woche in der Klinik beginnt Hans eine Reha. Feuerzeug und Aschenbecher fliegen in den Müll.

KALTE FÜSSE – HELLER KOPF

Ein nebliger Sonntagvormittag, 10 Uhr. Winter bei minus fünf Grad.

«Chirurgisch. Treffpunkt Bahnunterführung X Y.» Bäm. Kloß im Hals. Da kriegst du schon vom Lesen einen schnellen Puls. Suizidversuch? Mensch gegen Zug? Da nehme ich besser ein paar Gummihandschuhe mehr mit. Furchtbar. Ich kenne mich hier im Süden Niedersachsens an der Grenze zu Hessen nicht aus, bin erst zum zweiten Mal als Notarzt in dieser Rettungswache. Vertretungsjob. Als ich gerade in den Notarztwagen einsteige, höre ich, wie Tanja, meine heutige Assistentin, mit der Rettungsleitstelle funkt: «Und die Polizei fährt dann vorweg?»

«Ja, ist sehr unübersichtlich dort. Ihr werdet eingewiesen.»

«Vielleicht doch nicht chirurgisch. Eher leblos. Hat jemand aus dem Regionalzug gesehen. Liegt ein Mann am Bahndamm. Die Bahn kümmert sich. Der Rettungswagen ist schon da.»

Nach gut zehn Minuten Fahrt über die fast menschenleere Landstraße biegen wir auf einen Feldweg. Fünfzig Meter weiter erwartet uns wie vereinbart an einer Bahnunterführung ein Polizeiauto, das uns ab jetzt voranfährt. Wir fahren ewig. Feldweg hier, Feldweg da. Die Regionalbahnbahnstrecke ist immer wieder rechts sichtbar. Und dann steht er da, der rote Regionalzug. Oben auf dem Gleis. Mitten auf der Strecke. Und wir unten am Bahndamm. Mitten im Nirgendwo.

Tanja parkt hinter dem Rettungswagen. Oben am Zug steht eine Abteiltür offen. Zugpassagiere stehen neben dem Gleisbett. Die Rettungswagenbesatzung ist offenbar bereits bei unserem Patienten.

Tanja und ich steigen den Bahndamm hoch. Es ist saukalt, der Boden gefroren. Ich werde von einem der Sanis in den Zug gebeten. Auf dem Platz, wo sonst immer Kinderwagen oder Fahrräder in der Bahn mitfahren können, steht jetzt eine Schaufeltrage. Darauf liegt Karl. Die Augen geschlossen. Mike, einer der Sanis, gibt mir erste Informationen.

Gemeinsam schaffen wir Karl vorsichtig die Böschung runter in den Rettungswagen. Er ist komplett durchnässt und ausgekühlt. Mehrere Temperaturmessungen mit Infrarotthermometer im Ohr zeigen immer wieder das gleiche Ergebnis: 29,5 Grad Celsius. Absolute Lebensgefahr! Da kann es jederzeit zu nicht mehr behebbaren Herzrhythmusstörungen kommen.

Karl ist tief bewusstlos. Auf Ansprache reagiert er nicht. Auch auf Schmerzreize nicht. Sein Atem geht langsam. Und blau ist er, von der Kälte oder vom wenigen Schnaufen. Der Puls liegt bei dreißig pro Minute. Viel zu langsam. Seine Pupillen sind deutlich zu weit. Alles keine guten Zeichen. Es ist richtig kritisch.

Ich mache kurz ein paar Ansagen an das Team. Haupttenor: Wir müssen alles tun, um ihn langsam (!) zu erwärmen. Ganz behutsam schneiden wir ihm im geheizten Rettungswagen erstmal die nassen Klamotten vom Leib, sodass er nur noch auf ganz wenigen Resten seiner Bekleidung liegt. Bloß den Mann nicht mehr groß bewegen und versuchen, ihn auszuziehen. Das eiskalte Blut soll schön in den Armen und Beinen bleiben und nicht noch plötzlich durch unsere Manipulation die inneren Organe erreichen. Das wäre das sichere Ende von Karl. Dann ruckizucki das EKG aufkleben und gleichzeitig die vorgewärmten Infusionsbeutel wie Wärmekissen auf die dicken Adern in den Leisten und am Hals legen. Dann kriegt Karl noch einen Tropf gelegt, durch den wir unsere einzig verbliebene warme Infusionslösung und zusätzlich etwas Zuckerlösung verabreichen. Schnell noch ein Narkosemittel spritzen und den Beatmungsschlauch in die Luftröhre schieben. Abschließend Wärmefolie und Decke und mit Blaulicht in die Großstadtklinik. Als wir Karl auf der Intensivstation den dortigen Kollegen zur weiteren Behandlung übergeben, messen die eine Rektaltemperatur von 30,5 Grad Celsius.

Wie ist denn die Vorgeschichte? Wie kam Karl dahin? Karl ist seit Jahren Bewohner eines Heimes für Senioren mit Demenz. Am Morgen wurde er beim gemeinsamen Frühstück vermisst. In seinem Zimmer war er nicht. Er würde immer mal spazieren gehen – diesmal aber wohl unbemerkt in der Nacht. Einfach angezogen und los. Querfeldein, so weit ihn seine Beine trugen. Als er nicht mehr konnte, hat er sich dann hingelegt. An den Bahndamm. Nachts in der eiskalten Middle of Nowhere.

Am nächsten Morgen hat dann ein Zugpassagier während der Zugfahrt zufällig aus dem Fenster geschaut, einen Menschen neben den Gleisen liegen sehen und sich umgehend mit Schaffner und Zugführer in Verbindung gesetzt. Ein sehr heller Kopf der Fahrdienstleitung der Bahn hat dann entschieden, dass der Zug am nächsten kleinen Bahnhof anhält und Sanis zur gesichteten Person bringen soll. Anders hätten Retter bei dem miesen Wetter nicht so schnell bei Karl sein können: Der Rettungshubschrauber fliegt nicht bei Nebel. Und ein Rettungswagen benötigt befestigte Wege zur Anfahrt. Karl befand sich jedoch weit ab jeder Zuwegung. Die gesamte Strecke wurde also gesperrt, und der Zug fuhr samt Rettungsequipe rückwärts bis zu dem Ort, wo der aufmerksame Passagier einen Menschen hat liegen sehen. Karl wurde dort in den Zug geladen, zum vereinbarten Treffpunkt transportiert und von uns übernommen.

Karl hat seinen Winterausflug überlebt.

DAS WAR KNAPP

Es piept gegen Mitternacht. «Aggressive Person, Fremdgefährdung, Psych., Parkplatz BAB.»

Was ist das für eine Meldung? Hatte ich noch nie. Ab ins Auto. Mit Blaulicht geht es erst über die Landstraße zur Autobahnauffahrt, dann noch gut 20 Kilometer auf der Autobahn Richtung Süden. Der kleine Parkplatz ist brechend voll. Schon die Einfahrt durch einen parkenden LKW versperrt. Till parkt unser Notarztauto auf dem Standstreifen zwischen Autobahn und Parkplatz. Behände steige ich über die Leitplanke. Aaaah, Scheiße. Ich schlage mir im Halbdunkel voll das Schienbein an – da tränen die Augen, ob du willst oder nicht.

Auf dem Parkplatz angekommen, winkt mir ein Polizist zu, bin hier anscheinend richtig. Als ich näher komme, bittet er mich, in den RTW einzusteigen.

RTW-Tür auf und rein.

Drinnen liegt ein riesiger Mann in schwarzen Motorradklamotten. Vielleicht fünfunddreißig Jahre alt. Mit Handschellen an die Trage gefesselt! Zwei Polizisten halb kniend auf dem wütenden Kerl. «Guten Tag, ich bin der Notarzt, wie kann ich helfen?»

«Du Arschloch, hilf mir. Die Schweine haben mich hier angebunden.»

Upsi. Was?

«Ihr dreckigen Bullenschweine, lasst mich zufrieden! Ich habe nix gemacht, ihr Wichser!»

Starker Tobak.

«Der Mann war Passanten auf dem Parkplatz aufgefallen. Erst

isser wohl überall rumgetorkelt. Später hat er sich neben sein Motorrad gelegt. Die Leute haben dann den Rettungsdienst und uns verständigt», berichtet einer der Polizisten. «Als wir ihn ansprachen und aufweckten, ist er gleich ausgerastet und hat um sich geschlagen», so der andere Polizist. «Mit Verstärkung haben wir ihn dann überwältigt und hier erst mal festgemacht. Bitte sehr, jetzt sind Sie dran!» Sagt's und grinst.

Hmm. O.k.

«Hallo, können Sie mir sagen, wie Sie heißen?»

«ARSCHLOCH. Leck mich!»

«Ich möchte Ihnen gerne helfen, dazu müssen Sie nur, wenn es geht, irgendwie etwas mitarbeiten.»

«Fick dich!»

Sekunden später: Rumms! Einer der Polizisten fliegt quer durch den Rettungswagen. Unser Patient hat ihn von sich weggetreten. In der Tat Fremdgefährdung. Akute Psychose?

Ich bespreche mich schnell mit Till. Wir müssen den Mann beruhigen. Mit Worten ist das anscheinend nicht möglich – also muss Midazolam helfen, ein Beruhigungsmittel.

Als alles vorbereitet ist, gibt es noch mal einen Riesenkraftakt für die ganze Truppe: Mit äußerster Anstrengung wird der Motorradfahrer noch mal auf der Trage fixiert, und zwar so, dass ich ihm sicher einen Tropf legen kann. Schnell die Nadel abgeben und alles gut festkleben.

«Zucker 20», ruft mir der Sani zu, dem ich die Nadel gab. Da liegt das Problem! Keine Psychose! Der Mann ist unterzuckert! Deshalb wohl komplett außer Kontrolle.

«Acht Gramm Glucose.»

Till zieht mir den Traubenzucker auf, zack – und rein in die Ader. Wieder warten. Nach ein, zwei Minuten: «Hallo? Können Sie mich hören?», spreche ich den Mann an.

«Wo bin ich?», ist die dämmerige Antwort. Noch mal einen Zuckertest. Diesmal messen wir achtundsiebzig Milligramm. Das ist immer noch nicht gut. «Bitte noch mal vier Gramm Zucker.» Als auch die in der Ader sind und der Patient sichtlich friedlich bleibt, bitte ich die Polizisten, ihn zu befreien.

Der nächste Zuckertest ist in Ordnung. Unser Patient ist zwar noch immer schläfrig, aber die weitere körperliche Untersuchung ergibt keine Auffälligkeiten. Als wir fünfundzwanzig Minuten später die Klinik mit dem RTW erreichen, ist er deutlich wacher. Er sei zuckerkrank, Thomas sei sein Name, und ja, er müsse seit seinem achten Lebensjahr Insulin spritzen. Hätte er heute auch gemacht, anscheinend aber zu wenig gegessen. Er wollte doch nur noch eben mit seinem Motorrad über die Autobahn zu seiner Freundin in die Nachbarstadt fahren.

Thomas' Schutzengel haben fraglos ganze Arbeit geleistet. Ab der Autobahnauffahrt 50 Kilometer nördlich fehlt ihm jegliche Erinnerung.

DENN DIE IM SCHATTEN SIEHT MAN NICHT

Bilderbuchfrühling in Schwaben. Es grünt und sprießt, wohin das Auge auch schaut. Die Sonne gibt an diesem traumhaften Vormittag ihr Bestes.

«Piep, piep, piep.» Die friedliche Stimmung ist dahin. «Bewusstlose Person.»

Und zwar am Arsch der Welt. Der Nachbarlandkreis bittet um Unterstützung – die eigenen Notärzte sind bereits bei anderen Einsätzen gebunden.

Die hügelige Landschaft fliegt an uns vorbei und dennoch: fünfundzwanzig Minuten brauchen wir trotz Blaulicht bis zu unserem Einsatzort. Als wir ankommen, ist der RTW bereits da.

Während Kalle gerade unser Auto hinter dem Rettungswagen parkt, kommen die RTW-Sanis samt ihrer Ausrüstung bereits wieder aus dem Haus marschiert. Das kann jetzt zweierlei bedeuten: entweder Fehlalarm und alles ist gut. Oder: Alles ist kacke, weil wir für jedwede Rettung zu spät kommen. Hopp oder Topp! Etwas dazwischen gibt es nicht.

Ich gehe zum Rettungswagen und frage, was denn los sei. «Da können wir nix mehr machen. Der Zug ist abgefahren!», entgegnet mir der ältere der beiden Retter. «Alles klar. Zeigste mir bitte noch eben den Weg?» Heinz geht mir voran und erzählt: «Der Mann ist längst tot. Schon steif. Das ganze Blut am Mund, alles voll damit, sicher heute Nacht 'ne fetzige Magenblutung bekommen, und dann war Feierabend.» Der Sani steigt vor mir die Treppe in das erste Obergeschoss hinauf, jetzt ein kleiner Flur nach rechts, dann gelangen wir in das Schlafzimmer.

Die skurrile Situation: Der Patient liegt auf rechten Körperseite, die Augen sind halb geöffnet, seine Beine baumeln aus dem Bett, die Arme ebenfalls. Gerade so, als wäre er auf der Bettkante sitzend eingeschlafen und auf seine rechte Hälfte gepurzelt. Gesicht, Arme, Unterhemd und Kopfkissen sind voll mit dunkelrotem Blut. Von rechts einzelne Sonnenstrahlen, die durch die Jalousie auf den Oberkörper scheinen. Dazu noch ein bisschen Licht vom Flur. Ansonsten ist es im Zimmer dunkel. Doofes Licht, wie so oft.

Ich trete an Peter heran, muss mich selbst davon überzeugen, dass er tot ist. Seine Finger- und Handgelenke sind steif, die Leichenstarre ist also schon eingetreten. Keine Frage, wir sind zu spät.

Trotzdem muss der Papierkram erledigt werden. Notarztprotokoll und Totenschein. Ich setze mich dazu an den kleinen Tisch in Peters Schlafzimmer. Hier ist es allerdings zu dunkel zum Schreiben. «Mach mal bitte das Licht an.» Kalle drückt auf den Schalter neben der Tür.

Oh Gott, was ist das? Ich bin wie vom Schlag getroffen. Auf dem Fußboden liegt ein Colt.

Teilweise noch von Peters Fuß verdeckt, wird diese Waffe erst jetzt durch die 75-Watt-Deckenlampe sichtbar. Das lässt nun alles in einem ganz anderen Licht erscheinen. Im doppelten Sinn.

Aus unserem Einsatzort ist nun ganz plötzlich ein möglicher Tatort geworden. Höchste Priorität: nichts mehr anfassen, keine Spuren vernichten und auch keine neuen hinzufügen. Alles der Kriminalpolizei übergeben.

Peter wurde obduziert. Die Zusammenschau von Rechtsmedizin und Kripo hat den vermuteten Selbstmord bestätigt. Peter hat sich in den Mund geschossen und damit seiner schweren Depression ein Ende gesetzt. Er konnte den Tod seiner Frau nach dreiundfünfzig Jahren Ehe nicht verkraften.

OPA GÜNTER, GLÜCK AUF!

Es piept heute gar nicht. Ich habe frei. Stattdessen klingelt zu Hause mein Telefon. Heidi, eine gute Freundin ist am Apparat. «Opa Günter», ihr achtundsiebzigjähriger Vater, hatte vor kurzem auf einer Familienfeier einen leichten Schlaganfall erlitten. Der alarmierte Notarzt brachte ihn direkt von der Festtafel in die nächste Klinik. Hier lag er nun schon seit gut zwei Wochen, aber anstatt der erhofften Besserung gehe es immer weiter bergab mit ihm. Die Ärzte der dortigen Klinik führten intensive Gespräche mit Günters Töchtern, in denen sie klar äußerten, dass Günter bald sterben würde.

Ich arbeite zu jener Zeit in einer Klinik, die auch eine Hospizstation hat – eine Station, die darauf spezialisiert ist, sterbenskranke Menschen bis zu deren Tod zu versorgen.

Freundin Heidi fragt mich am Telefon, ob ich es irgendwie organisieren könne, Opa Günter auf diese Hospizstation zu verlegen. Im anderen Krankenhaus würde ihr Vater nur dahinvegetieren.

«Ich schaue mal, was möglich ist. Rufe dich später zurück.»

Ein kurzes Gespräch mit dem Leiter der Hospizstation genügt. Wir haben Glück, ein Zimmer ist gerade frei, sodass Heidis Vater hier untergebracht werden kann. Jetzt ist noch zu klären, wie Günter von Klinik A nach Klinik B kommt. Seine Töchter halten Rücksprache mit den Ärzten von Klinik A. «Verlegen kein Problem, aber nur mit Rettungswagen plus Notarzt, schließlich kann es jederzeit auf dem Transport zu einer kritischen Situation kommen. Und das Ganze auf eigene Kosten, da keine medizinische Notwendigkeit zur Verlegung besteht.»

Holla. Zum Glück haben Günters Töchter beide sehr wohlhabende Unternehmer geheiratet, sodass die Kosten für den Rettungswageneinsatz sicher kein Problem sind. Und ich setze mich einfach in meiner Notarztjacke dazu. Alles geklärt.

Ich bestelle also für den nächsten Tag bei der Leitstelle einen Rettungswagen.

Nachdem wir uns am folgenden Tag um 14 Uhr kurz an der Liegendanfahrt von Klinik A bekannt gemacht haben, gehen Harry und Tom, die zwei Sanis vom RTW, samt ihrer Trage sowie Heidi und ich auf Station 3 in Günters Krankenzimmer. Ich kenne Opa Günter seit einigen Jahren von Heidis Geburtstagsfeiern. In meiner Erinnerung war er bis dato ein fideler Pensionär mit schelmischem Blick, geistig topfit und immer liebevoll im Umgang mit seinen Töchtern und Enkelkindern. Und jetzt? Der vormals fitte Pensionär liegt im Krankenbett, die Augen geschlossen, das Gesicht wie aus Wachs, angetrocknete Spucke am offenstehenden Mund, keine Reaktion auf Ansprache, kein Mucks, als ich ihn in die Haut am Hals kneife. Furchtbar. Ich bin schockiert. Günter ist kaum wiederzuerkennen. Was hat der Schlaganfall bloß aus Heidis Vater gemacht?

Eine Krankenschwester kommt ins Zimmer und überreicht mir den Verlegungsbericht. Ich bitte sie darum, noch einen Tropf für Günter fertig zu machen, eine einfache Kochsalzlösung, denn im Moment läuft gar keine Infusion.

«Dann müssen Sie erstmal einen Zugang legen», kommt ihre spontane Antwort.

«Wie? Der Mann liegt hier bewusstlos, soll mit Notarzt verlegt werden und hat keinen Tropf?»

«Nein, unsere Ärzte meinten, wir sollen es mit trinken versuchen, ihm immer wieder etwas anbieten.»

Als der Tropf sicher läuft und gut fixiert ist, laden wir Günter auf die Trage und dann in den Rettungswagen, wo er an unseren Überwachungsmonitor angeschlossen wird. So weit erst mal alle Werte in Ordnung. Vor uns liegen jetzt circa dreißig Minuten Fahrt. Tom steuert den Rettungswagen, und Harry sitzt mit mir hinten beim Patienten. Wir unterhalten uns über Günters Leben, dass er mal Bergmann war, seine Familie und über das Hospiz und den Tod.

Nach gut der Hälfte unserer Fahrtstrecke ist der erste halbe Liter Wasser bereits in Günters Ader gelaufen. Harry wechselt den Infusionsbeutel gegen einen neuen aus und fragt mich dann: «Sind wir nicht bald mal da? Wo sind wir jetzt?»

Ich schaue nach vorne durch die kleine Luke und sehe von weitem schon erste Häuser von Salzwedel. «Wir sind kurz vorm Ziel, noch den Berg rauf und wieder runter, dann sind wir in der Stadt.» Harry grinst mich kurz an und stupst in der Sekunde auch schon Heidis Vater an: «Günter, mach die Augen auf, du bist jetzt wieder in Salzwedel.»

Hä? Was soll das? Unser Patient ist bewusstlos, war nicht mal mit Schmerzreiz erweckbar.

Habe ich was verpasst? Ich schaue auf den Monitor. Alles unverändert. Dann sehe ich zu Harry rüber. Der grinst nun nicht mehr. Ist jetzt eher ein richtig breites Lachen. Was ist hier los? Als mein Blick wieder auf Heidis Vater fällt, verstehe ich Harrys Reaktion. Günter hat tatsächlich die Augen auf!

«Günter, hörst du mich?» Er nickt. «Wir sind gleich im Krankenhaus in Salzwedel. Heidi wartet da schon auf dich.» Er nickt noch mal, und über sein Gesicht huscht ein Lächeln.

Als wir Günter dann im Beisein von Heidi auf der Sterbestation in sein dortiges Krankenbett legen, sagt der alte Herr unvermittelt mit zerbrechlicher Stimme, dass er Hunger und Durst habe.

Der Stationsarzt schaut mich irritiert an, hat er doch einen bewusstlosen Patienten erwartet, der zum Sterben und nicht zum Essen kommt. Heidi und ich grinsen uns an.

Nach insgesamt vier weiteren Wochen Aufpäppeln im Krankenhaus und in der Reha wird Günter mit Gehstock nach Hause entlassen.

Die Geschichte ist jetzt sechs Jahre her, und Günter lebt unverändert im eigenen Haushalt, wo ihn seine Töchter Heidi und Elisabeth unterstützen.

Selbstverständlich können weder Harry noch ich Wunderheilungen vollbringen. Wasser kann das aber offenbar. Meine rückblickende Einschätzung: Günter war komplett ausgetrocknet. Infusionen bekam er nicht, und die tapferen Krankenschwestern haben trotz Bemühungen nicht genügend Tee und Mineralwasser in ihn hineinbekommen. So lag auch sein Gehirn irgendwann trocken.

DR' ZOCH KÜTT

Vorbemerkung:

Ich benutze im Weiteren einige typische Feuerwehrabkürzungen: ELW (Einsatzleitfahrzeug; ein VW-Bus mit dem Chef des Einsatzes und seinem Assistenten), HLF (Hilfeleistungslöschgruppenfahrzeug; ein LKW mit fast allem technischem Gerät, was die Feuerwehr zu bieten hat, dazu 6 Mann Besatzung), Drehleiter (2 Mann), RTW (Rettungswagen mit 2 Sanis).

Los geht's.

Herbst 2002. Vormittags in der Landeshauptstadt. Notarzt bei der Berufsfeuerwehr – Wache III. Ich helfe gerade dem Tagdienst, den Frühstückstisch abzuräumen, als es Alarm läutet und die Notfallansage folgt: «Alarm ganze Abteilung Wache III – Unfall mit Personenschaden Nähe Hauptbahnhof.» Alles bleibt stehen und liegen, ich laufe zur Feuerwehrrutsche, schwupps – unten angekommen, Jacke an und rein in den signalroten BMW.

Die Tore springen auf. Es regnet wie aus Eimern. Wir reihen uns als letztes Fahrzeug in die Blaulicht-Kolonne ein. Vor uns fährt zuallererst das ELW, gefolgt vom HLF, dann kommt die Drehleiter, hintendran der RTW und zum Schluss wir (Sani Helge und ich).

Der Autoverkehr unmittelbar vor unserer Feuerwache und entlang der Hauptstraße in Richtung Bahnhof steht, die Leitstelle hat für uns alle Ampeln auf «Grüne Welle» geschaltet. So dauert es keine sieben Minuten, bis das ELW an einer Stichstraße neben einem kilometerlangen Maschendrahtzaun im Bereich der Rangiergleise anhält. Ich sehe, wie vor uns die Jungs vom HLF gröberes Werkzeug entladen – keine Minute später hat der Zaun ein riesiges Loch und wir einen bequemen Zugang zu den Gleisen. In etwa zweihundert Metern Entfernung steht ein beleuchteter Nahverkehrszug mitten auf dem Gleis, weit und breit kein Bahnsteig, und dennoch winken uns Menschen zu. Ach du Scheiße! Mensch gegen Zug?

Über den Schotter vom Gleisbett versuchen wir so schnell wie möglich, zum Zug zu gelangen. Helge läuft vor mir her und fliegt mit dem Rettungsrucksack zweimal fast hin. Als wir samt Material den Zug erreichen, weicht die Menschentraube auseinander.

«Plötzlich sah ich sie vor meinem Zug, hab sofort eine Vollbremsung gemacht, war noch gar nicht schnell unterwegs, gerade erst abgefahren.» Der Zugführer ist fix und fertig. Mit Tränen in den Augen berichtet er, was geschehen ist. Manni von der Drehleiter nimmt ihn in den Arm.

Dagmar liegt vor dem Zug auf dem Rücken. Mitten zwischen den beiden Schienen. Ich schätze, maximal dreißig Jahre alt. Ihr Gesicht ist angeschwollen, auf der rechten Stirn und der rechten Wange hat sie grobe Platzwunden. Blut läuft übers Gesicht in ihre langen, dunklen, vom Regen nassen Haare. Sie reagiert nicht, weder auf Ansprache noch auf Anstupsen, ist offenbar tief bewusstlos.

Rasch Atem- und Pulskontrolle! Sie atmet gleichmäßig, ihr Puls ist zu tasten. Kann sich beides blitzschnell ändern. Dann flott Pupillencheck: Die rechte Pupille ist riesig groß, die linke normal. Schädelhirntrauma! Irgendeine Blutung im Kopf!

«Verkabeln, zwei große Zugänge, Stiffneck, Narkose und Intubation vorbereiten.»

Was ein Glück, dass wir mit der ganzen Wachabteilung hier

sind: tausend helfende Hände. Derweil die Feuerwehrmänner alles Angesagte vorbereiten, setzte ich die körperliche Untersuchung fort. Nacken, Brustkorb, Lunge, Bauch, Becken, Arme und Beine. Ich finde nichts Auffälliges außer einer deutlich tastbaren Delle am Kopf oberhalb des rechten Ohres. Außerdem die bereits beschriebenen Veränderungen am Gesichtsschädel und Schürfungen an den Armen. «Bitte ein Bett in der Neurochirurgie klarmachen», rufe ich dem Einsatzleiter zu. Er nickt zurück.

Während ich untersuchte, ist um mich herum viel passiert: Ein Teil der Feuerwehrmänner hält eine Plastikplane als Regenschutz über uns, Helge hat den Schlauch für die Luftröhre und den Beatmungsbeutel vorbereitet, Micha hat die Medikamente in Spritzen aufgezogen, derweil zwei andere Feuerwehrmänner mit großen Scheren die Ärmel der durchnässten Jacke von Dagmar aufgeschnitten haben. Gerade ist einer dabei, rechts am Ellenbogen einen Tropf zu legen. Am linken Arm läuft die Blutdruckmessung. «Sauerstoffsättigung 95 Prozent», kommt die erste Ansage. Die Lungen sind anscheinend wirklich unverletzt. Dann erhalte ich den nächsten wichtigen Messwert. «Druck 100 zu 60.» Der Blutdruck ist somit auch in Ordnung. Anscheinend hat Dagmar tatsächlich «nur» diese Kopfverletzungen davongetragen.

Mit Vorsicht schiebe ich Dagmar den Beatmungsschlauch in die Luftröhre, nachdem sie ein starkes Schmerzmittel und ein Narkosemedikament gespritzt bekommen hat. Bloß jetzt keine großen Bewegungen an der Halswirbelsäule, kann gut sein, dass auch der Nacken beim Unfall etwas abbekommen hat. Zur Sicherheit legen Helge und ich zusammen einen stabilen Kragen um Dagmars Hals. Ich halte ihren Kopf und strecke die Halswirbelsäule, dann montiert Helge die Manschette.

«Unsere Neurochirurgie ist dicht, jetzt kommt der Hubschrauber von der Uniklinik, sollte so in fünfzehn bis zwanzig Minuten hier sein.»

O.k, erstmal in unseren Rettungswagen, raus aus der Nässe. Nachdem noch ein zweiter Tropf gelegt wurde und Dagmar an unser tragbares Beatmungsgerät angeschlossen wurde, bergen wir sie mit acht Helfern aus dem Gleisbett. Auf Kommando wird sie gleichzeitig sanft und ohne Verdrehungen angehoben, zwei Jungs schieben von vorn die Rettungstrage samt Vakuummatratze unter die Patientin. Dann wird Dagmar wieder abgesetzt. Als die Luft dann abgesaugt ist, liegt unsere Patientin stabil auf der Trage.

Mit «vier Mann, vier Ecken» geht's in den Rettungswagen. Wir ordnen unsere Kabel und Schläuche, fixieren alles ordentlich mit Pflaster und geben Dagmar noch mal Narkosemittel. Zwanzig Minuten später ist sie im Hubschrauber und auf dem Weg in die Uniklinik.

Die Ermittlungen der Polizei ergaben, dass Dagmar Bewohnerin einer psychiatrischen Wohngruppe war. Suizidgedanken hat sie vorgeblich nie geäußert. Demnach handelt es sich hier wohl um eine Kurzschlusshandlung, die Dagmar dank der Reaktion des Lokführers und der Neurochirurgen überlebt hat.

Der Bluterguss im Kopf wurde entfernt, und Dagmar konnte nach knapp vierwöchigem Klinikaufenthalt entlassen werden.

Der genaue Unfallmechanismus ist bis heute ungeklärt. Ein isoliertes Schädelhirntrauma nach einem Unfall «Mensch gegen Zug» dürfte eine Rarität sein, auch wenn der Zug noch keine volle Fahrt aufgenommen hatte.

DER SCHLITTEN IS' IM ARSCH

Ich bin im Winter 2011 für eine Woche zu Besuch bei meinem Patenkind Lara im Allgäu, als per E-Mail ein Angebot für eine Notarztvertretung dort ganz in der Nähe reinflattert. «Spannend», denke ich, «mal in den verschneiten Bergen Notarzt, warum nicht?»

Ein Telefonat und vierundzwanzig Stunden später sitze ich in etwas zu großen signalroten Leihklamotten in der süddeutschen Rettungswache. Toni hatte mir gerade mit ganzem Stolz «sein» Notarztauto gezeigt, als es piept. «Chirurgisch, Talstation.»

Zehn Minuten später stehe ich auf dem Parkplatz der Bergbahn. Mir ist kotzschlecht. Toni hat dem Flachlandnotarzt mal gezeigt, wie Serpentinenfahren mit Blaulicht geht.

Wir schnappen unsere Ausrüstung und betreten das Gondelhaus. Toni geht voraus. Vorbei an der Schlange wartender Skitouristen besteigen wir die große gelbe Gondel, die auf uns gewartet hat.

Nach circa zehn Minuten erreichen wir die Mittelstation. Zwei Mitarbeiter der Bergbahn machen uns den Weg zwischen den Schneesportlern hindurch zur Vierergondelbahn frei. Als wir die Mittelstation gerade in der kleinen Gondel verlassen haben, wird es total neblig – wohl der Grund dafür, warum kein Hubschrauber alarmiert wurde, sondern wir.

Am Ziel oben angekommen, stehen die Bergretter bereits mit zwei Schneemobilen in den Startlöchern. Wir kriegen eine Skibrille und einen Helm verpasst, und los geht's mit 75 PS durchs Skigebiet. Die Schneekatze nimmt ihren Weg mal auf der Piste, mal abseits davon, und ich frage mich, wie sich die Jungs hier im Nebel orientieren. Eine einzige weiße Suppe.

Als wir auf einen Rettungsschlitten zufahren, wird mein Fahrer erst langsamer, hält dann ganz an und macht den Motor aus. «Da müsst ihr runter», sagt ein Bergretter, der hier schon auf uns wartet, und deutet auf den Rand der Skipiste.

Ich steige vom Schneemobil und werfe einen Blick über die Pistenkante. Drei Meter unter mir liegt Sepp mit schmerzverzerrtem Gesicht auf dem Rücken im Schnee. Über sich eine goldene Wärmeschutzfolie, neben ihm ein Pistensanitäter sowie ein demolierter Holzschlitten.

Unten beim Verletzten angekommen, frage ich, was passiert ist. Der Pistenretter erzählt mir, dass Sepp mit dem Schlitten unterwegs war. Im Nebel hat er dann diese Kurve zu spät gesehen, ist geradeaus gefahren und samt Schlitten hier abgestürzt.

«Was tut Ihnen weh?»

«Mein Hintern.»

«Sonst noch was? Der Rücken?»

«Nein.»

«Können Sie alles bewegen? Spüren Sie Ihre Füße?» Sepp nickt. Er zittert am ganzen Körper. Vor Kälte? Vor Schmerzen? Woher kommt das Blut?

«Sepp saß beim Absturz noch auf dem Schlitten. Bei der Landung zerbrach das alte Stück, und jetzt steckt wohl ein Stück Schlitten in seinem Allerwertesten», liefert der Bergretter seine Vermutung. «Hab ihm 30 Tropfen Novalgin gegeben. Hat nix genutzt. Wir können ihn kaum anfassen, so weh tut jede Bewegung. Deshalb haben wir euch gerufen.»

Ich bitte Toni, einen Tropf vorzubereiten, derweil ich schon mal den Blutdruck messe. Gar nicht so einfach mit klammen Fingern. Dann gleich den Tropf legen. Zum Glück treffe ich die Ader trotz der widrigen Umstände beim ersten Versuch.

«Haben Sie Allergien? Schwere Erkrankungen?» Als er das verneint, bitte ich Toni, Ketamin und Midazolam fertig zu machen. Meine Idee ist, dass wir Sepp erst mal mit Schmerz- und Schlafmitteln «abschießen». Wenn er dann schläft, soll er flott auf den Rettungsschlitten gelegt und mit allen verfügbaren Helfern den Abhang hochgezogen werden. Die Bergretter segnen den Plan ab.

Wie besprochen, so passiert es auch. Sepp ist ein kräftiger Kerl, fünf Milligramm Midazolam lassen ihn einschlafen. Wir drehen ihn vorsichtig auf die Seite. Sepp stört das jetzt nicht mehr. Er macht dank fünfzig Milligramm Ketamin keinen Mucks, der Schmerz ist ihm genommen. Ganz auf die Seite gedreht sehen wir das Problem: Ein Riesenholzstück hat sich durch Sepps Hose in seinen Hintern gebohrt. Da wir nicht wissen, wo das Holz steckt und was alles durchbohrt wurde, lassen wir es dort, wo es ist. Bloß nicht rausziehen. Mit insgesamt sechs Helfern können wir ihn bäuchlings auf die Schlittentrage legen und den Abhang hochziehen.

Die Retter der Bergwacht transportieren ihn auf der Trage zur Gondelstation, Toni und ich folgen mit dem Schneemobil. Nach dreißig Minuten haben wir Sepp im Rettungswagen, der uns an der Talstation erwartet. Mit Blaulicht geht es ihn die nächste Klinik.

SICHER IST SICHER!

Ding! Deng! Dong!

Mist. Gerade beim Frühstück! Die grelle Flurbeleuchtung geht automatisch an. Im gesamten Gebäude tönt es keine Sekunde später laut aus allen Lautsprechern: «Einsatz ganzer Zug Feuerwache IV, hilflose Person hinter Tür.» Schnell noch ein Bissen vom Käsebrötchen, dann die Feuerwehrstange runter, Jacke über, Stiefel an, und schwupps! sitze ich auf dem Beifahrersitz im Notarztauto. Am Steuer sitzt Tedd, mein heutiger Fahrer, langjähriger Feuerwehrmann und erfahrener Rettungsassistent. Wir reihen uns wie immer bei Zugalarmierung als letztes Fahrzeug in die Feuerwehrkolonne ein.

Mit Blaulicht und Martinshorn gehts' durch die norddeutsche Großstadt. Über Funk erfahren wir von der Leitstelle, dass der Sohn von Frau Meier heute mehrfach vergeblich versucht hat, seine sechsundachtzigjährige Mutter telefonisch zu erreichen. Er würde sie jeden Tag zur selben Uhrzeit anrufen, aber heute nehme sie nicht ab. Keine fünf Minuten später sind wir am Einsatzort.

Ein älterer Herr hält uns unten die Tür des Mehrfamilienhauses auf. «Frau Meier wohnt im dritten Stock links.» Zu Fuß geht's in die dritte Etage. Der Einsatzleiter klingelt zwei-, dreimal – nix. Keine Antwort. Dann klopft er gegen die Tür, keine Reaktion. Als auch auf das laute Schlagen mit der Faust gegen das Türblatt nichts passiert, erteilt er augenzwinkernd seinen Jungs den Befehl; «Aufmachen und Daumen drücken.»

Ruck, zuck ist das Spezialwerkzeug im Einsatz und der Schließzylinder nach wenigen Sekunden bereits gezogen. Aber die Tür geht nicht auf. «Scheiße.» Ich trete vor und verstehe, was mit «Daumen drücken» und mit «Scheiße» gemeint war: Bei einer «einfachen» Schließanlage wäre die Tür jetzt auf. Bei Frau Meier ist es aber ganz und gar nicht «einfach»: Ober- und unterhalb des normalen Schlosses befinden sich weitere Schlösser. Zwei große Türriegel versperren uns zusätzlich den Weg ins Innere der Wohnung. Ohne Schlüssel für die Türriegel haben wir von hier aus keine Chance, uns Eintritt zu verschaffen.

«Zugang über Drehleiter», erteilt der Einsatzleiter seinen nächsten Befehl. Draußen auf der Straße wird die Dreißig-Meter-Drehleiter in Stellung gebracht. Als die Leiterspitze eines der Wohnzimmerfenster von Frau Meier erreicht hat, kracht auch schon die Glasscheibe. Ein Feuerwehrmann hat das Fenster eingeschlagen und steigt nun durch diese Öffnung in die Wohnung. Kurze Zeit später hören wir ihn innen an der Wohnungstür. Klick-klick, der erste Türriegel ist auf. Klick-klick, jetzt auch der zweite. Zum Glück steckten die Schlüssel von innen, so gelangen wir endlich in die Wohnung.

«Hallo, ist jemand zu Hause?»

Keine Antwort. Wir laufen durch alle Zimmer. Ganz am Ende des Flures höre ich Tedd: «Hier! Im Schlafzimmer!»

Roswita, eine zarte, kleine Oma, liegt in ihrem Bett. Im Zimmer ein stechender Geruch. Sie hat offenbar Urin verloren. Apathisch schaut mich die alte Dame an. Der Mund steht offen, die Zunge ist total vertrocknet, ihr rechter Mundwinkel hängt herab, ebenso ihr rechtes Augenlid. «Frau Meier, können Sie mich verstehen?»

Keine Antwort. Dann hebe ich ihren rechten Arm hoch. Kraftlos fällt er herunter, als ich ihn wieder loslasse. Vermutlich Hirnschlag. Roswita *kann* nicht mehr sprechen, *kann* mich auch nicht mehr verstehen. Ihre linke Hirnhälfte ist betroffen. Da sitzt bei den meisten Menschen das Sprachzentrum, und bei allen Menschen die Bewegungssteuerung für die andere, die rechte Körperhälfte.

Ich lege Frau Meier einen Tropf, während Tedd sie verkabelt und an unseren Überwachungsmonitor anschließt. Puls fünfzig, Blutdruck achtzig zu vierzig – auf niedrigem Niveau o.k., wie auch der Blutzuckerwert. Als wir sie kurz auf die Seite drehen, um das Tragetuch unterzuschieben, sehe ich, dass die arme Frau am Rücken und am Gesäß schon komplett wund ist. Das blanke Fleisch, muss höllisch weh tun. Wer weiß, wie lange sie hier schon hilflos im eigenen Urin liegt? Schlimmstenfalls seit kurz nach dem letzten Telefonat mit ihrem Sohn, also länger als vierundzwanzig Stunden! Wir hängen den Tropf an, und ich spritze ihr ein Schmerzmittel. Mit Blaulicht bringen wir sie in eine neurologische Klinik.

Dort stirbt sie am nächsten Tag an den Folgen des Schlaganfalles.

NÄCHSTES JAHR GIBT'S FISCH

Heiligabend 2013. Früher Abend kurz nach sieben. Überall läuten die Kirchturmglocken, bei uns piept es. «Verbrennung, zwei Jahre.» Ungläubig schauen die Sanis und ich auf den Pieper. Horror!

In Windeseile ab ins Auto und dann volle Fahrt mit Blaulicht und Martinshorn durch die Kleinstadt. Zum Glück wenig Verkehr, die meisten Menschen lassen sich gerade unterm Weihnachtsbaum bescheren oder sitzen an festlich gedeckten Tischen und essen Würstchen mit Kartoffelsalat, Karpfen blau oder Raclette, je nachdem, wie es die Familientradition verlangt.

Nach nur fünf Minuten sind wir in der Hauptstraße angekommen. Als wir auf den Parkplatz vor der Garage fahren, kommt uns schon eine junge Frau entgegen. «Unser Kind ist total verschmort, schnell, kommen Sie!», bricht es mit schluchzender Stimme aus ihr heraus, und schon rennt sie zurück ins Haus.

«Bring du die Medi-Tasche mit», sage ich noch schnell zu Mike und laufe der Frau sofort hinterher. Ich habe dennoch Mühe, ihr zu folgen.

Bereits auf dem Flur höre ich das herzzerreißende Geschrei eines Kleinkindes.

Als ich in das Wohnzimmer komme, sehe ich die kleine Klara auf den Armen ihres Vaters, der auf dem Sofa neben dem geschmückten Tannenbaum sitzt. Sie windet sich hin und her. Die Großeltern kümmern sich um die Geschwister. Auf dem Fußboden vor dem Esstisch liegt ein Fonduetopf, und drum herum ist eine große Pfütze.

«Was ist denn passiert?»

«Wir wollten gerade erst anfangen, da hat Klara aus Versehen den Topf mit dem heißen Öl vom Tisch …» Die Stimme der Mutter erstickt unter Tränen.

Zwischenzeitlich ist auch Mike da und mit ihm die zwei Sanis vom Rettungswagen. Ich gehe zum Vater und bitte ihn, mit Klara von der düsteren «Weihnachtsbaumecke» mit in den hellen und geräumigen Flur zu kommen. Und jetzt erst im Licht erkenne ich das ganze Unglück: Klaras rechte Gesichtshälfte ist eine einzige große Brandblase, das rechte Auge ist zugeschwollen. Ihr fehlen die Haare an der rechten Kopfhälfte. Auf ihrer rechten Hand ist auch eine große Brandblase. Sie schreit ohne Unterlass. Ich nehme sie dem Vater vorsichtig aus dem Arm. «Schnell, Wasser, wo ist das Badezimmer?»

Der Vater geht voraus. «Machen Sie die Dusche an, und ziehen Sie Ihre Tochter aus», bitte ich den konsternierten Vater. Ich muss sehen, wie stark und wie ausgedehnt die Verbrennungen sind. Andererseits will ich Klaras Verbrennungen unter der Dusche kühlen. Ich halte das kleine Mädchen unter die Brause, der Vater zieht sie dabei aus. Jetzt sehen wir, dass sich die Verbrennung über den gesamten rechten Arm, die rechte Schulter, den Brustkorb und den Bauch bis zu beiden Oberschenkeln ausdehnt! Knapp fünfzig Prozent der Körperoberfläche sind betroffen – absolute Lebensgefahr!

«Wie schwer ist ihre Tochter?»

«Knapp 15 Kilogramm», antwortet die Mutter.

«Dormicum und Ketanest nasal! Dann Bohrmaschine, Narkose, Intubation.»

Mike nickt mir zu und macht sich daran, die beiden Medikamente in Spritzen aufzuziehen. Die RTW-Sanis wissen auch, was zu tun ist: Behände richten sie alles, was wir gleich benötigen, um das Kind in ein künstliches Koma zu legen.

Als Mike so weit ist und mir die Spritzen anreicht, hören wir mit dem Abkühlen unter der Dusche auf. Zurück im Flur, setze ich die Spritze mit dem Sprühaufsatz auf das kleine Nasenloch, Mike hält den Kopf des Kindes fest. Klara bekommt das Schlafmittel und das Schmerzmedikament wie ein Nasenspray von mir verabreicht. Sie schreit nun noch lauter, da natürlich auch immer etwas von den bitteren Medikamenten hinten in den Rachen gelangt. Nach zwei bis drei Minuten hört Klara auf zu schreien. Sie ist jetzt in einer Art Halbschlaf. Die Nasenschleimhaut hat die Medikamente in den Körper aufgenommen.

«Verbrennungsbett und Hubschrauber klarmachen», sage ich zu den Sanis, «und bringt die Spezialfolie mit.»

Ich habe keine Zeit, lange nach einer geeigneten Ader bei diesem kleinen Kind zu suchen, zumal bei den ausgedehnten Verbrennungen. Klara braucht dringend eine Infusion und so entscheide ich mich für eine schnelle andere Möglichkeit: den Tropf in den Schienbein-Knochen der Patientin setzen. Nach kurzer Desinfektion der Haut bohre ich die Kanüle mit der kleinen Bohrmaschine in Klaras Schienbeinkopf. Rasch das Ganze fixieren, dann Probespritze, läuft gut, Verband drum, Tropf anschließen, fertig.

«Das Bett wäre in Ludwigshafen. Einen Hubschrauber können sie aber nicht schicken, zu dunkel und zu stürmisch», sagt mir der Sani. Scheiße! Mit dem Auto dauert das ewig.

Die Jungs verkabeln das Kleinkind an unseren Überwachungsmonitor. Danach wickeln wir Klara komplett in die Verbrennungsfolie ein – die deckt zum einen die Wunden steril ab, andererseits hält sie unsere Patientin warm. Von alldem kriegt die Kleine dank der «Nasen-Medikamente» nichts mit. Mike gibt mir die Sauerstoffmaske, die ich Klara dann komplett um Mund und Nase lege. Drei, vier Minuten reiner Sauerstoff. Anschließend sage ich Mike, dass er die Narkosemittel spritzen soll. Als die alle durch den Tropf im Schienbein-Knochen sind, warten wir noch eine Minute, bis sie sich von dort aus im ganzen Körper verteilt haben. Kleiner Test: Klaras Lider zucken nicht mehr, als ich sie mit der Fingerspitze berühre. Sie schläft tief und fest. Zum Schluss noch den winzigen Beatmungsschlauch in Klaras Luftröhre. Von nun an übernimmt die Maschine die Beatmung.

Mike nimmt unsere kleine Patientin auf den Arm und bringt sie in den Rettungswagen. Wir fahren trotz Blaulicht eine gute Stunde, bis wir das schwerverletzte Kind den Verbrennungs-experten übergeben können.

Klara hat den Unfall überlebt. Nach unzähligen Operationen wird sie im Sommer 2014 aus der Klinik entlassen.

Fondue gibt's an Heiligabend nicht mehr.

WIEDERBELEBUNG IST WIE SEX

«Wiederbelebung ist wie Sex. Lieber schlecht als gar nicht.»
Rocco Rossi

Samstag, 11 Uhr. Morgen ist der dritte Advent. Es piept.
«Bewusstlose Person in Fußgängerzone vor H&M.»
Unser kurzer Anfahrtsweg wird durch den weihnachtlichen Einkaufsverkehr verzögert. In der Stadt ist die Hölle los. Wir fahren mit Blaulicht und Martinshorn durch die Fußgängerzone. Fast kein Durchkommen. Der Rettungswagen ist nicht in Sicht, er braucht noch länger als wir.

Sieben Minuten nach dem Alarm treffen wir vor dem Geschäft der großen Bekleidungskette ein. Eine Menschentraube von fünfzehn bis zwanzig Personen ist davor versammelt. Mühselig bahnen wir uns den Weg durch die Weihnachts-Shopper.
Erich ist der Grund des Menschenauflaufes. Er liegt mitten im Zentrum des Interesses. Sein Kopf ist dunkelviolett angelaufen, fast schon schwarz. Der Brustkorb steht still, kein Atem geht, er rührt sich nicht. Und die Menschen drum herum schauen einfach nur zu! Keiner hilft ihm. Keiner versucht, seinen Tod aufzuhalten. Wie gebannt sehen sie sich an, wie ein Mensch «live» stirbt.
Jan und ich beginnen mit den einfachsten Wiederbelebungsmaßnahmen: Herzdruckmassage und Beatmung mit dem Beutel. Vier Minuten später, als der Rettungswagen da ist, versuchen wir noch zusätzlich das komplette Programm mit Adrenalinspritzen, Schlauch in Luftröhre, Maschinenbeatmung und so weiter.

Nach fünfundvierzig Minuten mit höchstem Einsatz brechen wir unseren Versuch, Erich ins Leben zurückzuholen, ab. Er ist gestorben. Mit nur zweiundsechzig Jahren. Vor den Augen der weihnachtlichen Einkaufsbummler.

Nach diesem frustrierenden Einsatz stelle ich mir zwei Fragen: «Warum hat niemand Erich geholfen?» Und: «Was kann ICH tun, damit demnächst jemand hilft?»

Ich glaube, diese Gründe halten Menschen davon ab, Erste Hilfe zu leisten:

Die Angst davor, etwas falsch zu machen, womöglich dem Menschen, dem man helfen möchte, noch Schaden zuzufügen. Der Ekel vor Mund-zu-Mund- oder Mund-zu-Nase-Beatmung bei fremden Menschen. Die Angst, sich vor anderen zu blamieren.

Verständliche Ursachen. Und dennoch: Ich möchte es schaffen, dass diesen Text viele Menschen lesen. Dann wird er Leben retten. Davon bin ich überzeugt. Vielleicht auch mal mein Leben? Dein Leben?

Deshalb merk dir diese vier Punkte:

Drück hundertmal pro Minute mit ausgestreckten Armen auf den Brustkorb. Wenn dich der Gedanke an Mund-zu-Mund- oder Mund-zu-Nase-Beatmung ekelt, dann lass das. Muss anfangs nicht unbedingt gemacht werden. Aber fang auf jeden Fall an zu drücken!

Mach keine Pause, bis du abgelöst wirst.

Du kannst nichts verkehrt machen. Außer, du machst nichts! Lieber schlechte Erste Hilfe, als gar keine!

Du weißt nicht, wie schnell hundertmal pro Minute ist? Sing im Kopf «TNT» von AC/DC oder «Dancing Queen» von Abba mit. Dann haste genau den richtigen Takt.

SCHEISSTEPPICH

Vormittags um elf. Deutschland ist gestern Europameister geworden. Als ich in den Aufenthaltsraum komme, um mir einen Kaffee zu holen, sind sämtliche Sofas besetzt. Die vier Jungs hängen in den Seilen. «Faule Bande, ewig rumlungern und nix arbeiten, das Rote Kreuz macht wegen euch Pleite.» Die Sanis grinsen, kennen meinen Humor. «Wir müssen auch mal entspannen», sagt Hansi, als es in der gleichen Sekunde bei ihm und seinem RTW-Kollegen piept. Nach weiteren fünf Sekunden rappelt es auch bei der zweiten RTW-Equipe. Ich reiße die Arme gen Himmel: «Der liebe Gott hat meine Worte gehört! Kann ich mich auch mal aufs Sofa legen.» Jetzt kann ich mir meinen Liegeplatz sogar aussuchen. Hansi im Rausgehen: «Dann rufen wir uns eben einen Arzt zur Hilfe dazu.» Schallendes Gelächter der Sanis. Wer zuletzt lacht, lacht am besten. Ich war Vorletzter.

11 Uhr 35. Mein Melder piept.

«Chirurgisch, dreiundsiebzig Jahre, männlich, Nachforderung, RTW vor Ort.» Das kann doch nicht wahr sein.

Die Blaulichtfahrt durch Südniedersachsen dauert ewig. Bis an den äußersten Rand des Rettungsbezirkes hat uns die Leitstelle geschickt. Als Hinrich und ich nach fast zwanzig Minuten endlich am Zielort ankommen, steht tatsächlich Hansi in der Haustür. Mit triumphierender Stimme sagt er: «Wir kriegen Opa Paul nicht aus der Wohnung. Hat so tierische Schmerzen, bei jeder Bewegung schreit er, wir brauchen euch für die Schmerzbekämpfung.» Und grinst.

Schwester Marina vom Betreuungsdienst empfängt uns in der

kleinen, aufgeräumten Wohnung. Es riecht nach Essen. «Guten Tag, schön, sind Sie endlich da. Ich kümmere mich um Paul. Zweimal am Tag sehe ich nach ihm. Bitte kommen Sie.» Vom Flur geht's nach links ins Wohnzimmer.

Da liegt Paul vor mir, nur bekleidet mit Unterhemd und Unterhose, Thrombosestrümpfen und klobigen «Klettverschluss-Opa-Hausschuhen». Das rechte Bein hält er ausgestreckt, das linke ist angestellt. Und zwischen Knie und Sprunggelenk, da wo der Unterschenkel normalerweise ganz gerade verläuft, ist ein Knick von fast neunzig Grad. Keine Frage, der Unterschenkel ist hin, komplett gebrochen. Muss furchtbar weh tun.

Neben Paul liegen vier Pellkartoffeln und ein Hering, etwas weiter weg auch ein zerborstener Teller.

«Guten Tag, was ist Ihnen passiert?»

«Der Scheißteppich! Ich bin über die blöde Teppichkante gestolpert, wollte grade zu Mittag essen.»

Hansi zuckt mit den Schultern. «Wir haben versucht, ihn ganz vorsichtig auf unsere Trage zu legen, hatten aber keine Chance. Er hat beim Anfassen sofort vor Schmerzen geschrien. Wir konnten ihm nur die Hose auftrennen und ausziehen.»

«Ist Gefühl im Fuß?» Hansi nickt.

«Und die Kreislaufwerte, alles o. k.?»

«Fast jugendlich. Druck 150 zu 90, Puls 85, Blutzucker 143.»

«Hat er schon einen Tropf?»

«Läuft.»

Wir besprechen rasch unser weiteres Vorgehen: kurzer Schlaf, Bruch einrichten, das Bein schienen, dann Paul auf die Trage und ab in die Klinik.

«Haben Sie Allergien?» Paul schüttelt den Kopf.

«Und Tabletten? Welche nehmen Sie denn ein?» Die umsichtige Schwester reicht mir eine Aufstellung seiner Medikamente. Ein kurzer Blick – nichts dabei, was unseren Plan stören würde.

«Ich werde Sie jetzt gleich kurz schlafen lassen und das Bein dann wieder geraderichten.» Paul schaut mich an wie sieben Tage Regenwetter.

«Sie werden das nicht mitbekommen, tut nicht weh.»

Hinrich hat in der Zwischenzeit die Spritzen aufgezogen und Hansi die Schiene aus dem Auto geholt. Na, dann mal los.

«3 Milligramm Dormicum.» Hinrich spritzt langsam das Schlafmittel in die Ader. «Jetzt 0,1 Milligramm Fentanyl.»

Nach zwei Minuten wirken die beiden Spritzen. Paul schläft.

Ich bitte Hinrich, das Knie unseres Patienten richtig stramm festzuhalten. Als er wie ein Eisenbieger zugepackt hat, greife ich mir den Fuß, ziehe schnell den Hausschuh aus, ein kurzer, kräftiger Zug und Ruckler am Fuß, und schwuppdiwupp ist das Bein wieder gerade. Paul grunzt nur kurz. «Weiter so fixieren», sage ich zu Hinrich, und wir halten Knie und Fuß in unveränderter Position fest. «Hansi, jetzt die Vakuumschiene.»

Als Paul wieder aufwacht, sind wir bereits in der Klinik für Unfallchirurgie. Die angelegte Schiene ist so fest wie ein Gips und hat den Bruch während der Fahrt ordentlich stabilisiert.

Er hat von alldem nichts mitbekommen. Danke, Dormicum. Danke, Fentanyl.

Der komplette Unterschenkelbruch wurde in der Klinik mit einem Markraumnagel und einer Platte versorgt.

SCHEISSWEIHNACHTEN

24.12.2006.

Zehn Jahre ist es her und noch so klar, als wär's gestern passiert. Für Heiligabend ist es viel zu warm. In Südhessen sind vierzehn Grad und Sonnenschein. Ich muss bis 18 Uhr arbeiten, danach schnell die zweihundert Kilometer zur Familie und Weihnachten feiern. Aber bis dahin sind es noch gut sechs Stunden, als es piept.

«VU, Zweirad, Bundesstraße 31.» Sofort habe ich Adrenalin bis in jede Haarspitze. Mein «erstes Mal», erstes Mal Motorradunfall.

Als ich in den roten BMW einsteige, schaltet Katja gerade an unserem Funkgerät. «Die Rettungsstelle hat auch einen Zug der Freiwilligen Feuerwehren alarmiert. Wir sollen auf deren Kanal funken.»

«Lage auf Sicht: ein schwerverletzter Motorradfahrer auf der Bundesstraße, Laienreanimation, anscheinend keine weiteren Verletzten, Straße wird jetzt komplett gesperrt», tönt der Lagebericht des Einsatzleiters der Feuerwehr aus dem Funklautsprecher. Wir haben noch gut drei Kilometer bis zum Unfallort. «Scheiße. Und das an Weihnachten», flucht Katja laut, was ich leise gedacht habe.

Als wir ankommen, müssen wir uns zunächst unseren Weg durch den Stau und durch die Gaffer bahnen, die ihre Autos bereits verlassen haben, um einen besseren Blick auf die Szene zu erhaschen.

Ich steige gut zweihundert Meter vom Unfall entfernt aus und laufe rasch am Stau und den Einsatzfahrzeugen der Feuerwehr vorbei nach vorne. Der Einsatzleiter kommt mir auf halbem Wege entgegen. «Sieht nicht gut aus. Ist mit seinem Moped voll vor einen Baum.»

Rainer liegt auf dem Asphalt. Schwarzer Helm, schwarze Lederkombi. Über ihm ein Ersthelfer der Feuerwehr. Herzdruckmassage.

Wir sind weitab einer Klinik, die einen Patienten nach einem schweren Unfall versorgen könnte. «Ruf den Hubschrauber», brülle ich Katja zu, die gut dreißig Meter hinter mir mit unserem Koffer ebenfalls nach vorne eilt. Wenn Rainer eine Chance hat, dann nur, wenn wir ihn hier jetzt rasch «zurückholen» und er dann so schnell wie möglich in eine geeignete Klinik kommt. Mit dem Rettungswagen dauert das fast fünfundvierzig Minuten.

«Ich konnte keinen Puls fühlen, und er hat auch nicht mehr geatmet», sagt mir der Feuerwehrmann, während er weiter rhythmisch auf Rainers Brustkorb drückt. Ich knie mich ans Kopfende, fasse am Helmband vorbei an die rechte Halsschlagader und bitte die Wiederbelebung für eine kurze Sekunde zu unterbrechen. Kein Puls. Andere Seite: auch nicht. «Weiterdrücken!»

Ich fühle einen ungeheuren Druck: Zurzeit sind nur Katja und ich als Profiretter vor Ort, demgegenüber ist in den ersten Minuten unendlich viel zu tun, um den Biker eventuell noch zu retten: untersuchen, Herz drücken, Lunge beatmen, einen Tropf legen, besser zwei oder drei, die Brüche schienen, Verbände anlegen und so weiter. Ich habe aber nur zwei Hände. Zusammen mit Katjas vier, wenn der Rettungswagen da ist, sind es acht Hände, und auch die reichen nicht. Lieber Gott, schenk mir sofort tausend Arme! Und klare Gedanken.

«Katja! Jetzt erst zusammen den Helm ab, ich muss sehen, was im Mund los ist, dann die Halskrause, hinterher Beatmung.» Sie nickt und macht alles parat. Zwischenzeitlich ist auch der Rettungswagen da. «Lös mal ab beim Drücken», bitte ich den ersten Sani. Der Feuerwehrmann, der bis eben gedrückt hat, ist fix und fertig, Schweiß läuft ihm übers Gesicht. «Haste super gemacht», bedanke ich mich bei ihm.

Gemeinsam ziehen wir nun behutsam den Motorradhelm von Rainers Kopf. Dabei strecken wir die Halswirbelsäule. Einige Sekunden später liegt die Halskrause stramm an seinem Hals. Die Augen sind beide geschwollen, zwei Veilchen, kann ein Hinweis auf eine Verletzung der Schädelbasis sein. Ein kurzer Blick in die Mundhöhle. Soweit einsehbar, alles in Ordnung. Ich bitte den zweiten Sani vom Rettungswagen erst mal, die Maskenbeatmung zu beginnen. Nun läuft die Wiederbelebung, wie sie soll: dreißigmal drücken, zweimal beatmen, dreißigmal drücken, zweimal beatmen, dreißigmal drücken, zweimal beatmen und so weiter.

Und nun? Was als Nächstes? Ich möchte mich am liebsten zerreißen.

«Katja, leg 'n Tropf!»

Ich untersuche beziehungsweise ich versuche es. Die Lederkombi macht schon einfaches Abhören unmöglich, dazu der Krach der Umwelt: laute Stimmen, Wind, Straßenlärm, Motoren … keine Chance. Die Lederkombi muss aufgemacht werden, ich muss wissen, wie es um Rainers Lunge bestellt ist. Ein Feuerwehrmann hat schon die fette Rettungsschere parat. Mit dem Ding kannst du alles an Kleidung in Windeseile auftrennen. Während die Sanis wie ein Uhrwerk weiterdrücken und beatmen, schneide ich die Kombi auf. Ein leichter Griff auf die Rippen – krrrzzz. Es knirscht. Rippenbrüche, lange

Meter. Flott sind die zwei großen EKG-Elektroden aufgeklebt, dann abhören. Dazu muss die Drückerei kurz unterbrochen und nur mit der Maske beatmet werden. Links hört sich die Lunge ganz normal an, rechts höre ich nichts. Die kaputten Rippen haben wohl die rechte Lungenhälfte angestochen – sie hat einen «Platten», lässt nun Luft zwischen sich und den knöchernen Brustkorb entweichen. Das muss dringend behandelt werden! Das EKG zeigt keinen Ausschlag. «Weiterdrücken.»

«Ich finde keinen Zugang.»

Fuck! Auch das noch. Katja ist ein echter Champ im Tropflegen. Und wenn sie sagt, dass nix geht, brauche ich es nicht erst versuchen und wertvolle Zeit verschwenden. Rainer braucht jedoch dringend Flüssigkeit und kreislaufstützende Medikamente. «Dann Bohrung, bereite die Knochenkanüle vor.»

In der Zwischenzeit haben die Feuerwehrmänner mit Bundeswehrdecken einen Wind- und Sichtschutz errichtet. Ich bitte einen der Jungs, die Herzdruckmassage zu übernehmen, damit ich einen Profi-Sani «frei bekomme».

«Thoraxdrainage vorbereiten», sage ich zu ihm. Er nickt und läuft zum Rettungswagen. Systematisch geht die Untersuchung des Patienten weiter. Rainers Bauch ist prall vorgewölbt, und zwischen Bauchnabel und Schamhaar ist ein blauer Fleck. Eine Blutung in die Bauchhöhle? Ich ertaste rechts und links die Beckenschaufeln – komplett unsymmetrisch, und als ich draufdrücke, knirscht es – Beckenbruch.

Wo anfangen? Katja hat die Knochenbohrung vorbereitet und auch schon die Hosenbeine der Lederkombi aufgeschnitten. Ohne lange zu desinfizieren, bohre ich die Tropfkanüle in das rechte Schienbein. Kurzer Test. Läuft. Der erste Tropf funktioniert. Schnell den zweiten ins linke Schienbein. Dabei erkenne ich, dass dieser Oberschenkel knapp oberhalb vom Knie gebrochen ist. Aber auch dieser Tropf läuft. Ein Feuerwehrmann bietet sich an, die Infusionen zu halten.

«Adrenalin klarmachen, unverdünnt.» Katja weiß Bescheid.

Von Ferne höre ich die Rotoren eines Hubschraubers. Endlich mehr Hände. Was ist jetzt als Nächstes zu tun? Ich halte ein paar Sekunden inne. Die Jungs drücken und beatmen. Die Flüssigkeit läuft. Die Lunge muss entlastet werden, und Rainers Kreislauf braucht Adrenalin. Die Drainage zur Entlastung ist schon vom zweiten Sani vorbereitet, also Lunge zuerst. Sterile Handschuhe anziehen und dann Kommando «kurze Pause beim Drücken». Etwa eine Handbreit neben der rechten Brustwarze setze ich das Skalpell an. Ein Schnitt durch die Haut, dann mit den Fingern zwischen den kaputten Rippen hindurch und die Rippenmuskeln auseinanderdrücken. Der Sani reicht mir den Gummischlauch, der in das so geschaffene Loch zwischen Brustkorb und Lunge geschoben wird. WOSCH! Eine riesige Blutfontäne entleert sich aus dem anderen Schlauchende. Diese Drainage war dringend notwendig!

«Weiterdrücken!», sage ich, bevor ich anfange, den Schlauch zu fixieren. Der Notarzt vom Hubschrauber ist mit seinem Sani endlich bei uns. Ich gebe ihm einen schnellen Überblick und bitte ihn, einen Beatmungsschlauch in Rainers Luftröhre zu schieben.

Katja ist mit dem Adrenalin fertig. «Ein Milligramm», sage ich zu ihr, und sie spritzt das Medikament in den Schienbeinknochen. Der Tropf läuft unverändert. Ein Blick auf unser EKG nach einer Minute. Nichts. «Weiterdrücken.»

«Beatmungsschlauch ist drin, und die Maschinenbeatmung läuft ohne Probleme», gibt mir mein Hubschrauberkollege Rückmeldung. «Dann kümmert euch bitte um eine Beckenschlinge und die Schienung des Bruches vom linken Bein.» Die

Beckenschlinge ist eine Art Gurt, der fest um das Becken gebunden wird, um zu verhindern, dass der Patient an einer schweren Blutung aus dem Beckenknochen stirbt.

«Ein Milligramm Adrenalin.» Wieder spritzt Katja ein Milligramm in das Schienbein. Unser Blick auf das EKG nach einer Minute: nichts. Nulllinie. Unverändert. «Weiterdrücken!»

«Adrenalin.» Kurze Abstimmung mit dem Team. Was ist sonst noch zu tun? Die Beatmung läuft, Herzdruckmassage auch, zwei Infusionen laufen ununterbrochen auf Höchstgeschwindigkeit, die Lunge ist entlastet, die Brüche werden gerade geschient. Mir fällt nichts mehr ein. Den anderen auch nicht.

Was macht das EKG? Nulllinie. Noch mal Adrenalin. Verdammte Scheiße, wir kriegen den Kreislauf nicht in Gang. Rainer hat offenbar zu viel Blut verloren, nach innen, in den Brustkorb und in den Bauchraum.

EKG-Check. Nichts. Noch mal Adrenalin. Und nochmal EKG. Und wieder nichts. Die Wiederbelebungsversuche dauern jetzt bereits fast fünfundvierzig Minuten. Ein kurzer Blick in Rainers zugequollene Augen: Die Pupillen sind riesig groß. Als ich mit der Taschenlampe hineinleuchte, passiert gar nichts, nicht der kleinste Anschein von Engerwerden. Das Gehirn hat einen schweren Schaden. Und das EKG? Immer noch nichts. Immer noch diese beschissene Nulllinie. Der Hubschrauberarzt und ich blicken uns in die Augen. Ohne ein Wort zu sprechen, nicken wir uns nur kurz zu, und ich sage mit trockener Stimme zu den Beteiligten: «Wir hören jetzt auf.»

Rainer ist tot. Auf der Bundesstraße. Am 24. Dezember. Scheißweihnachten.

Später erfuhr ich von der Polizei, dass Rainer das schöne Wetter nutzen wollte, um auf dem Weihnachtsmarkt in der Nachbarstadt noch eine Bratwurst zu essen. Beim Überholen eines PKW habe er die Kontrolle über seine Maschine verloren und sei ungebremst gegen den Baum gefahren.

GEISTESBLITZ

September 2008, irgendwo in Norddeutschland.

Jan und ich sind gerade unterwegs, um unser Mittagessen ein-
zukaufen, als es gegen 11 Uhr mitten im Supermarkt piept.
«VU, eine Person verletzt.» Wir laufen zum Auto, zwei verwaiste
Einkaufswagen bleiben im Geschäft zurück.

Es ist fast kein Verkehr an diesem trüben Vormittag, und so erreichen wir den Unfallort auf der Bundesstraße nach nur wenigen Minuten. Die Polizei war noch schneller als wir. Die beiden
Beamten stehen an einem dunklen Mercedes, der im Straßengraben liegt. Vom Rettungswagen ist noch nichts zu sehen.

Ich ziehe mir schnell Gummihandschuhe an und steige aus.
Der Wagen im Graben sieht nicht schlimm kaputt aus, so als
wäre er einfach sanft von der Straße abgekommen. «Guten Tag,
wer ist denn verletzt?», frage ich einen der beiden Polizisten,
nachdem ich im Unfallauto niemanden gesehen habe. «Doktor
Schmidt sitzt bei uns im VW-Bus. Es fehlt ihm nix. Ist nur betrunken!»

«Hallo, Herr Schmidt, ich bin vom Rettungsdienst, wie geht
es Ihnen?», sage ich, als ich die Tür des Polizei-VW-Busses auf-
mache. Vor mir sitzt also Dr. Schmidt: schwarze Lederjacke,
schwarze Jeans, schwarzer Rolli, schwarze Budapester. Gut
sechzig Jahre alt, graues, kurzes Haar, glattrasiert. Insgesamt
eine sehr gepflegte Erscheinung.

«Es ist alles in Ordnung. Mir tut nichts weh.» Sein Atem riecht
nach Alkohol.

«Wenn es Ihnen recht ist, würde ich Sie gerne im Rettungswagen untersuchen. Was ist denn passiert?»

Auf dem Weg zum RTW, der in der Zwischenzeit auch eingetroffen ist, erzählt er mir mit verwaschener Stimme, dass er einfach zum Pinkeln anhalten wollte und dabei versehentlich in den Straßengraben gerutscht sei. Er wankt ganz ordentlich, hat große Mühe, die zwei Stufen in den RTW zu erklimmen.

«Wie viel haben Sie denn heute getrunken?»

«Eine Flasche Wodka.»

Das ist mal eine Ansage. Morgens um elf Uhr schon eine Flasche Hochprozentiges. Als ich ihn auf der Trage des RTW untersuche, erzählt er mir, dass er Zahnarzt sei. Die körperliche Untersuchung zeigt, dass er tatsächlich nur betrunken ist. Anscheinend stimmt das alte Sprichwort mal wieder: «Kinder und Besoffene haben immer Glück.» Und so überlege ich, dass unser Patient nicht ins Krankenhaus muss, sondern von der Polizei einfach zum Ausnüchtern nach Hause gebracht werden kann. Ich bespreche das mit den Jungs vom RTW, schreibe schnell das Einsatzprotokoll und begleite Herrn Schmidt danach zurück in das Polizeiauto.

«Sie werden jetzt heimgebracht.»

Die beiden Polizisten sind noch dabei, den Unfallort zu fotografieren.

«Herrn Schmidt geht es soweit gut. Sie hatten recht: Er ist nur betrunken. Fahren Sie ihn bitte zum Rausch-Ausschlafen nach Hause. Er muss nicht in die Klinik.»

«Alles klar!»

Ich verabschiede mich von den Beamten und gehe zurück zu Jan, der schon das Notarztauto gewendet hat. Als ich gerade einsteige, durchfährt es mich wie ein Blitz: Wieso trinkt dieser Mann morgens um 11 Uhr eine Flasche Wodka?

«Warte nochmal kurz!», sage ich zu Jan und laufe zum Polizeiauto zurück. Ich mache die Autotür auf und frage Herrn Schmidt: «Warum haben Sie heute schon eine Flasche Wodka getrunken? Sie sehen nicht so aus, als würden Sie das täglich machen!»

Stille.

Der elegante Herr vor mir sieht mich aus großen Augen an. Sagt nichts.

«Herr Schmidt?»

Ich steige zu ihm in den VW-Bus. Weiter nichts. Keine Antwort. Er schaut mich nur an. Es ist, als würde die Erde stillstehen.

«Hallo?», spreche ich ihn erneut an.

Da bricht es aus ihm heraus. Er heult, heult, heult. Tränen laufen ihm übers Gesicht wie Sturzbäche.

Die Situation rührt mich an, macht mich total hilflos. Ich nehme den Mann, der mein Vater sein könnte, fest in den Arm. Er heult Rotz und Wasser, und ich kriege Gänsehaut von Kopf bis Fuß.

Nach einigen Minuten lässt das Heulen nach. Es bleibt ein erbärmliches Schluchzen. Mit Anstrengung sagt er: «Ich wollte mich umbringen. Nach dreiundsechzig Jahren ein einziger Scherbenhaufen. Frau weg, Haus weg, Schulden ohne Ende. Ich dachte: Wodka und dann mit Vollgas ab vorn Baum. Nicht mal das klappt!»

Mir gelingt es, ihn davon zu überzeugen, dass er professionelle Hilfe benötigt. Wir bringen ihn wegen Eigengefährdung auf die geschlossene Station einer großen psychiatrischen Klinik.

Als ich mich dort von ihm verabschiede sagt er mit Tränen in den Augen zu mir: «Ich hätte es wieder versucht. Danke!»

Mir ist schlecht vor Rührung. Hoffentlich ist bald Feierabend.

LMAA

2002 in der Schwabenmetropole. Kurz vor dem Mittagessen piept es. Das Display zeigt: «Bewusstseinsstörung, männlich, Praxis Dr. Meyer, Nachforderung durch Rettungswagen.»

Stefan flucht. Er fährt heute das Notarztauto. Jetzt stellt er den Elektroherd ab und schmeißt den Kochlöffel ins Spülbecken. «Dann essen wir halt wieder matschige Nudeln.» Sagt's und läuft zum roten BMW.

Nach zehn Minuten Blaulichtfahrt haben wir die Arztpraxis zwischen Gucci- und Prada-Boutique im eleganten Teil des Stadtzentrums erreicht. Ein Rettungswagen steht bereits vorm Haus. «Dr. Meyer – Zahnarzt – Privatpatienten» steht auf dem goldumrandeten Schild an der Eingangstür. Eine junge Sprechstundenhilfe empfängt Stefan und mich am Eingang, geht dann durch die eindrucksvolle Praxis voran, bis wir vor Behandlungszimmer 5 stehen. Sie öffnet die Tür, und ich sehe die zwei Sanis vom Rettungswagen neben dem Zahnarztstuhl auf dem Boden über einem dicken jungen Mann knien. Einer der beiden pumpt Sauerstoff mit dem Beatmungsbeutel in Nase und Mund des offensichtlich bewusstlosen Mannes, während der zweite Retter gerade einen Tropf legt.

«Hallo, soweit wir bis jetzt wissen, ist der Mann hier auf dem Behandlungsstuhl während der Therapie weggetreten, sodass Dr. Meyer den Rettungswagen kommen ließ. Als wir kamen, war nur seine Helferin hier. Den Mann hier konnten auch wir nicht aufwecken. Vor kurzem hat er aufgehört zu atmen.»

«Danke. Und wo ist Dr. Meyer jetzt?», frage ich.

«Der Chef muss doch die nächsten Patienten behandeln. Er ist jetzt in Zimmer 3», gibt die Arzthelferin Auskunft.

Kann doch nicht wahr sein, denke ich, dass Herr Zahnarzt diesen Patienten hier ersticken lässt und seelenruhig beim nächsten Patienten bohrt.

«Wie waren die ersten Kreislaufwerte?»

«Blutdruck 120 zu 80, Puls 50 und 80 Prozent Sauerstoff im Blut», kommt die prompte Antwort vom Sani am Kopfende.

Viel zu wenig Sauerstoff im Blut! Ansonsten sind die Werte gut. Anscheinend ist unser Patient so tief bewusstlos, dass sogar jene Gehirnregion aussetzt, die das Atmen regelt. Gut, dass die Jungs gleich angefangen haben, mit dem Beatmungsbeutel nachzuhelfen. Der Überwachungsmonitor zeigt jetzt neunzig Prozent Sauerstoff im Blut. Das ist erstmal o. k.

Ich werfe einen schnellen Blick in die Augen des Patienten. Die Pupillen sind normal und werden kleiner, als ich mit meiner Taschenlampe hineinleuchte. Also auch o. k. und damit kein Hinweis auf Hirnblutung oder spezielle Drogen. Der Tropf liegt mittlerweile, und Stefan hat den Blutzucker bestimmt. «Glucose 180», sagt er mir. Das erklärt die Bewusstlosigkeit auch nicht, der Blutzucker ist eher zu hoch als zu niedrig. Was hat der junge Mann bloß? Die häufigen Gründe für Bewusstlosigkeit liegen nicht vor. Ich werde langsam unruhig.

«War heute irgendwas Besonderes? Hatte er hier einen Krampfanfall? Wissen Sie was über Vorerkrankungen? Über Medikamente? Allergien?», frage ich die Arzthelferin, derweil der Patient weiter mit dem Beutel beatmet wird.

«Ich war nicht in diesem Raum. Ich bin sonst an der Rezeption. Einen kleinen Moment bitte.» Sie geht an den Praxiscomputer. «Nö, Herr Spitzer ist scheinbar gesund. Hier steht nichts weiter im Computer. Nur, dass er zu dick ist und höllische Angst vorm Zahnarzt hat. Deshalb kam er ja auch zu uns. Der Chef ist ja bekannt für seine Angstsprechstunde.»

Ein Angstspezialist. Ja, ist klar. Kann ich jetzt nachvollziehen: Ich kriege Angst, wenn ich sehe, wie der Zahnarzt Herrn Spitzer hier zurückgelassen hat.

Noch ein schneller Blick auf den Überwachungsmonitor. Puls, Blutdruck, EKG und Sauerstoff im Blut – alles in Ordnung. Aber er ist tief bewusstlos und atmet nicht. Was hat er?

Vielleicht hat er ja einen Notfallausweis bei sich, diese Scheckkarte, auf der wichtige Erkrankungen und Allergien vermerkt sind. Ein Griff in die Hosentaschen. Nix. Kein Portemonnaie. Vielleicht in der Jacke? Stefan schnappt sich das Sakko, das am Kleiderhaken hängt. Schnell durchsucht er sämtliche Taschen. «Hier habe ich was.» Er kramt eine weiße Schachtel aus einer der Innentaschen.

Dormicum! Eine ganze Packung, 20 Tabletten! Wo hat er die her? Was macht er damit?

Die Arzthelferin bemerkt mein Erstaunen. «Ein Rezept für Dormicum bekommen alle Angstpatienten von Herrn Doktor.» Sie sagt das so, als sei es das Natürlichste der Welt. «Herr Spitzer hat das sicher auch beim letzten Besuch erhalten, da wir ja heute mit der richtigen Behandlung anfangen wollten.»

Das Medikament heißt auch «Leck-mich-am-A****-Tablette.»

Ein Beruhigungsmittel, eine Art Valium. Krankenhauspatienten bekommen davon vor größeren Untersuchungen oder Eingriffen eine Tablette, um gelassen und entspannt vor der OP zu sein. Die meisten Patienten schlafen davon sogar bereits ein.

«Mach mal auf, wie viele Tabletten fehlen?», sage ich zu Stefan.

«Ein Blister ist leer. 10 Stück.»

«Was?»

Ist das die Lösung? Passt alles wunderbar zu einer Dormicum-

Vergiftung. Ich schaue kurz in mein Notarztbüchlein. Wie heißt noch mal das Gegenmittel?

«Machste mal eine Ampulle Anexate fertig.»

Stefan greift in die Ampullentasche und macht das Medikament parat.

Langsam spritze ich die erste Hälfte in die Tropfnadel in der rechten Ellenbeuge. Ich bin gespannt wie ein Flitzebogen. Und in der Tat: Wir können förmlich zuschauen, wie das Medikament wirkt. Nach circa dreißig Sekunden fängt Herr Spitzer wieder an zu atmen, und nach einer Minute macht er die Augen auf. Irritiert schaut er mich an.

«Was is' los?», fragt er mit verwaschener Stimme.

Stefan erklärt ihm in ruhigen Worten, was passiert war. «Wie viele Tabletten haben Sie heute davon genommen?», frage ich und zeige ihm die Packung.

«Zehn. Über dreißig Minuten verteilt. Direkt vor meinem Zahnarztbesuch.»

Mir fehlen die Worte. Wir packen unser Equipment zusammen, und als Herr Spitzer auf der Krankentrage liegt und wir ihn gerade in den Rettungswagen bringen wollen, schläft er erneut ein. Ich rüttele ihn. Keine Reaktion. Schnell die zweite Hälfte Anexate. Kurz warten, und schwupps! ist er wieder wach.

Mit Blaulicht geht's in die Klinik, wo Herr Spitzer dann für vierundzwanzig Stunden auf der Intensivstation überwacht wird.

Was jetzt aus Herrn Spitzers Zähnen wird, weiß ich nicht.

Ich habe es mir nicht nehmen lassen, Herrn Dr. Meyer den Einmal-Beatmungsbeutel zu schenken. Ich verabschiedete mich und sagte mit einem Grinsen: «Immer wenn Sie den Beutel sehen, dann denken Sie bitte daran, zuerst die bewusstlosen Patienten zu behandeln, bevor Sie zum nächsten Patienten wechseln.»

AUF DER MAUER, AUF DER LAUER

«Auf der Mauer, auf der Lauer sitzt ne kleine Wanze.»

März 2002 in der Nähe der Zugspitze. Nach den vergangenen schönen ersten Frühlingstagen ist es heute gruselig: Nieselregen und Wind bei sechs Grad. Gerade kommen wir von einem 08/15-Einsatz in die gemütliche Rettungswache zurück, als es gegen 14 Uhr piept. Der Melder zeigt eine Nachricht: «Ertrunkene Person, männlich, Hammersbach.»

«Ertrunken» musste ich noch nie lesen.

Ich schnappe meine Jacke, ziehe schnell die Stiefel an und dann ab in die signalrote Mercedes M-Klasse. Sepp war schneller als ich, sitzt schon am Steuer. «Bestimmt wieder so ein Psycho!», entfährt es ihm. Ich verstehe nicht, was er meint. Noch nicht.

«Auf der Mauer, auf der Lauer sitzt ne kleine Wanz»

Wie in einer Berg-und-Tal-Bahn fahren wir mit Blaulicht durch «Bayrisch-Sibirien». Berg rauf, Berg runter, Kurve links, Kurve rechts. Sepp zeigt, was er am Steuer kann, und mir wird flau im Magen. Unterwegs kriegen wir über Funk die Meldung, dass Spaziergänger gerade einen Menschen aus einem Bergbach gezogen haben. Jetzt ist mir kotzübel.

Nach fünfzehn Minuten fahren wir von der Landstraße ab. Sepp rast über einen geschotterten Landwirtschaftsweg direkt parallel zum Hammersbach. Doch was heißt hier «Bach»? Bei uns in Niedersachsen ist ein Bach ein Bach, also ein langsam dahindümpelnder, schmaler Wasserlauf. In Bayern ist das offenbar anders. Wir fahren entlang eines reißenden Flusses, sicher fünf Meter breit, hier und da sehe ich Strudel, Schaumkronen überall. Das hier ist KEIN Bach. Das ist eine Wildwasserbahn, gespeist aus dem eiskalten Schmelzwasser des Zugspitzgebiets.

Nach noch mal gut zwei Kilometern sind wir endlich am Einsatzort, und Sepp parkt hinter dem Rettungswagen. Die zwei Sanis vom Rettungswagen sind bereits dabei, den offenbar leblosen Mann wiederzubeleben: Einer macht Herzdruckmassage, der andere beatmet den Patienten mit einem Atembeutel.

«Auf der Mauer, auf der Lauer sitzt ne kleine Wan»

«Hallo, wisst ihr mehr als das, was über Funk kam?», frage ich.

«Nein. Nur, dass die Spaziergänger, die da vorne stehen, den Mann im Fluss treiben sahen und ihn dann hier an der schmaleren Stelle aus dem Wasser gezogen haben.»

«Wie lange drückt ihr schon? Gab's 'ne Laien-Rea?»

Der Sani schaut rasch auf seine Uhr: «Wir sind vor etwa sechs Minuten angekommen. Einer der Passanten hat Erste Hilfe geleistet. Der Mann war bei uns pulslos, und wir haben sofort begonnen.»

«Mund und Rachen waren o. k.?»

«Nichts, was die Beatmung stören würde.»

«Dann machen wir jetzt so weiter: Ihr beiden drückt immer abwechselnd, Sepp kümmert sich um das EKG, und ich mache erst mal mit dem Beutel weiter und versuche, einen Tropf zu legen.»

Der dunkelviolette Kopf des vielleicht sechzigjährigen Mannes ist übersät mit Platzwunden. Ein kurzer Blick in die Augen des Patienten: Die Pupillen sind riesig groß, ich sehe fast nur schwarz. Keine Reaktion auf mein Taschenlampenlicht.

«Auf der Mauer, auf der Lauer sitzt ne kleine Wa»

Sepp kämpft mit der Kleidung des Mannes, um die vier EKG-Kleber auf dem Brustkorb des Patienten festzumachen. Auf der nassen Haut hält nix. Sepp nimmt rasch die große Schere aus unserem Koffer und macht kurzen Prozess. Nach nur wenigen Sekunden ist der Oberkörper nackt. Die EKG-Kleber halten dennoch nicht. Der Nieselregen macht uns einen Strich durch die Klebe-Rechnung.

«Halt schnell die Defi-Elektroden drauf», bitte ich Sepp. Der Sani, der gerade die Herzmassage macht, hält kurz inne und Sepp drückt die beiden Eisenplatten auf den Brustkorb.

Normalerweise werden damit Elektroschocks abgegeben, wenn der Herzrhythmus außer Rand und Band geraten ist. Man kann die Metallplatten aber auch benutzen, um ein EKG abzuleiten.

«Nix. Nulllinie», so Sepps kurzer Kommentar.

«Weiterdrücken!»

Zum Glück sind die Adern am Hals des Patienten so gestaut, dass ich trotz meiner klammen Finger relativ einfach zwischen zwei Beatmungen einen Tropf legen kann.

«Warme Infusion und Adrenalin.»

Der zweite RTW-Sani hilft jetzt Sepp am Notfallkoffer. Die Jungs hier sind wirklich gut. Exzellent aufeinander eingespielt. Sepp gibt mir das Adrenalin. Ich spritze ein Milligramm davon unverdünnt in die Halsvene. Die Herzdruckmassage und die Beatmung laufen weiter.

«Miss mal die Temperatur im Ohr.» Der Sani läuft zum RTW, holt das Thermometer und hält es in das Ohr des Mannes.

«Nicht messbar, also unter 33 Grad.»

«Sepp, EKG!»

Erneut hält er die beiden Metallplatten auf den Brustkorb.

«Nulllinie.»

«Weiterdrücken!»

Ich bekomme langsam ein schlechtes Gefühl. Was können wir noch tun? Mir fällt nichts ein. Fuck.

Ich spritze wieder ein Milligramm Adrenalin. In der Zwischenzeit sind zwei Autos der örtlichen Freiwilligen Feuerwehr eingetroffen. Irgendwer war so schlau und hat die «Florianer» angefordert. Ich bitte deren Einsatzleiter um Wetterschutz. In unglaublichem Tempo bauen die Jungs ein Zelt um und über uns auf. Dazu installieren sie vier Tausend-Watt-Scheinwerfer, die viel Wärme abstrahlen und unseren Patienten und uns langsam wieder aufwärmen.

«Noch mal EKG!»

«Nix.»

«Weiterdrücken und Intubation fertigmachen. Und Absaugung.»

Ich spritze noch mal Adrenalin und pumpe danach mit dem Beutel noch zweimal Sauerstoff in die Lungen des Mannes. Als Sepp alles parat hat, bitte ich um eine kurze Pause beim Drücken und schiebe dann einen Beatmungsschlauch in die Luftröhre unseres Patienten.

«Weiterdrücken!»

Sepp reicht mir jetzt den Saugkatheter, mit dem ich versuche, so viel Wasser wie möglich aus der Lunge abzusaugen. Viel kommt nicht. Stattdessen Blut. Jetzt noch das Beatmungsgerät anschließen. Fertig.

Noch mal Adrenalin, noch mal warten, noch mal EKG, noch mal «nix».

«Weitermachen!»

Wieder und wieder.

Ich schaue mir nochmal die Pupillen an. Immer noch groß, immer noch keine Reaktion, als ich mit der Taschenlampe hineinleuchte. Noch mal Adrenalin, noch mal warten, noch mal EKG, noch mal «nix». Die Zeit rinnt uns davon.

«Auf der Mauer, auf der Lauer sitzt ne kleine W»

«Wie lange sind wir jetzt insgesamt dran?»

Sepp schaut auf den Überwachungsmonitor, bei dem immer eine Stoppuhr mitläuft. «45 Minuten.»

«Miss noch mal die Körpertemperatur.»

«35,7 Grad.»

Immer noch kein eigener Puls und immer noch Herzdruckmassage. Noch mal Adrenalin, noch mal warten, noch mal EKG, nochmal «nix».

Nach über einer Stunde sage ich zu den Jungs: «Wir hören jetzt auf. Wir waren zu spät.»

Um 16 Uhr 30 erkläre ich den Mann für tot.

«Auf der Mauer, auf der Lauer sitzt ne kleine»

Während sich die Sanis um den Leichnam kümmern sowie unser Equipment aufräumen und wieder in den Autos verstauen, durchsuche ich die Kleidung des Mannes nach Ausweispapieren, um den Totenschein auszufüllen. In seiner Hosentasche entdecke ich ein Portemonnaie. Das Erste, was ich darin finde, ist der Medikamentenplan einer psychiatrischen Klinik. Dann den gesuchten Ausweis. Das Foto auf dem Perso gibt mir unzweifelhafte Auskunft: Der tote Mann vor mir ist

Franz K., sechsundsechzig Jahre. Ich bin neugierig und durchsuche Franz' Kleidung weiter. In der Innentasche seiner Jacke finde ich schließlich einen DIN-A4-großen Zettel. Offenbar aus seinem Tagebuch herausgerissen, denn die linke Blattkante ist total ausgefranst. Ohne Zweifel Franz' Abschiedsbrief. Mit sauberer Handschrift steht da:

«Sie haben mein Tagebuch gelesen. Ich werde irre. In meinem Kopf spielt tausendfach die Melodie von ‹Auf der Mauer, auf der Lauer sitzt ne kleine Wanze›. Es ist ein Suchtproblem. Valium-Entzug. Es kommt jetzt eine fürchterliche Leidenszeit. Euch wünsche ich Kraft und Energie für die kommende Zeit. Und bitte habt mich trotzdem lieb.

Auf ewig. Euer Papa, Mann und Opa.»

Mir schnürt es die Kehle zu.

Auf dem Totenschein vermerke ich «Todesursache: nicht natürlicher Tod». Ergänzend füge ich an, dass eventuell ein Aufsichtsvergehen der psychiatrischen Klinik vorliegt.

Sepp berichtet mir auf der Heimfahrt, dass dieser «Bach» durchschnittlich dreimal pro Jahr von Patienten der nahe gelegenen Psychiatrie zur Selbsttötung genutzt wird.

Die Untersuchung der Todesursache der Rechtsmediziner ergab, dass Franz in der Tat ertrunken ist. Die Platzwunden am Kopf resultierten demnach aus wiederholtem und starkem Anprall des Kopfes an Felsen und Geröll im reißenden Wasserlauf.

QUICKIE

Herbst 2010 in der Schweiz. Drei Sanis und ich sitzen in der Rettungswache zusammen vor der Glotze, als es um 22 Uhr gleichzeitig in vier Hosentaschen piept. «Atemnot», so das kurze Stichwort auf unseren Alarmmeldern.

Janni und Dieter springen in den Rettungswagen, Marius und ich in das Notarztauto. Mit Blaulicht haben wir unseren Einsatzort bereits nach fünf Minuten erreicht. Die Straßen sind leer. Schnell schnappen wir unser gesamtes Equipment und betreten dann das Einfamilienhaus.

Maria empfängt uns völlig aufgelöst. «Mein Mann kriegt keine Luft. Er liegt oben im Bett.»

Im ersten Obergeschoss liegt Horst im Ehebett. Er röchelt deutlich vernehmbar, die Augen sind weit aufgerissen, sein Gesicht ist aschfahl, und seine Lippen sind blau.

«Guten Tag, seit wann geht es Ihnen so schlecht?», frage ich, als Horst in der gleichen Sekunde die Augen verdreht. Dann ist es still. Das Röcheln hat schlagartig aufgehört. Ich kneife ihn kräftig in die Haut am Hals – nix, keine Reaktion. Er ist bewusstlos.

«Auf den Fußboden, schnell!»

Zum Glück sind wir zu viert, sodass der Siebenundsechzigjährige Sekunden später auf dem Fußboden neben dem Ehebett liegt. Janni versucht, den Puls am Hals zu tasten. «Kein Puls.»

KREISLAUFSTILLSTAND. Von jetzt auf gleich. Habe ich noch nie erlebt. Sofort beginnt Marius mit der Herzdruckmassage. Hundertmal pro Minute mit ausgestreckten Armen mitten auf das Brustbein. Gleichmäßig wie ein Schweizer Uhrwerk.

Janni wirft mir den Beatmungsbeutel über das Ehebett hinweg zu. Nach dreißigmal Drücken macht Marius eine kurze Pause, sodass ich mit dem Beutel zweimal Sauerstoff in Horsts Lunge pumpen kann.

«EKG und Zugang!»

Dieter bedient unser mobiles EKG. In irrem Tempo hat er die zwei großen Klebeelektroden am Brustkorb platziert.

«Kurze Pause beim Drücken!»

Marius hält inne. Das EKG zeigt eine Nulllinie, das Herz hat seine Arbeit komplett eingestellt. Von einer Sekunde auf die andere Stillstand.

Zwischen Ehebett und Kleiderschrank ist es total eng. Vielleicht siebzig Zentimeter. Gerade mal Platz für Heinz liegend und Marius kniend daneben. Das Bett ist so massiv, dass ich es nicht wegschieben kann. Ich setze mich ans Kopfende. Janni steigt über Horst hinweg und übernimmt kurz den Beatmungsbeutel, sodass ich die Hände frei habe und rasch einen Tropf legen kann. Rasch – dachte ich jedenfalls. Verdammt, kein Platz, um Horsts Arm abzuspreizen, sodass ich vom Kopf her drankäme. Also ein einziger Versuch, die Nadel rückwärts in die Ader am Ellenbogen zu schieben. Habe ich noch nie gemacht. Der Liebe Gott meint es gut mit Horst. Und mit mir. Der Tropf liegt, die Infusion läuft.

«Der Blutzucker ist o. k.: 200», sagt Dieter. Nun löst er Marius beim Drücken ab, der bereits schwitzt, wie nach einem Marathon.

In der kurzen Wechselpause ein kurzer Blick auf das EKG: nix, immer noch eine Nulllinie. «Adrenalin!»

Janni ist sofort an der Medikamentenbox und macht eine Spritze fertig. Die Intubation klappt beim ersten Mal, und unser Patient wird nun an das Beatmungsgerät angeschlossen. Noch ein paar Werte einstellen, wie oft soll beatmet werden, wie viel Luft pro Minute et cetera. Ab dann läuft alles automatisch.

Bevor ich das Adrenalin in die Ader spritze, noch mal ein Blick auf das EKG. «Piep, piep, piep …»

Horsts Herz schlägt wieder! Braucht jetzt kein Adrenalin zur Starthilfe. Warum hat sein Herz so plötzlich aufgehört zu schlagen? Eben noch wach und dann sofort Herzstillstand?

«Ich mache jetzt das große EKG.»

Janni klebt nun viele kleine Elektroden auf den Brustkorb. Gespannt blicken wir auf den EKG-Monitor. HERZINFARKT.

«Bitte jetzt Narkosemittel.»

Marius reicht mir nach und nach verschiedene Medikamente, um Horst ins künstliche Koma zu versetzen.

«Noch Heparin und Aspirin.»

Diese Medikamente machen das Blut dünner, sodass die Blutgerinnsel in den Herzkranzgefäßen nicht noch größer werden.

Ein schnelles Telefonat mit der nächsten größeren Klinik, in der auch nachts Blutgerinnsel in den Herzkranzgefäßen von Herzspezialisten aufgelöst werden können. Jede Minute zählt. Je länger es dauert, bis der Herzmuskel wieder mit Sauerstoff versorgt wird, umso mehr Herzmuskelzellen sterben ab. «Kein Problem. Kommt. Wann seid ihr hier?» Eine nette Kollegin. Das ist nicht immer so.

Mit Hilfe der örtlichen Feuerwehr, die Janni angefordert hat, schaffen wir Horst und unsere gesamte Ausrüstung erst auf den Balkon und dann auf die Trage, die am Korb der Drehleiter fixiert ist. Die Feuerwehrjungs sind gut eingespielt, sodass wir Horst in Windeseile vom ersten Obergeschoss in den Rettungswagen bringen können.

Nach zwanzig Minuten Fahrt über die Autobahn ist Horst in der Klinik. Zwischen Wiederbelebung und Herzeingriff ist trotz fünfunddreißig Kilometer Entfernung weniger als eine Stunde vergangen. Eine super Zeit, die nur mit dem Klasse-Team möglich war.

Ich kriege eine Gänsehaut, wenn ich daran denke, wie es wohl geendet hätte, wenn wir nur fünf Minuten später bei Horst gewesen wären.

Der Grat zwischen Leben und Tod ist sehr, sehr schmal.

OMA ESTHER, FELIX UND DER LIEBE GOTT

Alpenregion der Schweiz im Herbst 2008. Auf der Wache ist es ruhig. Jetzt in der Nebensaison ist kaum was zu tun im Vergleich zur turbulenten Sommerhauptsaison mit ihren verunglückten Bergwanderern, Mountainbikern und Motorradfahrern. Ich nutze die Ruhe und bin mit Chromputz an meiner Fat Bob. Gerade habe ich den ersten Zylinderkopf auf Hochglanz gebracht, als es piept.

«Verbrennung, einundsiebzig Jahre.»

Stefan und ich ziehen uns an und fahren dann im signalgelben Passat mit Blaulicht in eines der Bergdörfer oberhalb unseres Standortes. Über Funk erfahren wir, dass der Patient vermutlich schon «ex», also tot (von Exitus) ist. Die Polizei sei bereits vor Ort.

Die herrliche Berglandschaft der Alpen fliegt an uns vorbei, sodass wir nach gut achtzehn Minuten das Chalet «Esther» erreicht haben. Vor der Tür stehen schon zwei Polizeiwagen. Vom Rettungswagen ist noch nichts zu sehen, so steigen Stefan und ich aus und wollen gerade unsere Ausrüstung aus dem Auto nehmen, als einer der Polizisten aus dem Haus kommt.

«Könnt ihr im Auto lassen. Ist zu spät.»

Stefan schließt die Heckklappe, und ich nehme einen Totenschein aus der Dokumentenmappe, den ich auf jeden Fall ausfüllen muss. Dann gehen wir zur Eingangstür. Als wir gerade eintreten wollen, kommen uns zwei Polizeibeamte entgegen. In ihrer Mitte führen sie eine zierliche alte Frau in gepflegtem Kostüm aus dem Haus. Ich muss bei ihrem Anblick sofort an

Estelle Getty von den «Golden Girls» denken: Ein in Ehre gealtertes Gesicht. Unzählige tiefe Falten, die ihr sicher siebzigjähriges Leben gegraben hat. Ein offener, freundlicher Blick durch eine elegante Brille. Dazu eine Frisur, wie gerade frisch von der neuen Dauerwelle gekommen. Den würdevollen Anblick der Seniorin stören einzig die ihr angelegten Handschellen.

«Was machen die Beamten bloß mit der armen kleinen Oma?», geht es mir durch Kopf. Alles nur eine Fata Morgana?

Mit kurzem Gruß geht das Dreiergespann an uns vorbei. Die Polizisten setzen Esther auf die Rückbank ihres Autos. Einer der Beamten setzt sich zu ihr. Stefan und ich gucken uns ungläubig an und betreten das Haus. Wir laufen durch das Untergeschoss auf der Suche nach dem Verstorbenen und den anderen Polizisten. Von oben hören wir Stimmen und gehen so in die erste Etage. Am Ende des Flures werden wir fündig. Die beiden Kapos (Kantonspolizei) stehen im kleinen Badezimmer.

«Guten Tag, können wir noch etwas tun?»

«Nein. Da seid ihr zu spät!»

Der Kapo tritt zur Seite, sodass ich das Badezimmer betreten kann. In der Badewanne liegt Felix, nackt und mit angezogenen Beinen zusammengekauert, wie ein in die Enge getriebenes Tier. An der Wand über ihm hängt ein alter, großer Warmwasserboiler. Die starren Augen des Rentners sind weit aufgerissen, sein Blick ist gefrorene Angst. Der ausgezehrte Körper des alten Mannes ist brutal entstellt. Brandblasen und blanke Unterhaut. Der Geschundene ist von Kopf bis Fuß wie geschält. Offenbar wurde überall die zarte Haut, die Brandblasen überdeckt, entfernt. Die verbliebenen nicht geschälten Körperpartien sind übersät von Brandblasen. Ist das furchtbar. Was muss hier passiert ein?

«Doc, das ist noch nicht alles. Schau mal auf das Sofa im Zimmer nebenan!» Der Polizist schaut mich ernst an. Stefan und ich gehen in das Nebenzimmer. Auf dem Sofa liegt feinsäuberlich aufgereiht jene Oberhaut, die Felix entfernt wurde. Große Fetzen, kleine Fetzen, ein riesiges Mosaik. Mir wird übel. So was Grausiges habe ich noch nie gesehen.

«Was ist hier vorgefallen?», frage ich die Kapos.

«Wissen wir noch nicht. Nur so viel: Esther hat uns angerufen und berichtet, dass ihr Mann wohl tot sei und dass sie damit vermutlich etwas zu tun hat.»

Ich will hier so schnell wie möglich weg. In Windeseile fülle ich den Totenschein aus: «Nicht natürlicher Tod.» Damit lassen wir die Beamten zurück und fahren zur Wache.

Einsatz erledigt. Ich muss mich übergeben.

Wochen später erfahre ich den Hintergrund des Geschehenen. Die psychiatrische Untersuchung von Esther ergab, dass sie unter einer schweren Psychose leidet. Im Rahmen dieser Erkrankung habe sie die Eingebung gehabt, dass sie auserwählt sei, Werkzeug und verlängerter Arm für den lieben Gott auf Erden zu sein. Bei dieser Aufgabe wurde sie jedoch von Felix gestört, denn der war nach einem Schlaganfall schwer körperlich behindert und ständig auf Esthers Hilfe angewiesen. Die göttliche Stimme habe sie deshalb dazu aufgefordert, sich einen «neuen» Ehemann zu machen.

Zu diesem Zweck setzte Esther Felix in die Badewanne und überbrühte ihn so lange mit kochendem Wasser aus dem Boiler bis sich überall auf dem Körper Brandblasen bildeten (und er starb). Esther hat ihrem Ehemann dann die zu Blasen aufgequollene Haut abgezogen, im Wohnzimmer auf dem Sofa ausgelegt und sich durch diese Häutung einen «neuen» Mann geschaffen.

Esther wurde krankheitsbedingt schuldunfähig vom Gericht lebenslänglich in die forensische Psychiatrie eingewiesen.

Lektion des Tages: Beurteile keinen Menschen nach seinem Äußeren. Du kannst niemandem hinter die Stirn schauen.

BLUT IST DICKER ALS WASSER

Ein Tag im August 1998, 16 Uhr 30. Ich vergesse diesen Tag niemals.

«Chirurgisch, Kreisstraße 7, Kreuzung Hoher Wald.»

Marcel und ich laufen von unserem Bereitschaftszimmer quer durch die Klinik zum Notarztauto. Die genannte Kreuzung nennt der Volksmund auch «Die Todeskreuzung». Hier haben sich schon unzählige schlimme Verkehrsunfälle ereignet. Wir haben circa fünfzehn Kilometer Anfahrtsweg vor uns. Einmal quer durch die bergige Landschaft des Werra-Meissner-Gebietes mit seiner schönen Landschaft: Sattgrüne Nadelwälder wechseln sich mit saftigen Wiesen ab. Aus Hügeln werden Berge hinauf zum Hohen Meißner.

Nach achtzehn Minuten haben wir unser Ziel fast erreicht. Ein Stau hindert uns am weiteren zügigen Vorankommen. Auch mit Martinshorn ist fast nichts zu machen, sodass wir gut hundert Meter vor der Kreuzung links am Waldrand parken. Schnell unsere Ausrüstung in beide Hände, und dann rennen wir vor bis zum Unfallort. Von hinten höre ich das Martinshorn des Rettungswagens.

Das Erste, was ich knapp hinter der Kreuzung der beiden Kreisstraßen beim Näherkommen sehe, ist ein Rennrad beziehungsweise das, was von einem Rennrad übriggeblieben ist: ein Schrotthaufen. Die Gabel fehlt, ist offensichtlich samt Vorderrad vom Rahmen abgerissen, der Rest vom Rennrad ist kaum noch als solches erkennbar.

Zehn Meter weiter von der «Todeskreuzung» entfernt stehen einige Passanten. «Hierher!», ruft uns eine Stimme aus der Menschentraube. Wie gelähmt schauen alle auf den Asphalt in ihrer Mitte. Julia.

Die junge Frau liegt auf dem Bauch in einer Blutlache, die beinahe so groß ist wie sie selbst. Der rechte Unterschenkel hängt im Bereich des Kniegelenkes nur noch an Muskeln und Weichteilen und macht einen grotesken Knick. Die Haut ist total zerfetzt und aus der freiliegenden Kniekehlenader läuft Blut. Aus ihrer Nase ebenso. Beide Arme und Beine haben vom Sturz und dem wohl anschließenden Rutschen über die Straße riesige Schürfwunden, die teilweise bis auf die Knochen reichen.

«Ganz vorsichtig gestreckt umdrehen!»

Die drei Sanis drehen die Frau behutsam auf den Rücken, während ich den fast komplett abgetrennten Unterschenkel hinterherführe. Als sie beinahe umgedreht ist, knickt der rechte Oberarm ein. Gebrochen. Sie atmet nur nach schwach.

«Halskragen! Absaugung! Beatmungsbeutel! Verkabeln und Zugänge!»

Marcel gibt mir den Plastikkragen, der die Halswirbelsäule schützen soll, und macht anschließend gleich die Absaugung klar. Kai klebt schon das EKG auf. Ich öffne Julias Mund und sauge reichlich Blut aus Mund- und Rachenraum. Dann drücke ich Sauerstoff aus dem Beutel in ihre Lungen. Marcel bemüht sich jetzt, einen Tropf zu legen, und Jens versucht, den Blutdruck zu messen.

Als das Notfall-EKG geklebt ist, übernimmt Kai den Beutel. Ich will jetzt Julia von Kopf bis Fuß untersuchen.

«Druck nicht messbar! Ich kann keinen Puls fühlen!»

«Scheiße. Blutungsschock. Noch einen Tropf. Große Nadel. Wir müssen Infusionen geben, so viel wir reinkriegen.»

Ich fange an zu untersuchen. Am Kopf finde ich Folgendes: Nasenbluten und eine große Platzwunde an der Schläfe, die Pupillen sind rund und nicht vergrößert. Gott sei Dank ist wohl im Kopf alles o. k. Der knöcherne Hirnschädel hat keine Dellen, jedoch knirscht das rechte Jochbein beim Betasten. Lippenplatzwunden. Kein Blut aus den Ohren, was auf eine Schädelbasisverletzung hindeuten könnte. Die Halswirbelsäule ist mit dem Plastikkragen gut versorgt.

«EKG läuft. Puls 180!» Normal ist etwa sechzig bis siebzig pro Minute. Noch ein Zeichen für einen Schock und den drohenden Tod infolge Verbluten. Das Herz versucht den Kreislauf aufrechtzuerhalten, indem es das verringerte Blutvolumen umso schneller durch den Körper pumpt.

«Zweiter Tropf liegt.»

«Macht Druckinfusionen! Und einen Druckverband über die Ader am Knie!»

Wir müssen, so schnell es geht, die Blutungen stoppen und das verlorene Blut durch Infusionslösungen ersetzen, wenn Julia noch eine Chance haben soll.

«Und bereitet die Intubation vor!»

Schnell meine Untersuchung beenden: Der rechte Oberarm ist gebrochen, ansonsten bis auf Schürfungen, genauso wie der linke Arm, unverletzt. Schultergürtel und Brustkorb sind stabil, die Lungen hören sich mit dem Stethoskop gut an.

Julias Bauch ist prall, fühlt sich an wie ein straffes Wasserbett. Auch das noch! Blutung aus irgendeinem Blutgefäß oder einem Organ in den Bauchraum.

Das Becken ist auch kaputt. Wenn ich auf Beckenvorsprünge unterhalb des Bauches drücke, weichen die Knochen sofort auseinander. Gebrochen. Das kann auch nach innen bluten wie verrückt.

«Beckenschlinge!»

Jens läuft los und holt einen Gurt aus dem Auto, mit dem Beckenbrüche geschient werden können.

«Versucht noch irgendeinen Zugang zu legen und macht Noradrenalin klar!»

Der rechte Unterschenkel ist beinahe vollständig amputiert, hängt nur noch an den Weichteilstrukturen. Die Blutung scheint unter dem zwischenzeitlich angelegten Verband gestoppt zu sein. Der Verband ist jedenfalls nicht durchgeblutet. Das linke Bein ist bis auf Schürfungen o. k.

Polytrauma! Mehreren Verletzungen, die alleine oder in Kombination potenziell tödlich sind. Bauchtrauma mit innerer Blutung. Beckenbruch. Fast vollständige Unterschenkelamputation. Oberarmbruch.

«Dritter Zugang liegt! 1,5 Liter sind schon drin.»

«Noradrenalin erst mal auf zwei Milliliter pro Stunde laufen lassen und dann jetzt die Intubation.» Noradrenalin ist ein kreislaufunterstützendes Medikament, das im Schock gute Dienste leistet.

Noch mal schnell den Mund aussagen, dann den Schlauch in die Luftröhre. Ich sehe rein gar nix in Julias Rachen. Alles immer noch rot vor Blut. Noch mal absaugen. Nach drei Versuchen gelingt es mir endlich. Die Beatmungsmaschine übernimmt nun anstelle des Beutels, und wir haben zwei Hände mehr.

«Beckenschlinge.»

Behutsam heben die Sanis Julia hoch, sodass ich den Gurt unter ihr durchschieben kann. Dann wird er angespannt, so fest es geht.

«Immer noch kein Blutdruck messbar!»

«Stell die Spritzenpumpe auf vier Milliliter pro Stunde.»

Das EKG zeigt unverändert einen sehr schnellen Rhythmus. Julias Rest-Blut wird jetzt von den lebenswichtigen Organen benötigt. Verschiedene Eiweißstoffe sorgen im Schock daher dafür, dass Arme und Beine erstmal nicht mehr mit Blut versorgt werden. So können wir keinen Puls an den Handgelenken tasten und also auch keinen Blutdruck messen. Ich taste unter den Beckengurt und kann in der Leiste einen ganz schwachen Puls fühlen.

«Beinschiene und Trage mit Vakuummatratze, weiter Druckinfusionen. Wir müssen, so schnell es geht, in die Klinik!»

Kai und Jens laufen zum Auto und holen das Material. Marcel drückt jetzt den nächsten Infusionsbeutel mit bloßen Händen zusammen, so dass die Flüssigkeit im Schuss in Julias Adern fließt, anstatt nur hineinzutropfen.

Als das Equipment da ist, montieren wir schnell die Schiene an das rechte Bein, um den Unterschenkel zu stabilisieren. Dann legen wir Julia gemeinsam auf die Vakuummatratze, saugen die Luft daraus ab, so dass sie jetzt bombenfest darauf liegt. Ab auf die Trage und ins Auto.

«Weiter Infusionen. Und Anmeldung im Schockraum! Losfahren!»

Mit Blaulicht fahren wir in die große Klinik in Nordhessen. Wir haben jetzt schon fast fünf Liter Infusionen in Julia hineingedrückt und das Herz rast immer noch wie verrückt. Unverändert schockig. Ihr Leben hängt am seidenen Faden.

Nach fast zwanzig Minuten sind wir endlich am Krankenhaus angekommen. Mit fliegenden Fahnen fahren wir in den Schockraum. Das ganze Team steht bereit: Unfallchirurg, Bauchchirurg, Narkosearzt, Radiologe, HNO-Arzt und Mund-Kiefer-Gesichtschirurg. Dazu noch Schwestern und Pfleger jeder Disziplin. Sicher fast fünfzehn Leute.

Schnell mache ich meine Übergabe. Dabei ist es mucksmäuschenstill, nur das Piepen des EKGs und die Beatmung sind zu hören. Als ich fertig bin, stürzen sich alle nach einem streng festgelegten Schema auf unsere Patientin.

Julia hat es erst mal bis hierher geschafft.

Als ich den Notfallbereich verlasse, fühle ich eine komische Leere. Keine Euphorie, dass wir Julia lebend bis hierher bringen konnten, oder Stolz auf das Geleistete. Ihr weiteres Schicksal ist für Freude zu ungewiss.

Meine spätere Nachfrage zu Julias weiterem Schicksal ergab Folgendes: Als wir in der Klinik eintrafen, hatte sie nur noch einen Hb-Wert von 2,5! Das ihr abgenommene Blut sah aus wie ein Wasserglas, in dem man einmal rote Farbe aus einem Tuschepinsel ausgespült hat. Fast nur noch Wasser. Der Hb-Wert gibt Auskunft über den Gehalt des Blutes an roten Blutkörperchen, also der Sauerstoffträger. Normal ist ein Wert von über vierzehn. Der Grund für ihren hohen Blutverlust lag zum einen an der Unterschenkelverletzung mit Abriss der Kniekehlenschlagader, zum anderen an einem Milzriss, der zu einer massiven Blutung in den Bauchraum führte.

Julia lag fast ein halbes Jahr in der Klinik und wurde dabei unzählige Male operiert. Wie durch ein Wunder hat sie den Unfall überlebt. Sogar ihr Unterschenkel konnte gerettet werden. Als erste Operation wurde direkt vom Schockraum aus der Bauch eröffnet und die kaputte Milz entnommen. Und während die Bauchchirurgen «oben» operierten, hat ein Gefäßchirurgieteam «unten» die abgerissene Schlagader geflickt. Sämtliche Brüche wurden in der nächsten Zeit versorgt. Es verblieb ein Nervenschaden am rechten Bein, der dafür verantwortlich ist, dass sie ihren Fuß nicht mehr anheben kann. Mit einer orthopädischen Schiene kann sie dennoch alleine gehen.

Zum Hintergrund des Unfalls: Julia war eine ambitionierte Triathletin und hat am Unfalltag Rennradtraining absolviert. Ein Autofahrer übersah Julia und ihre Vorfahrt an der «Todeskreuzung» und hat sie mit hoher Geschwindigkeit vom Rad katapultiert. Anschließend ist er – ohne ihr zu helfen – davongefahren. Die Polizei konnte den Unfallflüchtigen später ermitteln.

DAS WIRD DOCH NIX!

Ein Samstag im Herbst 2005. Wir essen gerade zu Mittag, als es piept. «Bewusstlose Person.»

Mike und ich laufen zum Auto. Der Rettungswagen hat die Wache bereits verlassen. Wir fahren in eines jener Viertel, das jede Stadt kennt: die Häuser heruntergekommen, hohe Arbeitslosigkeit, Gewalt, auf Taste «1» der Fernbedienung RTL II.

Nach kurzer Anfahrt erreichen wir das Vierfamilienhaus. Die Sanis schauen ratlos auf das Klingeltableau. Keine oder nicht lesbare Namensschilder. Da wird uns plötzlich, ohne zu klingeln, die Haustür geöffnet. Ein freundlich dreinblickender älterer Herr, dem Akzent nach mit polnischen Wurzeln, schickt uns in die erste Etage. Schon im Treppenhaus ein fieser Geruch nach kaltem Aschenbecher. Die Duft-Grundnote bleibt unverändert, als wir die Wohnung betreten. Diesmal jedoch nicht kalter Rauch, sondern frischer. Und zwar nebeldicht! Offenbar wird hier seit Jahren in der Champions League geraucht: Vorhänge gelb, Tapeten gelb, Fensterbeschläge gelb. Selbst das Gesicht der dicken Frau auf dem Sofa ist gelbgrau. Der Wohnzimmertisch ist übersät mit Tabakkrümeln, Kippen, überquellenden Aschenbechern und Essensresten.

Und so sitzt sie also auf dem Sofa am Wohnzimmertisch: Inge, dick und rund und ungepflegt. Graublonde, strähnige Haare, ihr T-Shirt verwaschen und befleckt, genauso ihre Jogginghose. Sie schaut uns nur kurz an, deutet dann auf den schlanken Mann, der ihr gegenüber auf dem Boden zwischen Wohnzimmertisch und Fernseher liegt.

«Er ist aufgestanden und umgefallen, dann hat er gezuckt, und dann war Feierabend.» Sagt's und sieht unbeeindruckt weiter fern.

Ich laufe um das Sofa herum und überprüfe hastig Karls Atmung und seinen Puls. Nix.

«Rea!», also Wiederbelebung, rufe ich den Sanis zu.

Mike fängt sofort mit der Herzdruckmassage an. Fabi reißt erst mal die Fenster auf, um frische Luft reinzulassen, und macht dann unser EKG klar.

«Mir wird kalt!» Inge ist von Mike genervt.

Christopher öffnet den Notfall-Rucksack und wirft mir den Beatmungsbeutel zu. Vorm Beatmen noch ein schneller Blick in Karls Augen: Seine Pupillen sind rund, aber riesig weit. Als ich mit der Untersuchungslampe hineinleuchte, tut sich nichts. Kein gutes Zeichen für den Zustand des Gehirnes.

«Meinen Sie, das hat noch Sinn?», kommt vom Sofa her eine skeptische Frage, so als wollte uns Inge dazu ermutigen, den Versuch der Wiederbelebung gleich wieder abzubrechen. Nachdem ich mit dem Beutel zweimal Luft in Karls Mund und Nase gedrückt habe, frage ich zurück: «Wer ist der Mann hier? Nimmt er Tabletten? Und hat er schwere Erkrankungen? Allergien?»

«Karl ist mein Mann. Er hatte mal einen Schlaganfall. Nix Schlimmes.»

«Nimmt er Tabletten?»

«Nix. Er geht nicht zum Arzt.» Und sie schaut weiter fern.

Zwischenzeitlich hat Fabi das Notfall-EKG auf Karls Brust geklebt.

«Kurze Pause beim Drücken!»

Mike hält inne. Das EKG zeigt uns eine Nulllinie. Das Herz steht still.

«Weiterdrücken, Zugang, Adrenalin und Intubation!»

Schon wirft mir Christopher einen Beatmungsschlauch aus dem Rucksack zu, der kurze Zeit später in Karls Hals steckt. Dem Herrgott sei Dank, dass jemand dieses Beatmungshilfsmittel erfunden hat, das man ganz einfach in den Hals des Patienten schieben kann ohne lange den richtigen Weg in die Luftröhre suchen zu müssen.

«Zugang liegt», kommt jetzt von Fabi.

«Adrenalin, ein Milligramm!»

Fabi spritzt das Medikament, und Mike drückt ununterbrochen weiter. Christopher hat sich jetzt hinter ihn gestellt, so dass das Ablösen ohne große Pause passieren kann.

Im Moment des Abwechselns ein schneller Blick auf das EKG. Herzkammerflimmern! Karls Herz zuckt ungeregelt mehr als dreihundertmal pro Minute, ohne Blut zu pumpen.

«Defi laden!»

Mike drückt auf die rote Taste am EKG, sofort erklingt ein heller Warnton. Christopher drückt ohne Unterlass auf den Brustkorb. Als der «Schocker» fertig geladen ist, treten alle von Karl zurück. Mike löst aus. Paff! Ein Stromschlag durchzuckt Karl. Sein ganzer Körper bebt.

«Weiterdrücken und Cordarex, 300 Milligramm!»

Cordarex ist ein Medikament, das hilft, Kammerflimmern in einen normalen Herzrhythmus zurückzuführen.

«Das hat doch alles keinen Sinn. Is doch Quatsch!» Inge versucht, uns zu motivieren.

Mir fällt dazu keine passende Antwort ein. Ich versuche, sie auszublenden.

«Cordarex ist drin», kommt es von Mike.

Fabi hat den Blutzucker gemessen.

«Zucker 250.»

Das ist also nicht Karls Problem.

«So ein Unsinn!» Inge feuert uns weiter an.

«Kurze Pause beim Drücken!»

Unverändert Kammerflimmern.

«Noch mal laden. Und noch mal 150 Milligramm Cordarex.»

Da ertönt auch schon der helle Warnton aus dem EKG.

«Zurücktreten!»

Paff. Neuerlich erbebt Karl.

Ein schneller EKG-Check. Kammerflimmern. Unverändert.

«150 Milligramm Cordarex sind drin.»

«Noch mal Defi!»

Der helle Alarmton pfeift. Kurze Pause. Paff. Ein weiterer Stromschlag.

Fabi hat zwischenzeitlich Christopher abgelöst und beginnt unmittelbar wieder mit der Herzdruckmassage. Nach einer Minute bedeute ich ihm, eine Pause zu machen.

«Piep, piep, piep …» Das EKG zeigt einen regelmäßigen Rhythmus.

«Fühl mal nach dem Puls!», bitte ich Christopher.

Er greift in Karls Leiste und versucht die große Arterie zu tasten. «Hier. Ganz deutlich.»

Karls Herz schlägt wieder regelmäßig. Unser Monitor zeigt es auch: Die Pulskurve macht rhythmische Ausschläge.

«So was Beklopptes!» Inge ist nicht zufrieden mit unserer Arbeit.

Wir verständigen die Feuerwehr, da wir Karl inklusive Beatmungsgerät und EKG nicht allein aus dieser Wohnung tragen können. Hilfe von Inge können wir wohl nicht erwarten.

«Bitte noch eine Spritzenpumpe fertig machen. Noradrenalin. Fünf Milligramm auf 50 Milliliter.»

Mike zieht eine große Spritze mit dem herzunterstützenden Medikament auf. Ein kleiner Apparat pumpt von nun an dauerhaft zwei Milliliter dieser Lösung pro Stunde in Karls Ader.

Als die sechs Jungs von der Feuerwehr da sind, lagern wir Karl auf ein Bergetuch und tragen ihn samt Equipment in den Rettungswagen. Beim Gehen entschuldige ich mich bei Inge für die Störung beim Fernsehen. Und dann geht's mit Blaulicht in die Klinik.

Auf der Fahrt schaue ich noch einmal in Karls Pupillen. Sie sind wieder eng. Vielleicht hat er ja Glück, und wir waren schnell genug.

Der Grund für Karls Herzstillstand war ein Herzinfarkt. Ob er überlebt hat, weiß ich nicht. Dass Inge aber weiterhin unbeeindruckt vor der Glotze sitzt, nehme ich stark an.

IVAN

Niedersachsen im Sommer 2000. Am frühen Nachmittag stehen Frieda und ich bei einem kleinen Dorfbäcker in der Schlange. Auf der Rückfahrt von unserem letzten Einsatz zur Rettungswache überkam uns Kuchenappetit. Frieda, die heutige Fahrerin des Notarztautos, kennt sich als Urgestein dieser Gegend bestens aus und schwört auf das Handwerk von Bäckermeister Schenkel. Und in der Tat: Die Auslage ist der Hammer. Wenn du hier nicht dick wirst, dann nie. Frieda hat bereits bezahlt, als ich bestellen möchte. In der Sekunde piept es: «Chirurgisch, männlich, Steinbruch.»

Das war's mit Kuchenessen. Ab in den roten Passat, Blaulicht an und los.

Nach sieben Minuten sind wir am Ziel. Vom Rettungswagen noch keine Spur. Das Tor zum Steinbruch ist bereits geöffnet, und ein Pförtner weist uns den Weg zum «Steinschredder». Über die staubige Werksstraße gelangen wir zu einer Maschine, so groß wie ein Einfamilienhaus. Das Monstrum steht still. Einige Arbeiter laufen uns entgegen. Als wir anhalten und aussteigen, platzt es auch schon aus einem der Männer heraus: «Ivan klemmt im Schredder. Schnell. Er stirbt!»

Frieda reißt die Heckklappe des Passat auf, drückt mir den Notfallrucksack und das EKG in die Hände und schnappt sich selbst das Sauerstoffgerät und den Chirurgiekoffer. Wir laufen los, immer dem Arbeiter hinterher. Auf der Rückseite des Schredders führt eine Eisentreppe hoch auf die Maschine. Am Ende der Leiter erreichen wir Ivan.

Ein Horrorbild! Ivan liegt mit dem Kopf voran etwa drei Meter tief im «Maul» des Schredders. So als hätte er einen Kopfsprung in den Schlot gemacht. Seine Arme sind zwischen den beiden Stahlwalzen eingeklemmt, die bei laufendem Betrieb große Felsbrocken mit ihren Zähnen zerquetschen.

Er sagt keinen Ton, liegt auf dem Bauch und rührt sich nicht. Hinter uns kommt ein offensichtlich Verantwortlicher des Betriebes die Leiter empor. Er trägt als einziger Bürokleidung und einen weißen Schutzhelm.

«Was ist passiert? Ist die Maschine jetzt sicher?», frage ich den Anzugträger und den Mann, der uns hierhergeführt hat.

«Dieter Geröllheimer. Ich bin der Chef. Habe es auch gerade erst erfahren. Und ja, ja, die Maschine kann jetzt problemlos betreten werden.» Er ist sichtlich schockiert.

«Ivan und ich haben versucht, einen verklemmten Felsbrocken mit einer Eisenstange zu lösen. Als wir das geschafft hatten, fing die Maschine gleich wieder an zu laufen und hat Ivan an der Eisenstange in die Walzen gezogen. Ich habe sofort den Not-Aus-Schalter betätigt.» Dann sagt der bullige Mann nichts mehr. Seine Stimme erstickt in Tränen.

«Können Sie die Maschine rückwärts laufen lassen?»

Herr Geröllheimer verneint das. «Nur per Hand. Eigentlich. Haben die Männer auch schon versucht. Vergeblich. Die Mechanik hängt.»

«Bestell das Technische Hilfswerk und die Feuerwehr!» Frieda nickt und holt ihr Handy raus. Während sie noch mit der Rettungsleitstelle spricht, kommt der Rettungswagen. Ich rutsche vorsichtig den Trichter hinunter zu Ivan. Die Gummisohlen meiner Sicherheitsstiefel geben mir einigermaßen Halt auf der zerbeulten Eisenrutsche.

«Hallo, Ivan, kannste mich hören?»

Der junge Mann stöhnt leise. Sein Atem geht flach. Eine Antwort bekomme ich nicht. Er steckt mit beiden Armen so tief in den Walzen, dass nur noch ein kurzes Stück seiner Oberarme herausragt. Alles ist voller Blut. Aus dem rechten Arm spritzt es wie verrückt!

Sofort greife ich zwischen den Rollen hindurch zu der Stelle, wo das Blut aus Ivans Arm läuft. Mit drei Fingern schaffe ich es erst mal, dass es weniger stark blutet.

Mit meiner anderen Hand taste ich nach Ivans Puls am Hals. Er ist kaum noch tastbar und geht irre schnell. Frieda, Fabi und Florian sind endlich auch hier unten.

«THW und Feuerwehr kommen!»

«Einer hierher und den Arm abdrücken, dann Druckverband, Braunüle und Sauerstoff. Danach Ketanest und Dormicum und verkabeln!»

Fabi übernimmt das Abdrücken, und Florian schneidet sofort Ivans Overall vom Rücken bis zu den Füßen auf, damit wir an Ivan arbeiten können. Dann kümmern sich die beiden Jungs um den Druckverband, um die Blutung einigermaßen in den Griff zu kriegen.

Frieda setzt Ivan die Sauerstoffmaske aufs Gesicht. Ich ziehe Ivan Stiefel und Strümpfe aus. Der Fingersensor zur Überprüfung des Sauerstoffgehaltes im Blut ist heute ein Zehensensor.

«Der Druckverband sitzt!»

Da Ivan durch die Maschine in Bauchlage fixiert ist, müssen wir «Freistil» machen. Das EKG klebt Frieda auf den Rücken anstatt auf die Brust. Der Überwachungsmonitor zeigt einen irren Puls. Rasend schnell. Den Blutdruck können wir nicht messen. Ich bin mir sicher: Blutungsschock!

Ich versuche die Adern an den Beinen mit einem Gummischlauch zu stauen, um einen Tropf legen zu können. Nix. Da staut sich gar nichts. Keine Chance. Die Beine liegen am höchsten Punkt. Und zusätzlich hat Ivan ohnehin wohl kaum noch Blut.

«Bohrmaschine und die Medikamente mit Zerstäuber!»

Florian gibt mir nach kurzer Zeit zwei Spritzen: eine mit einem starken Schmerzmittel, die andere mit einem Beruhigungsmittel. Auf beiden Spritzen ist ein kleiner Aufsatz, der das Mittel zerstäubt, sodass ich Ivan gleich die Medikamente wie ein normales Nasenspray geben kann.

Ich beuge mich über Ivans Kopf, der auf der linken Wange liegt. Seine Augen sind geschlossen.

«Ich sprühe gleich etwas in die Nase.» Keine Reaktion. Ivan kriegt je zwei Milliliter in die Nasenlöcher gesprüht. Die Nasenschleimhaut nimmt dann den Wirkstoff in die Blutbahn auf.

«Bohrmaschine fertig?» Frieda gibt mir den Akkuschrauber und beugt dann Ivans rechtes Knie, sodass der Schienbeinkopf freiliegt. Kurz desinfizieren, und schon ist die Metallkanüle in das Knochenmark gebohrt. Schnell fixieren, einmal kurz anspülen, dann läuft die erste Infusion. Von alldem kriegt Ivan dank der Nasensprays nichts mit.

«Das Gleiche links!» Ivan braucht dringend Infusionen, damit sein Kreislauf erhalten bleibt. Als ich gerade mit Fabis Hilfe die zweite Kanüle eingebohrt habe, kommen THW und Feuerwehr.

«Was machen die Kreislaufwerte?»

«Puls 180, Sauerstoffsättigung 98 Prozent», antwortet Florian. Ganz o. k. für die Situation.

Was können wir jetzt gerade noch für Ivan tun? Intubation? Ich habe Schiss, in Bauchlage zu versuchen, einen Beatmungsschlauch in die Luftröhre zu schieben. Geht mit Sicherheit daneben. Er atmet noch ausreichend, sodass erst mal diesbezüglich keine Not besteht. Mit Ketanest und Dormicum ist er auch zunächst gut versorgt, eine richtige Narkose vorerst nicht notwendig.

Ich entscheide mich erst mal, mit der Feuerwehr und dem THW die Bergung aus der Maschine zu besprechen. Die drei Sanis kümmern sich in der Zwischenzeit um Ivan, verabreichen unablässig Infusionen.

«Wie kriegen wir ihn daraus?», frage ich die beiden Chefs der anderen Retter.

«Ach Doktor, mach du dir da mal keinen Kopf drum. Du sagst uns, wann wir anfangen können, und dann geht's los!»

Das ist mal eine Ansage vom THW-Boss!

«Kann gleich losgehen. Wir legen nur noch schnell Stabilisierungsschienen für Ivans Arme und das Rettungsbrett bereit.»

Fünf Minuten später wird es sehr laut. Metallisches Klappern und Motorrattern. Es tut fast in den Ohren weh. Ich weiß nicht, welches Gerät diesen Höllenkrach macht. Aber da, plötzlich bewegen sich die Walzen rückwärts. Ganz langsam geben sie Ivans Arme frei. Der bekommt davon keinen Mucks mit.

Wir ziehen Ivan gemeinsam mit einigen Feuerwehrmännern aus dem Schredder direkt auf die Trage. Arme und Hände sehen furchtbar aus. Gebrochene Knochen liegen frei zu Tage, Muskeln und Sehnen hängen in Fetzen herunter. Die Arme sind zermalmt. Wir verbinden sie notdürftig und montieren dann die Stabilisierungsschienen.

Mit der Hilfe der Jungs und Mädels von Feuerwehr und THW gelingt es uns, Ivan auf der Trage samt unserer Ausrüstung erst aus dem Trichter hinauszuziehen und ihn dann vom Steinschredder in den Rettungswagen zu transportieren.

Ivans Kreislaufwerte sind unverändert auf niedrigem Niveau stabil. Er hat jetzt schon drei Liter Infusionen erhalten. Im Rettungswagen versetze ich unseren Patienten dann vollends ins künstliche Koma.

Fünfunddreißig Minuten später können wir Ivan lebend im Schockraum der großen unfallchirurgischen Klinik abgeben. Auf der Rückfahrt zur Rettungswache ist es still im Auto. Frieda sagt nur einen einzigen Satz: «Diese Bilder vergessen wir nie!»

Recht hatte sie.

Nach unserer Rettungsaktion wurde der Steinbruch von Mitarbeitern der Berufsgenossenschaft und der Kripo vorübergehend beschlagnahmt. Es wurden im Weiteren eklatante Sicherheitsmängel festgestellt.

Ivan hat den Unfall überlebt. Allerdings mit furchtbaren Folgen: der rechte Arm war nicht mehr zu retten und musste zwei Tage nach dem Unfall amputiert werden. Sein linker Arm konnte erhalten bleiben. Es zeigte sich jedoch, dass sämtliche Armnerven im Bereich der linken Achselhöhle durch den Schredder entweder abgerissen oder sehr schwer überdehnt wurden. So hatte er zwar noch den linken Arm, konnte ihn aber gar nicht gebrauchen. Vielleicht kann ihm moderne Prothetik mit elektrischen Pulsgebern heute helfen.

FLIEG, ENGEL, FLIEG!

«TT, ich liebe dich. Egal ob Sankt Valentin oder Totensonntag.» TT lächelt mich an, dann fällt die Haustür hinter mir ins Schloss.

Ich muss mich beeilen, es liegen noch gut hundert Kilometer Autobahn vor mir. Vertretungsjob in Hessen. Meist ist es auf dieser Wache total ruhig. Höchstens mal drei Einsätze in vierundzwanzig Stunden.

So beginnt es auch heute. Bis zum Mittag tut sich gar nichts. Gerade aber, als ich mich nach dem Essen mal für eine Stunde ablegen will, piept es.

«Chirurgisch, weiblich, Arbeitsamt.»

Hose an, Jacke an, nach wenigen Schritten sitze ich neben Julian im Notarztauto.

«Weißt du, worum es geht?»

Julian schüttelt den Kopf. «Über Funk kam noch nix. Ich frage mal nach.»

Er drückt auf den Knopf der Freisprecheinrichtung. «Leitstelle von 9350.»

«Hier ist die Leitstelle.»

«Könnt ihr uns was Näheres sagen?»

«Ist wohl eine Frau aus dem Fenster gesprungen. Sie sei ansprechbar und würde atmen.»

«Verstanden. Ende.»

Das Arbeitsamt ist nur wenige Minuten von unserer Wache entfernt, sodass wir bereits nach drei, vier Minuten zeitgleich mit dem Rettungswagen dort eintreffen.

An der Giebelseite des vierstöckigen Hauses tobt der Bär. Unzählige Menschen rennen umher, telefonieren, schreien. Der Grund ist Jella, vielleicht sechsundzwanzig, siebenundzwanzig Jahre alt. Eine dünne, zarte Frau mit langen blonden Haaren. Sie liegt auf dem Rücken, teils im Blumenbeet, teils auf dem gepflasterten Fußweg, wimmert vor Schmerzen. Glassplitter liegen in weitem Bogen herum verteilt. Die große Fensterscheibe über uns im zweiten Obergeschoss ist zerborsten. Sind sicher sechs Meter bis da hinauf.

«Hallo, guten Tag, was ist passiert? Was tut Ihnen weh?»

«Mein Rücken!», bringt sie gerade so raus. Dann erstickt ihre Stimme im Schmerz.

«Bitte bewegen Sie sich nicht. Wir kümmern uns», versichere ich. «Erst mal so liegen lassen. Halskragen, Überwachungsmonitor, Zugang und Fentanyl. Dann sehen wir weiter!»

Elvis nickt.

Jetzt läuft's wie «geschnitten Brot». Die drei machen ihren Job großartig. So kann ich mich sofort daranmachen, Jella von Kopf bis Fuß zu untersuchen. Am Hinterkopf finde ich eine Platzwunde, circa zehn Zentimeter lang. Eine Knochenstufe kann ich nicht tasten. Jellas Pupillen sind ebenso unauffällig wie der Tastbefund ihres Brustkorbes und ihrer Arme. Die Lunge hört sich mit dem Stethoskop gut an. Ihr Bauch tut beim Betasten nicht weh und ist nicht gespannt. Ganz anders ihr Becken: Als ich ansetze, auf die Beckenschaufeln zu drücken, um die Stabilität zu checken, erwächst ihr Wimmern zu einem Schrei.

«Auaaa! Mein Rücken so tut weh!»

«Versuchen Sie zu unterscheiden. Tut das Becken auch weh?»

«Mein Rücken!», schreit sie.

Noch im Schnelldurchgang die Beine untersuchen: Beim Abtasten fällt mir nichts Schlimmes auf, anscheinend hat Jella keine Schmerzen in den Beinen.

«Tropf liegt und läuft.» Elvis grinst zufrieden.

Julian verteilt auch gute Nachrichten. «Blutdruck 130/80, Puls 110, Sauerstoffsättigung 99 Prozent.»

«Mach dann mal Fenta fertig!»

Sandra hat in der Zwischenzeit der jungen Frau eine Sauerstoffmaske aufgesetzt und die Halskrause vorbereitet.

«Wir montieren Ihnen nun einen Halskragen. Nicht erschrecken!»

Vorsichtig greife ich von oben mit beiden Händen an Jellas Wangen und ihren Unterkiefer. Dann ziehe ich sachte am Kopf, sodass die Halswirbelsäule gestreckt wird. Blitzschnell ist das starre Plastikding dann von den Sanis an Jellas Hals fixiert. Eine reine Vorsichtsmaßnahme für den Fall, dass die obere Wirbelsäule etwas abbekommen hat.

«Sie bekommen nun ein starkes Schmerzmittel. Kann sein, dass es Ihnen etwas komisch im Kopf wird.»

«100 Fentanyl?», fragt mich Julian.

«Mach ruhig gleich 150, drei Milliliter.»

Julian spritzt das Medikament in Jellas Adern. Nach zwei Minuten wird sie ruhiger und hört schließlich auf zu wimmern.

«Isses besser mit den Schmerzen?»

Sie nickt.

«Bitte bewegen Sie Ihr rechtes Bein!»

«Ich kann nicht. Dann tut mein Rücken bestimmt wieder weh.»

«Nur einmal kurz zeigen, dass es funktioniert!»

Jella kneift die Augen zusammen und beißt auf ihre Zähne. Dann strengt sie sich richtig an. Nix passiert.

«Bitte versuchen Sie es noch einmal!»

«Ich strenge mich doch an. Es klappt nicht. Das Bein gehorcht mir nicht!»

Ich streiche ihr über das Bein. «Spüren Sie das?»

«Was?»

«Die Berührung.»

«Ich habe nichts gemerkt.»

Dann kneife ich Jella kräftig in die rechte Wade. Auch das lässt sie unbeeindruckt. «Nichts gemerkt?»

«Nein!»

Die Untersuchung des linken Beines zeigt uns die gleiche Lähmung. Passt gut zu den höllischen Rückenschmerzen – Wirbelkörperbruch an der Lendenwirbelsäule.

«Bestell den Hubschrauber und ein Bett in der Uniklinik!», weise ich Julian an. Zu Jella: «Wir nehmen Sie jetzt auf unsere Trage. Dazu legen wir Sie erst auf eine Matte. Das tut vielleicht nochmal weh.»

Sandra und Elvis haben die Matte schon vorbereitet. Vor dem Umlagern spritze ich Jella noch mal 100 Mikrogramm des Schmerzmittels.

«Hubschrauber kommt in 15 Minuten!»

«Bitte machen Sie sich jetzt ganz steif. Spannen Sie alle Muskeln an!» Auf mein Kommando drehen wir Jella auf die linke Körperhälfte. Sie stöhnt dabei dank Fentanyl nur kurz auf. Die Jungs schieben ihr nun ganz vorsichtig die Vakuummatte unter. Dann drehen wir Jella zurück auf den Rücken, und sie liegt mittig auf der Unterlage. Noch schnell das Ganze an Jellas Körper anmodellieren, dann brummt die Vakuumpumpe und saugt die Luft aus der Matte, sodass sie knüppelhart wird. Unsere Patientin liegt nun komplett stabil. Die Wirbelsäule kann sich nicht mehr verschieben.

Gemeinsam mit einigen Umherstehenden tragen wir Jella in den Rettungswagen. Dann fahren wir zu einem nahe gelegenen Sportplatz, wo der Rettungshubschrauber gut landen kann.

Fünfundzwanzig Minuten später ist Jella in der unfallchirurgischen Klinik der Universität.

Jella hat sich bei dem Fenstersturz einen Serienbruch der Lendenwirbelsäule zugezogen. Vier von fünf Lendenwirbeln waren verletzt. Die Nerven für Motorik und Gefühl der Beine wurden dabei gequetscht. Weitere schwere Verletzungen hatte sie nicht. Dank der Notfalloperation und der anschließenden fast einjährigen Rehabilitation kann sie heute wieder normal laufen.

Zur Unfallursache: Es gab im Arbeitsamt einen Streit darüber, wer denn als Nächstes beim Arbeitsvermittler an der Reihe wäre. Jella hätte sich angeblich vorgedrängelt. Als der Zwist im Weiteren eskalierte, wurde die zarte Jella von ihrer körperlich weit überlegenen Kontrahentin kurzerhand gepackt und durch das geschlossene Fenster geworfen.

Die rabiate Dame wurde später wegen versuchten Totschlags verurteilt.

HIT ME WITH YOUR RHYTHM STICK!

Sommer in den Schweizer Alpen. Dicke Wolken hängen seit Tagen im Tal fest. Die Sonne hat keine Chance. Grau, nass, kalt. Als es um 14 Uhr piept, bin ich erleichtert, dass wir keinen verunglückten Bergwanderer suchen müssen. Die Leitstelle schickt uns stattdessen mit dem Stichwort «Bewusstseinsstörung» ins Seniorenheim im Nachbarort. Stefan beißt noch einmal in sein Brötchen, dann steigen wir beide in das Notarztauto. Nach zehn Minuten und einmal Serpentinen rauf und einmal Serpentinen wieder runter parken wir vor der «Seniorenresidenz Eiger».

Als wir das Zimmer im Altenheim betreten, schaut mich Erika mit großen Augen und blauen Lippen an.

«Guten Tag, ich bin vom Rettungsdienst, seit wann haben Sie Beschwerden?»

«Frau Lüthi geht es seit dem Mittag immer schlechter», nimmt eine Pflegerin der Patientin die Antwort vorweg.

«Können Sie mich hören?» Erika nickt.

«Haben Sie Schmerzen?» Sie schüttelt den Kopf mit letzter Anstrengung.

«Blutdruck, EKG, Tropf, Sauerstoff, Zucker!»

Stefan nickt mir zu. Die beiden Sanis vom Rettungswagen und er machen ihre Rucksäcke auf und beginnen mit den ersten wichtigen Maßnahmen.

Ich versuche den Puls zu tasten. Das gelingt mir zunächst nicht. Dann, nach ewigem Suchen, doch noch: Puls, Pause, Pause, Pause, Puls, Pause, Pause, Puls … Total langsam. So zeigt es jetzt auch das EKG. Erikas Herz schlägt nur dreiunddreißigmal pro Minute. Normal wäre mehr als sechzigmal.

«Druck mal das EKG aus!» Noch ein schneller Blick in Erikas Augen. Die Pupillen sind normal, erstmal kein Anhalt für ein Problem im Kopf.

«Tropf liegt!», sagt mir Kari und dann eine kurze Sekunde später: «Zucker 140.» Das ist normal und kein Grund für Erikas Zustand.

«Der Sauerstoffgehalt im Blut ist nicht messbar!» Kein Wunder, wenn kaum noch Puls da ist, kann das Messgerät nichts messen. Das EKG zeigt mittlerweile nur noch siebenundzwanzig Herzschläge pro Minute an. Erika verdreht die Augen.

«Hallo! Erika! Augen auf! Hierbleiben!», spreche ich sie laut an. Nichts. Auch als ich ihr mit den Fingerknöcheln meiner Faust übers Brustbein rubbele, wehrt sie sich nicht. Mit dem «Trick» kann man sonst fast auch Tote erwecken. Sie ist bewusstlos. Scheiße, nicht sterben! Langsam werden alle Beteiligten unruhig.

«Beatmungsbeutel!»

Vreni reicht mir den Beutel. Schnell habe ich Erikas Kopf überstreckt, die Maske über Nase und Mund platziert und unterstütze nun ihre eigene Restatmung. Stefan zeigt mir den Papierstreifen mit der Herzstromkurve: Die Herzaktionen sehen ganz normal aus, aber es sind viel zu wenige Herzaktionen. Der Taktgeber in Erikas Herz versagt anscheinend seinen regulären Dienst.

Normalerweise liefern bestimmte Zellen im Herzen (Sinusknoten = natürlicher Schrittmacher) regelmäßige Stromimpulse, die dazu führen, dass sich die Herzmuskelzellen zusammenziehen und so das Blut in den Kreislauf pumpen.

Hoffentlich gelingt es uns, diese Zellen mit Medikamenten wieder anzutreiben.

«Atropin!»

Vreni reicht mir kurze Zeit später die verlangte Spritze und übernimmt dann den Beatmungsbeutel. Ich spritze Erika ein halbes Milligramm. Damit sollte der Taktgeber wieder in Wallung kommen. Gebannt schauen wir auf das EKG. Die Herzfrequenz fällt weiter. Nur noch fünfundzwanzig Herzschläge pro Minute. Mist. Das wäre der einfachste Weg gewesen. «Adrenalin, verdünnt auf 1 zu 1 000 000.»

Stefan greift schnell die entsprechende Ampulle und verdünnt das Stresshormon, sodass in jedem Milliliter in der Spritze nun ein Millionstelgramm der Substanz ist. Die Herzfrequenz fällt weiter. Jetzt dreiundzwanzig Schläge pro Minute.

Erika bekommt sofort von mir eine komplette Spritze der Verdünnung in ihre Ader. Wieder gespanntes Blicken auf das EKG. Dreiundzwanzig Schläge pro Minute. Es bleibt dabei. Noch mal eine volle Spritze. Kein Erfolg. Und noch mal. Nur noch zwanzig Schläge pro Minute.

Noch mal eine komplette Spritze. Das Herz wird dennoch immer langsamer. «Erika, bleib bei uns!»

Gleich müssen wir Herzdruckmassage leisten. Erikas eigener Taktgeber ist offenbar so kaputt, dass er selbst auf Medikamente nicht mehr anspricht.

«Schrittmacher!»

Kari hat in Windeseile zwei große Klebeelektroden parat, die wir nun gemeinsam auf Erikas Brustkorb fixieren. Eine vorne links über dem Herz, eine links hinten unter dem Schulterblatt. Erika ist tief bewusstlos, sodass wir zunächst ohne Narkose ihr Herz von außen durch die Haut mit rhythmischen Stromschlägen zum Pumpen bringen wollen. Ich greife zum EKG und stelle die Schrittmacherfunktion an.

Unser EKG-Gerät soll nun die Funktion des Sinusknotens übernehmen, sozusagen ein «äußerer Schrittmacher».

Schnell die gewünschte Herzfrequenz wählen. Sechzig Reize pro Minute, also sechzig Stromschläge pro Minute. Dazu noch die Stromstärke der einzelnen Impulse einstellen. Die Stromstärke muss so gewählt werden, dass jedem Reiz eine Herzaktion folgt. Ich beginne mit zehn Milliampere. Nix. Das Herz zuckt nicht. Langsam tasten wir uns in Zehnerschritten vor. Zwanzig Milliampere. Die Brustmuskulatur krampft sich nun mit jedem Reiz zusammen. Aber auf dem EKG: nix. Dann dreißig und vierzig. Nix. Fünfzig Milliampere. Immer noch keine Herzaktion. Der ganze Oberkörper schüttelt sich, aber wir sehen immer noch kein normales EKG-Signal. Bei siebzig Milliampere endlich Herzaktionen auf dem EKG. Und auch der Puls ist wieder tastbar.

«Narkose!»

Kari und Stefan bereiten alles vor. Ich spritze Erika, als alles parat ist, verschiedene Medikamente, die sie in ein künstliches Koma versetzen. Wäre unkomfortabel, mit sechzig Stromschlägen in der Minute wach zu werden. Zusätzlich legen wir noch einen Beatmungsschlauch und überlassen die weitere Beatmung dann unserer Maschine. Mit vereinten Kräften schaffen wir unsere Patientin in den Rettungswagen.

Mit Blaulicht geht es dann direkt vom Altenheim in den OP, wo ein Kardiologe Erika dann einen «inneren» Herzschrittmacher implantiert, der bis zu ihrem Lebensende die Funktion des eigenen Taktgebers ersetzt.

Erika konnte die Klinik nach wenigen Tagen mit normalem Herzrhythmus wieder verlassen.

VEILCHENDUFT

Erich war früher Modelleisenbahner. Heute ist er Trinker.

Um 14 Uhr piept es, und die Rettungsleitstelle schickt uns in den Nachbarlandkreis in die Karlstraße 15. «Bewusstseinsstörung, männlich, 51.»

Nach achtzehn Minuten Blaulichtfahrt durch Schwaben erreichen wir unser Ziel. Der Rettungswagen ist längst vor uns eingetroffen. Isi nimmt die Mappe mit den Notarztprotokollen und ich mein blaues «Handtäschchen», den kleinen Koffer mit den Notarztmedikamenten.

Erich wohnt in der dritten Etage des Mehrfamilienhauses. Maria, eine der beiden Sanis vom Rettungswagen, macht uns die Tür auf. In der Wohnung sieht es grausam aus: unzählige leere Schnapsflaschen, schimmlige Essensreste, Müll und Spinnweben, wohin das Auge schaut. Unvorstellbar, wie hier ein Mensch leben kann. Einzig das kleine Zimmer rechts neben dem Eingang ist nicht verwüstet. Die riesengroße, von dünnem Staub überzogene Modelleisenbahn erzählt von besseren Zeiten.

Erich liegt mitten im schmalen, spärlich beleuchteten Flur unter einer wärmenden Silberfolie. Das feine Zittern des ganzen Körpers wechselt urplötzlich zu einem nur Sekunden dauernden Krampfanfall.

«Wir haben ihn aus der Badewanne gezogen. Da hat er wohl seit gestern Abend nackt im kalten Badewasser gesessen. Die ganze

Haut ist total aufgeweicht. Als wir kamen, hat er gerade diesen Haushaltsreiniger getrunken», berichtet Maria und zeigt mir eine Flasche Universalreiniger Typ «Veilchenfrische». Die ganze Wohnung riecht danach.

«Habt ihr schon die Kreislaufwerte?»

«So weit stabil. Blutdruck 90 zu 50, Puls 100, Sauerstoffsättigung 91 Prozent.»

«Er ist komplett ausgekühlt», ergänzt Olli, der zweite Sani. «31 Grad im Ohr.»

«Hallo, können Sie mich hören? Haben Sie Schmerzen?»

Keine Antwort. Erichs Augen sind geschlossen. Ich rüttele ihn. Nix. Nur Kältezittern.

«Isi, ruf bei der Giftnotrufzentrale in Tübingen an!»

Sie nimmt sich die Plastikflasche und greift zu ihrem Handy.

«Tropf liegt schon? Blutzucker bestimmt?»

Olli grinst.

«Logo, Tropf mit warmer Infusion läuft. Zucker war 88.»

Ich grinse zurück. Er beherrscht seinen Job und weiß das auch. Es gibt nichts Besseres als Sanis, die ihren Job gut machen.

Es klingelt. Eine ältere Frau steht vor der Tür und stellt sich als Erichs Schwester vor. Mit aufgeregter Stimme erzählt sie mir, dass sie am Vortag im Glauben, ihrem Bruder zu helfen, sämtliche Schnapsvorräte der Wohnung weggeschmissen hat.

«Danke für den wertvollen Hinweis!»

Bei plötzlichem Alkoholentzug von chronischen Alkoholikern, wie in diesem Fall, erleiden die Patienten häufig epileptische Anfälle, sogenannte Entzugskrämpfe. Außerdem kommt es fast regelmäßig zum Delirium, einer teilweise lebensbedrohlichen Verwirrtheit. Wie hier wohl auch mit dem Trinken des Haushaltsreinigers. Die Wahrnehmungsstörung kann allerdings auch aus dem Zusammenhang mit der Unterkühlung resultieren.

Was sagt das EKG? Offenbar ein normaler Herzrhythmus. Danach gucke ich in Erichs Augen. Auch nichts Auffälliges.

«Gib mir mal die Taschenlampe, ich möchte in den Mund sehen!» Maria gibt mir ihre Untersuchungslampe, sodass ich vernünftiges Licht habe. Mundgeruch hat Erich jedenfalls nicht, als ich mich nah über ihn beuge, um seinen Rachen auf Verletzungen zu untersuchen. Es riecht stattdessen penetrant nach «Veilchenfrische». Die Mundhöhle ist auch im Licht betrachtet unauffällig. Keine Geschwüre, keine Blutungen, keine Schwellungen. Ein paar Zähne zu wenig.

Mindestens aber drei Hauptprobleme bleiben: die schwere Unterkühlung, Erichs Krampfanfälle und das Verschlucken einer möglicherweise giftigen Flüssigkeit. Dazu die insgesamt wohl reduzierte körperliche Verfassung nach langer Alkoholsucht.

Ich überlege eine Sekunde, was wir nun als Erstes tun müssen. Alte Regel: «Treat first what kills first.» Da hilft mir Erich schon selbst auf die Sprünge. Ein schlimmer epileptischer Anfall lässt ihn erneut erbeben. Und er hört gar nicht auf. Dazu ein erbärmliches Grunzen und weißer Schaum vorm Mund.

«Dormicum!»

Olli macht rasch mein «Handtäschchen» auf und gibt mir kurze Zeit später die Spritze mit dem Beruhigungsmittel. Maria hält mit aller Kraft den Arm mit dem Tropf ruhig, sodass ich die Spritze aufsetzen kann. Nach drei Milligramm und einer Minute Wartezeit lässt das Zucken endlich nach, und Erich liegt ruhig da.

«Der Haushaltsreiniger ist nicht schlimm. Ist auf Seifenbasis hergestellt. Benötigt keine spezielle Therapie. In der Klinik dann etwas zum Entschäumen.»

«Danke, Isi. Wie kriegen wir Erich hier raus? Wir dürfen ihn möglichst nicht bewegen!»

Die Bergung von Unterkühlten ist eine gewisse Herausforderung. Es muss dringend vermieden werden, dass das kalte Blut aus Armen und Beinen abrupt in den zentralen Kreislauf zurück gelangt. Lebensbedrohliche Herzrhythmusstörungen könnten die Folge sein.

«Feuerwehr und Drehleiter und ab durchs Fenster!»

«Mach das mit der Rettungsleitstelle klar!»

Maria holt die Trage aus dem RTW, und wir warten, bis die Jungs von der Feuerwehr da sind. Mit vereinten Kräften können wir unseren Patienten am schonendsten umlagern. In der Zwischenzeit legen wir warme Infusionen auf Erichs Schlagadern am Hals und in der Leiste. So kriegen wir ihn hoffentlich auch noch etwas aufgewärmt.

Nach gut zehn Minuten ist die Feuerwehr da. Isi und ich besprechen kurz mit deren Einsatzleiter unseren Plan. Zu fünft stellen wir uns jetzt breitbeinig über Erich und heben ihn behutsam wenige Zentimeter hoch, sodass Olli von den Füßen her die Trage unter Erich bis zu dessen Kopf vorschieben kann. Dann legen wir ihn genau auf die Mitte der Trage. Vier starke Jungs von der Feuerwehr transportieren ihn dann vor das Wohnzimmerfenster. Mit der Drehleiter geht es für Erich nun drei Stockwerke hinunter und in den Rettungswagen. Mit dreiunddreißig Grad Körpertemperatur liefern wir ihn fünfzehn Minuten später in der Klinik ab.

Als wir wieder zur Rettungswache fahren, kann ich mir nicht verkneifen: «Isi, Du riechst lecker. So frisch.»

Nach sechsundneunzig Stunden auf der Intensivstation und einem schweren Alkoholentzug kann Erich die Klinik nach circa zwei Wochen verlassen.

Die Stationsschwester hat mir später erzählt, dass sich Erich mit folgenden Worten von ihr verabschiedet hat: «Meine Tage sind gleich lang, aber unterschiedlich breit.»

ANKA, DIE WANDERHEBAMME

Spätsommer 1998. Ich untersuche gerade einen Patienten in der chirurgischen Ambulanz, als der Pieper in meinem Kittel Alarm schlägt:

«21-48.»

In den neunziger Jahren waren Klartextmeldungen auf dem Pieper noch die Ausnahme. Vielmehr wurde der Einsatzgrund mittels Ziffern gesendet, die man dann anhand einer Liste übersetzen konnte. «21» war klar, hatte das Notarztauto immer vorweg. Das bedeutete «mit Sondersignal», also Alarmfahrt mit Blaulicht und Martinshorn. Im Gegensatz dazu die «11», mit der ein normaler Krankentransport angekündigt wurde. Die nächsten zwei Ziffern lese ich heute zum ersten Mal. War sonst fast immer irgendwas mit einer «1» oder «2» vorweg, also Herz- oder Hirnprobleme. Aber «48»?

Ich ziehe meinen Kittel aus, Notarztjacke an und dann runter zum Krankenhauseingang, wo Gerd im rot-weißen Passat auf mich wartet.

«Was ist 48?», frage ich ihn beim Einsteigen.

«Keine Ahnung. Schau mal auf die Liste im Handschuhfach.»

Ich blättere durch den Ordner. Am Anfang der Liste stehen die häufigen Alarmgründe: Herzinfarkt, Schlaganfall und hoher Blutdruck. Und dann, ich traue meinen Augen nicht, es muss ein Tippfehler sein: «Hausgeburt». Bäm!

«Geburt», sage ich zu Gerd und im gleichen Atemzug: «Scheiße!»

Hastig krame ich meinen «Notarztleitfaden» aus der Tasche. Das schlaue Buch wird mir helfen. Welche Medikamente benutze ich zum Wehenbremsen, falls noch genügend Zeit bis zur Klinik wäre? Welche Medis gibt man bei zu schwachen Wehen? Wie geht noch mal der Dammgriff? Wann muss ich einen Dammschnitt machen? Wie muss ich abnabeln? Wie bestimme ich den Apgar-Wert? Was, wenn das Baby nicht atmet? Tausend Fragen rasen durch meinen Kopf. Ich habe richtig Schiss, das darf nicht in die Hose gehen. Die Buchstaben flimmern nur so vor meinen Augen, ich kann nicht lesen, mir schon gar nichts merken.

«Was die Natur nicht macht, dass machst du auch nicht», will mich Gerd beruhigen. «Ich habe zwei Kinder, du hast gerade deinen ersten Sohn bekommen. Zusammen werden wir auch dieses Kind schaukeln», grinst er mich an.

Nach circa zehn Minuten Blaulichtfahrt sind wir bei Maria. Ihre Wohnung im Mehrfamilienhaus ist nur spärlich beleuchtet, die Vorhänge vor den Fenstern zugezogen. Maria liegt rechts im breiten Ehebett, neben ihr steht eine vielleicht dreißigjährige Frau, die unserer Patientin ruhige Ansagen macht.

«Atme in den Bauch.» – «Bald hast du es geschafft.» – «Wenn die Wehe kommt, dann mitpressen.»

«Gott sei Dank. Die Hebamme ist da», denke ich und stelle mich kurz vor.

«Seit wann haben Sie Wehen? Und in welchem Rhythmus kommen sie? Ist die Fruchtblase schon geplatzt? Welche Schwangerschaftswoche?»

«Ich bin in der vierunddreißigsten Woche. Hat alles vor circa zwanzig Minuten begonnen, jetzt sind die Wehen alle zwei bis drei Minuten. Die Fruchtblase ist gleich am Anfang geplatzt. Ist jetzt alles hier im Bett.»

Gerade als ich nach dem Mutterpass fragen will, von dem ich mir weitere Informationen zum Schwangerschaftsverlauf erhoffe, schreit Maria auf. Eine Wehe durchstößt ihren Unterleib. Schweiß steht ihr auf der Stirn.

«Drück kräftig in den Bauch!», feuert die junge Frau Maria an. Nach circa fünfundvierzig Sekunden ist wieder Ruhe.

«Darf ich mal schauen, ob schon was vom Kind zu sehen ist?»

Maria schiebt die Bettdecke beiseite. Breitbeinig liegt sie vor mir. Unter sich das Laken durchtränkt vom Fruchtwasser. Auf den ersten Blick sehen ihre Schamlippen komisch aus. Irgendwie zu viele. Normalerweise gibt es vier: je Seite eine große und eine kleine. Im halbdunklen Schlafzimmer erkenne ich mindestens sechs.

«Gerd, leuchte mal mit Deiner Taschenlampe.»

Im Lichtkegel der Leuchte löst sich das Rätsel. Was ich sehe, sind nicht nur Schamlippen. Zwischen ihnen ist bereits die zusammengedrückte Kopfhaut des Kindes zu sehen. Violett, wie auch die Schamlippen. Für einen Transport in die Klinik ist es demnach zu spät.

«Sie werden ihr Kind hier zu Hause bekommen. Die Fahrt in die Klinik wäre jetzt zu risikoreich. Machen Sie sich keine Sorgen. Es wird alles gut», versuche ich Maria zu beruhigen. UND MICH!

«Ruf die Leitstelle an und bestell einen Baby-Rettungswagen mit Kinderarzt», bitte ich einen der inzwischen eingetroffenen Sanis vom «normalen» RTW.

«Und Gerd, mach das Entbindungsset fertig!»

«Aaah!» Die nächste Wehe durchzuckt Maria. Ich sitze hilflos vor ihr. Als die Wehe vorüber ist, schaue ich erneut nach dem Kind. Nichts verändert.

«Wo ist denn Ihre Hebamme jetzt plötzlich hin?», frage ich die werdende Mutter.

«Welche Hebamme?»

«Na, die junge Frau, die gerade noch hier war.»

«Das war keine Hebamme. Das war meine Freundin Anka.»

Meine anfängliche Beruhigung ist schlagartig weg. Ich muss rasch klar werden. O. k., noch mal kurz erinnern: Mein Sohn Silas ist gerade erst vor zwei Monaten geboren worden. Ich war dabei und erinnere mich an einiges, was damals Hebamme und Frauenärztin im Kreißsaal machten.

«Aaah!»

Schon wieder eine Wehe. Marias Gesicht ist schmerzverzerrt. Der Kopf des Babys klemmt anscheinend zwischen den Schamlippen. Ich versuche mit meinem Zeigefinger den Geburtsweg zu erweitern und ziehe die Schamlippen kräftig nach außen. Da tut sich nichts. Das Gewebe ist total straff. Keine Chance!

«Willste schneiden?», fragt mich Gerd. Ich nicke. Das hat die Ärztin in der Klinik vor zwei Monaten auch gemacht. Bloß wie noch mal? Aus dem Notarztkurs erinnere ich mich daran, auf jeden Fall schräg schneiden zu müssen und niemals in Richtung des Afters. Dabei könnte der Schließmuskel verletzt werden.

Gerd gibt mir die grobe Schere, die an eine Geflügelschere erinnert. Vorsichtig versuche ich, ein Scherenblatt zwischen Babykopf und rechtsseitige Scham zu schieben. Als ich gerade ansetze, beginnt die nächste Wehe. Ein langsamer Krampf der Gebärmutter steigert sich weiter und weiter und endet in Marias erneutem Schrei: «Aaah!»

Als wieder Ruhe ist, mache ich den nächsten Versuch. Vorsichtig gleitet das Scherenblatt nun Millimeter um Millimeter voran.

«Es tut jetzt mal kurz weh!»

Ratsch. Mit ganzer Kraft habe ich die Schere zusammengedrückt. Die Spannung des Geburtsweges ist schlagartig weg. Der Schmerzschrei wird nahtlos vom Schrei in der nächsten Wehe abgelöst. Maria tut mir leid.

Diese Wehe hat jetzt aber den ganzen kindlichen Kopf herausbefördert. Blitzeblau. Der Hals steckt fest. Maria ist fix und fertig. Klatschnass liegt sie in den Kissen. Bitte, bitte lieber Gott, lass das gut ausgehen!

«Noch ein, zwei kräftige Wehen, dann haben Sie es geschafft!»

Ich versuche noch einmal, den Geburtsweg mit meinen Fingern aufzuweiten. Das gelingt wieder nicht. Stattdessen kommt die nächste Wehe.

«Gerd, drück vom Brustkorb her auf den Bauch. In Richtung der Füße!» So sollte ich das im Mai auch machen, kann hier ja wohl nicht schaden.

«Pressen Sie mit aller Kraft!»

«Ich kann nicht mehr», wimmert Maria durch den Wehenschmerz hindurch.

«Gleich geschafft! Versuchen Sie es!»

Maria hat die Augen zusammengekniffen und beißt sich auf die Unterlippe. Die erste Schulter des Kindes kann ich nun ergreifen. Aus Angst, etwas kaputt zu machen, ziehe ich nur zaghaft und rutsche ständig mit den glatten Gummihandschuhen ab. Dann gelingt es doch noch, mit mutigerem Griff die komplette Schulter nach außen zu ziehen. Kurze Wehenpause. Der Kopf des Kindes wird immer dunkler. Maria ist komplett fertig.

«Mit der nächsten Wehe holen wir Ihr Kind!»

Gerd hat ein steriles Tuch, das Absauggerät sowie das Abnabelset bereitgelegt. Meine Hände zittern.

«Bald sind Sie erlöst!»

«Uuuaaah!» Maria bäumt sich auf.

«Gerd! Drück!»

Mir gelingt es mit Gerds Unterstützung, in dieser Wehe den kleinen Menschen komplett aus Maria herauszuholen. Die Nabelschnur ist einmal komplett um den Hals geschlungen. Wie im Krankenhaus bei meinem Sohn befreie ich das Kind sofort von der würgenden Nabelschnur, halte den kleinen Jungen dann kopfüber in die Luft und klopfe sanft auf seinen Rücken.

Da kommt ein erstes zartes Krächzen, dann ein Husten. Er atmet!

Schnell wechselt nun die Gesichtsfarbe von dunkellila zu rosig. Die eigene Atmung ist zum Glück ausreichend.

«Schreib die Uhrzeit der Geburt auf», bitte ich den anderen Sani, während Gerd das Neugeborene vorsichtig mit dem Tuch abrubbelt.

Nun schnell das verbliebene Fruchtwasser mit dem Spezialgerät aus Mund und Nase saugen, damit das Atmen weiter problemlos geht. Endlich kann ich den Kleinen, noch an seiner Nabelschnur fest, auf den warmen Bauch seiner Mutter legen. Das Wichtigste ist geschafft! Ich bin total alle. Maria auch. Wir lächeln uns an.

Jetzt ist es entspannter. Das Kind hängt nur noch an der Nabelschnur. Ich erinnere mich vom Notarztkurs daran, dass beim Abnabeln ein langes Stück Nabelschnur am Säugling verbleiben soll. So setze ich eine Klemme gut zehn Zentimeter vom Kind entfernt, die zweite fünf Zentimeter weiter. Dazwischen schneidet Gerd die Nabelschnur durch. Der langjährige Rettungshaudegen hat dabei feuchte Augen. Jetzt grinse ich ihn an.

Nach weiteren fünf Minuten trifft endlich der Baby-Notarzt aus der fünfundzwanzig Kilometer entfernten Kinderklinik ein. Ich berichte ihm, was bisher geschah. Er redet kurz mit Maria und nimmt sich dann des kleinen Jungen an, der nun per

Baby-RTW im mobilen Brutkasten in die Kinderklinik gebracht wird.

Wir versorgen Maria und nehmen sie dann ebenfalls mit ins Krankenhaus. Auf der Fahrt dahin wird der Mutterkuchen geboren.

Wochen später erhielt ich eine Dankeskarte. «Uns geht es allen sehr gut! Der kleine Jonas-Christoph bedankt sich herzlich bei Ihnen.»

Als ich das lese, kriege ich eine Gänsehaut und danke meinem Schutzengel.

LIEBESKUMMER

Nina liebt Rainer noch immer. Und das, obwohl er sich regelmäßig von anderen Frauen anfassen ließ.

Sie steht gedankenverloren an die geöffnete Balkontür gelehnt und atmet die frische Herbstluft tief ein. Dann geht sie zurück in ihr kleines Zimmer und küsst Rainer. Plötzlich dreht sie sich um, zwei, drei schnelle Schritte, und springt aus dem ersten Obergeschoss in die Tiefe.

Klatsch, liegt sie auf dem gepflasterten Gehweg der psychiatrischen Klinik.

Heide weiß von alledem nichts. Sie hat sich bereits umgezogen. Im hellgrünen Dirndl sieht sie völlig ungewohnt aus. Ihre weibliche Anatomie kämpft gegen das baumwollene Trachtenmieder. Sie schaut alle paar Minuten nervös auf die Uhr. Heute ist Spaß angesagt. Oktoberfest im Nachbarort. Mit einem Kollegen hat sie vereinbart, dass er ihren Dienst eine Stunde früher übernimmt.

Da piept es. «Weiblich, chirurgisch, psychiatrische Klinik.»

«Scheiße! Immer, wenn man was vorhat, kommt garantiert ein Einsatz kurz vor Feierabend!» Dann steht sie auf, rennt zur Umkleide und sitzt kurze Zeit später in gewohntem Rot-Weiß neben mir auf dem Fahrersitz das Notarztautos. Blaulicht und Martinshorn an. Und los.

Zwölf Minuten später sind wir bei Nina. Sie liegt auf dem Rücken, ihr Kopf in einer großen Blutlache. Neben ihr stehen ein Arzt und eine Krankenschwester der Klinik. Ninas rechter Fuß steht in außergewöhnlicher Position: neunzig Grad nach außen verdreht. Sie ist still.

«Wir können uns das alles nicht erklären. Sie war schon auf so einem guten Weg. Wir hatten sogar schon über die Entlassung nachgedacht. Und dann springt sie von diesem Balkon», berichtet der sichtlich angeschlagene Psychiater.

Ich schaue nach oben. Sind bestimmt drei, vier Meter bis zum Balkon.

«Hallo, können Sie mich hören?»

«Sagen Sie Rainer, dass ich ihn liebe. Viel, viel mehr als die ganzen anderen Schlampen.» Nina will sich aufrichten.

«Ja, das sage ich ihm. Aber bitte bleiben Sie liegen. Wir kümmern uns jetzt erst mal um Sie. Dann erst um Rainer und die Schlampen. Was tut Ihnen weh?»

«Nichts.»

«Wirklich nichts? Ihr Kopf? Ihr Fuß?»

«Nein. Nichts.»

«Sie bekommt starke Psychopharmaka», beantwortet die anwesende Krankenschwester meine Verwunderung.

«Macht ihr Halskragen, Überwachungsmonitor und Tropf? Ich untersuche solange.» Heide und die zwei Jungs vom ebenfalls alarmierten Rettungswagen fangen sofort mit ihrer Arbeit an.

«Ich möchte Sie jetzt von Kopf bis Fuß untersuchen. Können Sie sich an alles erinnern?»

Die große Platzwunde an Ninas Stirn kann Hinweis auf eine schlimmere Schädelverletzung sein.

«Ich bin gesprungen. Wollte mir das Leben nehmen. Ohne Rainer hat alles keinen Sinn. Er liebt jetzt eine andere.»

«Waren Sie bewusstlos?»

Bevor Nina antworten kann, erzählt uns die Krankenschwester, dass sie den Sprung zufällig vom gegenüberliegenden Fenster beobachtet hat. Und nein, bewusstlos sei Nina wohl nicht gewesen, habe sich sofort nach dem Sturz bewegt.

Ich betaste vorsichtig Ninas Kopf. Das tut ihr nicht weh, und ich kann keine Knochenstufe am Schädel tasten. Mit der Taschenlampe ein schneller Blick in ihre braunen Augen. Die Pupillen reagieren sofort und werden enger, als der Lichtkegel hineintrifft. Wahrscheinlich also keine «große» Verletzung im Kopf.

Bewusstlosigkeit, Erbrechen und ein Filmriss geben genauso wie unterschiedlich weite Pupillen oder deren fehlende Reaktion auf Licht Hinweis auf mögliche schwerere innere Kopfverletzungen.

Heide hat den Halskragen vorbereitet. Bevor wir ihn unserer Patientin anlegen, fühle ich zart mit zwei Fingern entlang Ninas Halswirbelsäule. Mir fällt nichts Ungewöhnliches auf. Als Heide und ich mit der Montage fertig sind, gibt auch schon unser Überwachungsmonitor ein gleichmäßiges «piep, piep, piep …» von sich. Puls, Blutdruck und Sauerstoff im Blut sind komplett in Ordnung. Werner macht sich nun daran, den Tropf zu legen.

Mein Bodycheck geht weiter: Arme, Schultern, Brustkorb. Alles unverletzt. Die Lunge hört sich mit Stethoskop normal an. Ninas Bauch tut beim Betasten nicht weh und ist auch nicht sonderlich gespannt. Dann drücke ich auf die Beckenschaufeln. Nina zuckt, obwohl ich nicht das Gefühl habe, dass die beiden Knochen auseinanderweichen.

«Tut Ihnen das weh?»

«Nein, ich bin kitzelig!»

Noch rasch die Beine untersuchen. Das rechte Sprunggelenk ist bereits auf den ersten Blick sicher kaputt. Sonst aber offenbar alles o. k.

«Der Tropf liegt.»

«Danke. Jetzt bitte Vakuummatte und Unterschenkelschiene.»

Heide und Werner gehen zum Rettungswagen. Als die beiden zurück sind, bitte ich Heide, mir noch schnell eine Spritze mit Fentanyl fertig zu machen.

«Ich gebe Ihnen jetzt ein starkes Schmerzmittel. Kann sein, dass Ihnen etwas schwindelig wird. Wenn es wirkt, dann versuche ich, Ihren Fuß wieder gerade zu richten!»

«Mir tut nichts weh!»

Eine Minute nachdem ich das Medikament in Ninas Ader gespritzt habe, fixiert Werner den rechten Unterschenkel der Patientin fest mit beiden Händen. Ein kurzer Ruck von mir am Fuß und ein leises anschließendes Knirschen, dann ist er wieder einigermaßen gerade. Nina lässt das alles unbeeindruckt.

«Macht die Vakuumschiene dran. Ich halte den Fuß solange in dieser Position.» Behände legen die Sanis die Schiene an, saugen die Luft raus, dann sind Unterschenkel und Fuß bombenfest wie in einem Gips versorgt. Gemeinsam legen wir unsere Patientin behutsam auf die Vakuummatte und modellieren sie passgenau an Ninas Körper an. So ist nun auch die Wirbelsäule stabilisiert, eventuelle Brüche können sich während des Transportes nicht verschieben.

Mit Blaulicht fahren wir in die Klinik, in der ich gerade meine Ausbildung zum Unfallchirurgen abgeschlossen habe. Nach einer kurzen Übergabe an den diensthabenden Kollegen geht es zurück zur Wache. Und Heide startet nun endlich in Richtung Oktoberfest.

Und? Du fragst dich, was daran besonders ist? Bitte sehr: Am nächsten Morgen sitze ich in der Frühbesprechung aller Chirurgen, in der auch sämtliche Röntgenbilder des Vortages gezeigt und erläutert werden. Nina wurde nach ihrer Einlieferung von Kopf bis Fuß geröntgt. Klar, das Sprunggelenk war gebrochen. Diese Bilder überraschen nicht. Die Aufnahme ihres Beckens wird den Anwesenden vom Radiologen aber mit einem Schmunzeln präsentiert. Zusammen mit dem Hinweis, dass Nina noch bei den Gynäkologen vorgestellt wurde. Die Frauenärzte haben im Anschluss an die operative Versorgung der Sprunggelenksfraktur aufgrund des Röntgenbildes eine vaginale Untersuchung vorgenommen. In der Scheide steckten ein Motorola-Handy sowie ein Abschiedsbrief an Rainer. Papier sieht man nicht im Röntgenbild.

Rainer war Ninas Teddybär, der von einigen Krankenschwestern hin und wieder in den Arm genommen wurde.

ROHRBRUCH

Süddeutschland, Herbst 2015. Draußen ist es nasskalt und grau. Wir sind froh, in der warmen Rettungswache zu sitzen. Die Glotze ist an, und es läuft, wie in vielen Wachen, eine Dokusoap über sich streitende Familien. Hohe Absätze, kurze Hauptsätze. Hartz-IV-TV eben.

Sina fährt heute das Notarztauto. Sie ist eine außergewöhnliche Sanitäterin: Macht das hier nur als Nebenjob, studiert und schreibt lieber Bücher, anstatt RTL II zu schauen. Sie lebt mit ihrem wuscheligen Hund in einem umgebauten Bauwagen in einer bunten Kolonie am Stadtrand. Wir beide sind fast erleichtert, als es gegen sechzehn Uhr piept und wir keine sich anschreienden Mütter, Väter und Kinder mehr ansehen müssen.

«Akutes Abdomen, männlich, vierundsiebzig.»

«Akutes Abdomen» ist ein grober Überbegriff für schmerzhafte Probleme im Bauchbereich. Das reicht vom harmlosen Durchfall über Blinddarmentzündungen bis hin zum lebensbedrohenden Darmdurchbruch. Da das tatsächliche Problem im Rettungsdienst häufig mit unseren wenigen diagnostischen Möglichkeiten nicht zu differenzieren ist, wird dieser Begriff verwendet.

Auf dem Weg zum Notarztwagen schnell noch mal auf die Toilette, dann die rote Jacke an und los.

Der großstädtische Feierabendberufsverkehr lässt uns trotz Blaulicht und Martinshorn nur sehr langsam vorankommen. Nach endlosen zehn Minuten haben wir unser nur drei Kilometer entferntes Ziel erreicht. Ein Mehrfamilienhaus im Westen der Stadt. Der Rettungswagen rollt zeitgleich mit uns auf den Parkplatz. Gummihandschuhe an, aussteigen, rasch die Heckklappe auf, Rucksack raus und ab zu Heinrich in das erste Obergeschoss.

Eine alte Dame öffnet uns die Tür. «Bitte kommen Sie mit. Mein Mann hat starke Bauchschmerzen.»

Gleich vorne links in der Wohnung ist das Schlafzimmer. Heinrich liegt aschgrau im Ehebett.

«Guten Tag, wir sind vom Rettungsdienst, was fehlt Ihnen?»

Bevor Heinrich antworten kann, übernimmt seine Frau das Ruder. «Mein Mann hat nach dem Essen wie immer seinen Mittagsschlaf gemacht. Als er gegen 16 Uhr aufstehen wollte, hat er plötzlich heftiges Bauchzwicken und Rückenschmerzen bekommen, sodass er lieber liegen bleiben wollte.»

«Wir werden Sie jetzt mal an unseren Überwachungsmonitor anschließen, und ich untersuche Sie.»

Sina, Olli und Nick machen sich sofort routiniert an die Arbeit: EKG kleben, Blutdruckmanschette anlegen und Sauerstoffsättigung messen.

Ich beginne vorsichtig über Heinrichs Bauch zu tasten. Meine Hände sind herbstkalt, sodass er bei der ersten Berührung gleich zuckt. Das bleibt aber auch im Weiteren so: Bei jeder kleinsten Berührung zuckt er.

Vor Schmerzen. Sein Bauch ist bretthart! Überall!

Mir gelingt es nicht, das schmerzhafte Areal einzugrenzen, um mich der Diagnose zu nähern. Noch mal von vorne beginnen mit der Untersuchung, vielleicht war ich beim ersten Mal nicht sensibel genug.

«Blutdruck 90 zu 50, Puls 140.» Sina gibt mir die ersten Messwerte.

«Sauerstoffsättigung im Blut 99 Prozent», ergänzt Olli.

Schock! Heinrichs Blutdruck ist viel zu niedrig, sein Puls viel zu schnell.

«Zugang legen», bitte ich die Sanis.

Ich taste noch mal vorsichtig über den Bauch. Da fällt es mir auf: Beinahe überall, wo ich meine Hand auflege, fühle ich eine Pulswelle. Dazu das aschgraue Aussehen unseres Patienten und seine schlechten Kreislaufwerte. Schnell wende ich mich vom Bauch zu Heinrichs Füßen. Ich taste und taste und taste, kann jedoch keinen Puls finden.

«Bauchaortenruptur! Großzugänge! Sauerstoffmaske und dann so schnell wie möglich in eine Gefäßchirurgie! Sina, melde uns mit Schockraumalarm und OP-Bereitschaft an! Null-negative Blutkonserven sollen sie bereitlegen.»

Die Aorta ist die Hauptschlager in unserem Körper, so dick wie ein Besenstiel. Im Laufe des Lebens wird ihre Gefäßwand immer unelastischer, sodass sich an Schwachstellen Aussackungen bilden können (Aneurysma). Ähnlich wie bei einem Gartenschlauch, bei dem nach jahrelanger Nutzung kleine Beulen und Blasen entstehen. Die Wand dieser Aussackungen ist dünner und weniger stabil, sodass es dort zu Einrissen (Ruptur) kommen kann. Im schlimmsten Fall reißt die Aorta komplett auf, und das Herz pumpt das Blut durch das entstandene Loch direkt in die Bauchhöhle. Das Blut erreicht dann nicht mehr die Organe des Körpers. Auch die Beine werden dann nicht mehr durchblutet, was man u. a. am fehlenden Puls an den Füßen feststellen kann. Es droht unmittelbar der Tod durch inneres Verbluten. Die einzige Überlebenschance ist eine schnelle Operation und bis dahin die Gabe von Infusionen und/oder Blutkonserven. Wenn man nicht weiß, welche Blutgruppe der Patient hat, dann gibt man im Notfall «null-negatives» Blut. Das verträgt praktisch jeder.

Olli versucht am linken Arm den dicksten Zugang zu legen, den wir im Rucksack haben. Ich mache das gleichzeitig am rechten Arm. Wir müssen so schnell wie möglich das verlorene Blut durch Infusionen ersetzen. Wir haben Glück. Heinrich ist sehr dünn, so dass wir die Adern in den Ellenbeugen gut sehen können. Die beiden Zugänge sitzen beim ersten Versuch.

«Hab die Druckinfusion schon fertig», sagt Nick und reicht mir den Infusionsschlauch.

Schnell schließe ich den Tropf an, dann pumpt Nick die Manschette auf, die um den Infusionsbeutel gelegt ist. Mit Druck wird jetzt in kurzer Zeit viel Flüssigkeit in Heinrichs Ader gepumpt. Sehr viel mehr Volumen, als wenn die Flüssigkeit nur in Heinrichs Adern hineintropfen würde. Olli muss den Beutel mit der Infusionslösung für den linken Arm von Hand zusammenpressen. Wir haben nur eine Druckmanschette.

Der Blutdruck fällt weiter. Trotz Infusionen. Siebzig zu vierzig.

Sina kommt mit Bergetuch unterm Arm zurück. «Wir sind im Vinzenz-Krankenhaus angemeldet!»

«Dann jetzt noch schnell Morphin und los!» Trotz einer hohen Dosis des starken Schmerzmittels stöhnt Heinrich, als wir ihn auf unser Tuch legen. Noch stärker dann, als wir ihn zu viert durchs Treppenhaus bis zur Trage schleppen.

Beim Verlassen des Hauses fragt mich Heinrichs Frau, ob wieder alles gut wird. Sie seien seit fünfundfünfzig Jahren verheiratet. Ich sage ihr mit Kloß im Hals, dass die Situation sehr ernst ist und ich nicht weiß, wie es ausgeht. Ihr laufen Tränen über die Wangen. Uns fehlt leider – wie fast immer im Rettungsdienst – die Zeit, sie zu trösten.

«Sina, wir fahren sofort los, hol du noch unseren ganzen Kram aus der Wohnung und komm dann hinterher!»

Mit Alarm fahren wir zum genannten Krankenhaus. Unterwegs rauscht Heinrichs Blutdruck immer weiter ab. Sechzig zu vierzig. Fünfzig zu zwanzig. Er ist nicht mehr ansprechbar.

Als wir nach nur fünf Minuten in der Klinik ankommen, steht das Schockraumteam schon bereit. Alles ist für Sekunden still. Kurze Übergabe. Dann setzt der Gefäßchirurg den Ultraschallkopf auf Heinrichs Bauch. Bereits auf den ersten Blick erkennt er, dass die Bauchhöhle komplett mit Flüssigkeit, in diesem Fall Blut, gefüllt ist.

«OP. Sofort. Zehn Blutkonserven.»

Mit fliegenden Fahnen geht es zur OP-Schleuse, die ersten zwei Blutkonserven laufen, schnell noch mithelfen beim Umlagern auf den OP-Tisch. Dann sind wir mit unserer Arbeit fertig.

Am nächsten Tag erkundige ich mich nach Heinrich. Er hat die OP und die erste Nacht überlebt. Seine Situation ist weiterhin sehr kritisch.

ATEMLOS DURCH DIE NACHT

1999. Winter.

«Männlich, 28, Luftnot.»

Mit Blaulicht fahren wir nachts um eins durch das verschneite Mittelgebirge. Serpentinen wie weiße Schlangen durch Tannenwälder. Nach gut fünfzehn Minuten erreichen wir die alte Bergmannsstadt und halten neben dem Rettungswagen vor dem schiefergedeckten Fachwerkhaus.

Schnell die Treppe in die erste Etage hoch, den spärlich beleuchteten Flur entlang bis zum Schlafzimmer.

Bizarre Situation. Das Schlafzimmer ist in lila Tönen gehalten. Großformatige Diddle-Bilder zieren die Wände. An den metallenen Bettstreben hängen rosa Plüschhandschellen. Monique steht lediglich mit schwarzem Negligé, Spitzenbustier und -string bekleidet neben Kevin, der vollständig nackt auf dem Bett sitzt. Sie will ihm beistehen, er ringt nach Luft, kämpft um jeden Liter Sauerstoff und wehrt ihre Hand ab. Sein Atem geht schwer. Und schnell. Jeder Atemzug deutlich hörbar wie eine quietschende Tür.

«Ich ersticke! COPD», presst er getrieben mit aufgerissenen Augen heraus.

Als COPD wird eine Erkrankungsgruppe der Lunge bezeichnet, die vor allem durch erschwerte Atmung gekennzeichnet ist. Die Ursachen sind verschieden. Im akuten Anfall hat der Patient das Gefühl, nicht genügend Luft zu bekommen und zu ersticken.

«Es hat ganz plötzlich angefangen. Wir hatten uns gerade hingelegt», ergänzt Monique.

«Machen Sie sich keine Sorgen. Jetzt sind wir hier und helfen Ihnen. Wir geben Ihnen Sauerstoff und schließen Sie an unseren Monitor an. Bitte versuchen Sie, langsamer zu atmen.»

Daniel und Werner machen sich an die Verkabelung. Blutdruck, Puls, EKG und Sauerstoffgehalt des Blutes.

Ich höre Kevins Lungen ab. Das Geräusch beim Einatmen ist einigermaßen o.k. Beim Ausatmen höre ich Brummen und Quietschen. Kevin kann kaum meinen Atemkommandos folgen. Unruhig nestelt er an den Kabeln und hustet ständig.

«Sandra, Salbutamol und Atrovent, je zwei Ampullen in den Vernebler.» Sie nickt und bereitet die Inhalation mit den bronchienerweiternden Medikamenten vor. Werner nennt die ersten Kreislaufwerte.

«Druck 150 zu 100, Puls 134, Sättigung 92 Prozent.»

Druck zu hoch, Puls zu schnell, zu wenig Sauerstoff im Blut!

«Ich setze Ihnen jetzt diese Maske hier auf. Da kommt Sauerstoffnebel raus, der Ihnen das Luftholen erleichtert. Atmen Sie ganz ruhig ein und aus.»

Kevin wird jedoch noch unruhiger, als ich ihm die Maske aufsetze. Er beugt sich vor, dann zurück und wieder vor. Sein Oberkörper bebt. Vornübergebeugt ringt jeder Muskel des Brustkorbes um Luft. Schließlich reißt er sich die Maske vom Gesicht. Er ist kaltschweißig. Der Sauerstoffgehalt seines Blutes fällt weiter. Neunzig Prozent, obwohl er nun reinen Sauerstoff bekommt. Beruhigend auf ihn einredend setze ich ihm den Vernebler wieder auf Mund und Nase.

«Gib mir noch Cortison!»

Während eines akuten Schubes einer COPD schwillt unter anderem die Bronchialschleimhaut an, was dazu führt, dass die feinen und feinsten Äste der Bronchien immer enger werden. Cortison sorgt dafür, dass die Schleimhaut abschwellen kann.

Kevin geht es immer schlechter. Sein Kopf ist dunkelrot, seine Lippen violett. Seine Unruhe weicht zunehmend einer Benommenheit. Sättigung 88 Prozent. Ich habe das Gefühl, dass ihm die Kraft zum Atmen langsam schwindet.

Sandra reicht mir das Medikament, das ich Sekunden später in Kevins Ader spritze. Was können wir noch tun, außer Kevin zu beatmen? Seine Panik steigert zusätzlich den Sauerstoffverbrauch seines Körpers.

«Dormicum. Fünf Milligramm auf fünf Milliliter.» Sandra gibt mir das Beruhigungsmittel.

Langsam spritze ich zwei Milliliter. Der Sauerstoffgehalt im Blut ist mittlerweile nur noch bei 84 Prozent. Kevin ist schweißgebadet, wankt sitzend nach links und rechts und reagiert zwischendurch gar nicht mehr auf meine Ansprache. Verdreht immer wieder für Sekunden die Augen. Wir müssen so schnell es geht in eine Klinik. Kevin muss rasch an die CPAP-Maske.

Heutzutage gehören sogenannte CPAP-Masken zum Standardequipment jedes Rettungswagens. Die Masken werden mit straffen Gummizügeln auf das Gesicht des Patienten gepresst. Mittels einer besonderen Einstellung am Beatmungsgerät wird ein dauerhafter Überdruck erzeugt, der dafür sorgt, dass das Bronchialsystem sozusagen aufgedehnt und offen gehalten wird. 1999 gab es diese Masken nur in Kliniken.

Da plötzlich bäumt sich Kevin erneut auf und reißt sich zum zweiten Mal den Vernebler vom Gesicht.

«Ich sterbe!»

Blanke Panik schaut aus seinen Augen. Sättigung nur noch 82 Prozent. Ich habe Angst, dass uns Kevin tatsächlich unter den Händen wegstirbt.

«Wir müssen los! Alles schnell einpacken und ab in die Klinik!»

In Windeseile haben die beiden Jungs Kevin auf unser Tragetuch gelegt. Trotz Kevins intensiver Gegenwehr. Er kann keine Sekunde flach auf dem Rücken liegen. Das Dormicum ging scheinbar spurlos an unserem Patienten vorbei. Sandra und ich räumen währenddessen unsere Koffer zusammen.

Zu dritt schleppen wir den Mann die enge, steile Treppe hinunter. Der Monitor piept ohne Unterlass. Der Sauerstoffgehalt im Blut ist unverändert viel zu niedrig.

Die Fahrt in die Klinik ist die Hölle. Trotz nochmaliger Gabe von Dormicum schaffe ich es nicht, Kevin zu beruhigen. Er kämpft um sein Leben. Die letzte Möglichkeit, die mir einfällt, um Kevin zu dämpfen, ist Morphium. Ein schmaler Grat: zu wenig, dann nutzt es nichts. Zu viel, dann hört er ganz auf zu atmen. Milligramm um Milligramm taste ich mich an die passende Dosis. Endlich wird Kevin ruhiger.

Nach fünfundzwanzig Minuten erreichen wir das Krankenhaus, wo wir bereits auf der Intensivstation angemeldet sind. Alles ist vorbereitet. Noch auf unserer Trage wird Kevin die CPAP-Maske aufgesetzt. Die straffe Fixierung lässt seine Todesangst wiederaufleben, sodass sich der Narkosearzt entschließt, ihn letztendlich mit reichlich Morphium so stark zu sedieren, dass bis er die Maske toleriert. Nach endlosen fünf Minuten wird Kevin ruhiger, und der Sauerstoffgehalt in seinem Blut steigt langsam an.

«Atemlos durch die Nacht» hatten sich Kevin und Monique heute anders vorgestellt.

FORZA ITALIA

Das Wetter und die Straßenverhältnisse sollen heute Abend katastrophal werden. Sagt jedenfalls der Wetterbericht.

Die Schweiz im Januar 2008. Kari (eigentlich Karl) ist heute Abend mit Kochen dran. Leo (eigentlich Leonie; Schalke-04-Fan seit ihren Kindertagen in Deutschland in der Nähe von Gelsenkirchen) liest den «Schalker Kreisel». Franz und ich liegen auf den Sofas und freuen uns auf das Abendessen. Und auch darüber, dass der BVB die Knappen erst kürzlich im Derby deutlich besiegt hat, woran wir Leo immer wieder gerne erinnern.

Als der Tisch gedeckt ist, piept's.

«Verkehrsunfall, Kantonsstraße 202», steht auf dem Alarmempfänger.

Herd aus, Jacken und Stiefel an und los. Der genannte Unfallort ist nur zwei Kilometer von unserer Wache entfernt. Die Straße ist trocken, kein Schneechaos wie angekündigt.

Nach dreihundert Metern verlassen wir den Ort und biegen rechts auf die Kantonsstraße. Nach einem Kilometer wechselt die Straße ganz plötzlich wie aus dem Nichts ihre Farbe: asphaltgrau wird schneeweiß. Von null auf hundert eine festgefahrene Schneedecke. Im Fernlicht sehen wir schon von weitem, dass es hinter dem nächsten Kreisel gekracht hat. Offenbar nur ein Auto beteiligt. Die Straße ist tierisch glatt, so dass wir trotz langsamer Fahrt an der Ausfahrt des Kreisels ins Schlingern kommen. Keine fünfzig Meter weiter haben wir den Unfall erreicht. Drei junge Männer, offenbar Passanten, stehen abseits und warten wohl auf uns.

Schnell steigen Kari und ich aus dem Auto und laufen vor

zum Unfallwagen. Ach du Scheiße! Der Wettkampf 3er-BMW gegen Baum hat einen eindeutigen Verlierer. Der PKW ist komplett Schrott. Einmal um die dicke Eiche gewickelt. Mit unseren Taschenlampen leuchten wir in den Blechhaufen. Alles voller Glasscherben. Aber: Überraschung, Überraschung – kein Mensch drin.

«Kari, sucht die Umgebung ab. Vielleicht wurden die Insassen hinausgeschleudert. Ich befrage die Leute da vorn», sage ich und gehe zu den Passanten. «Guten Abend. Haben Sie gesehen, was passiert ist? Wissen Sie, wo die Insassen sind?»

«Buona sera. Nix sehen. Was ‹Insassen›?»

«Na, die Leute, die im Auto waren!»

«Ah, capito. Waren wir. Kein Problem, Dottore. Tutto bene. Alles o.k.»

Ich bin wohl sichtlich irritiert, deshalb ergänzt einer der drei Jungs, der besser Deutsch spricht: «Wir kamen vom Kreisel, sind weggerutscht und – klatsch – gegen den Baum. Dann sind wir alle durch die kaputten Fenster ausgestiegen.»

Ich rufe den drei Sanis zu, dass sie ihre Suche abbrechen können.

«Hat jemand von Ihnen Schmerzen?»

«No, no. Wir haben italienische Wurzeln. Da jammern wir nicht so schnell. Forza Italia!» Der junge Mann mit den zurückgegelten schwarzen Haaren lacht.

Mir fällt ein Stein vom Herzen. Anscheinend doch alles nur halb so schlimm. Ich bitte die drei, mit zu unseren Autos zu kommen. Antonio, einer der Jungs, hat Probleme, uns zu folgen, humpelt langsam hinter uns her.

«Ist bei Ihnen wirklich alles o.k.?»

Er nickt, ergänzt dann aber mit schmerzverzerrtem Gesicht: «Mein Bein», und fasst sich an die linke Hüfte.

Leo und Franz kümmern sich um die beiden anderen Männer und gehen mit ihnen zum beheizten Notarztauto.

Kari und ich greifen Antonio kurzerhand rechts und links unter die Arme und stützen ihn bis zum Rettungswagen. Mühsam und offenbar unter Schmerzen steigt er ins Auto ein. Im Licht des hell beleuchteten Rettungswagens sehe ich, dass unser Patient aschfahl ist. Der Crash hat ihn wohl doch mitgenommen.

«Wir messen jetzt den Blutdruck, und ich untersuche Sie.»

Kari kümmert sich um die Verkabelung, während ich mit dem Bodycheck beginne. Vom Kopf bis zum Bauch ist nichts Auffälliges. Dann ist das Becken dran.

«Tut es hier weh?» Antonio antwortet nicht. Ich frage nochmal, diesmal lauter. Er hat mich wohl beim ersten Mal nicht verstanden. Wieder keine Antwort. Stattdessen kommt zeitgleich ein Alarm von unserem Überwachungsmonitor.

Blutdruck fünfundachtzig zu fünfzig. Herzfrequenz hundertvierzig. Sein Atem geht jetzt zu schnell. Antonio kann nicht mehr antworten. Bewusstlos. Schockig.

«Schnell Zugänge. Irgendwas am Becken ist kaputt. Ruf vorher noch Leo zum Helfen rüber!»

Kari rennt zum Notarztauto. Ich lege in der Zwischenzeit den ersten Tropf.

«Die anderen beiden Jungs haben nur in paar kleine Schnittwunden vom zersplitterten Glas an den Händen. Franz bleibt bei ihnen und passt auf», berichtet Leo kurz, als die beiden zurück sind.

Schnell die Untersuchung abschließen. Was ist mit den Hüften? Jetzt erst sehe ich, dass das linke Bein viel kürzer ist als das rechte. Sicher fünfzehn Zentimeter Differenz. Die linke Hüfte lässt sich auch kaum bewegen! Dashboard-Injury?

Der Blutdruck fällt unterdessen weiter. Achtzig zu vierzig.

Unter Dashboard-Injury fasst man Verletzungen zusammen, die durch einen heftigen Anprall der Kniegelenke an die Armaturenkonsole im Auto entstehen. Typisch sind Verletzungen an den Beinen oder an den Hüftgelenken, wenn der Stoß über die Knie-Oberschenkel-Achse bis zu den Hüftgelenken fortgeleitet wird. Die Hüfte kann auskugeln. Oder noch schlimmer: der Hüftkopf des Oberschenkels kann die Hüftpfanne im Beckenknochen durchstoßen. Eine absolut lebensgefährliche Verletzung, da es in dieser Region heftig nach innen bluten kann.

«Schnell Infusionen und ein weiterer großer Zugang. Und die Beckenschlinge!»

Kari legt den zweiten Tropf. Leo hat die die erste Infusion fertig. Flott anschließen, und dann presst sie den Beutel mit der Flüssigkeit in Antonios Ader.

«Kari, versuch einen Hubschrauber zu kriegen!» Ein fast aussichtsloser Wunsch bei der Wetterprognose.

Ich übernehme den Infusionsbeutel, und Leo bereitet erst die zweite Infusion und dann die Beckenschlinge vor. Als so weit alles gerichtet ist, lege ich die Infusion kurz aus der Hand und helfe, die Schlinge passend anzulegen. Leo schließt deren Gurt dann mit aller Kraft.

Kari ist vom Funkgerät zurück. «Der Hubschrauber ist unterwegs. Sie mussten das Wetter länger checken. Der Schneefall ist durch.»

Antonios Blutdruck fällt weiter: siebzig zu dreißig. Puls hundertfünfzig. Sauerstoff im Blut dreiundneunzig Prozent. «Leo, mach weiter mit den Infusionen. Drück rein, was geht! Und Kari, hilf mir bei der Narkose!»

Kari spritzt nach und nach die Medikamente: ein Mittel zur Muskelentspannung, eines gegen Schmerzen und eines zum Schlafen. Dann platziere ich den Schlauch in Antonios Luftröhre. Als wir gerade den Halskragen anlegen wollen, höre ich den Hubschrauber über uns. Sechzig Minuten später liegt Antonio im Universitätsspital auf dem OP-Tisch.

Antonio hat den Unfall überlebt. Er wird aber sein Leben lang gehbehindert bleiben.

Mir ist bis heute die Frage im Kopf, wie man auf fünfzig Metern (Kreisel bis Baum) bei Schnee ein Auto so beschleunigen kann, dass es beim «Vor-den-Baum-Fahren» derart zerschrottet wird. Ich bin allerdings auch nie einen 3er-BMW gefahren. Vielleicht wüsste ich dann die Antwort.

HAU AB, DU ARSCHLOCH!

Herbst 2013. Nachmittags um vier. Auf der Rückfahrt zur Wache nach einer Intensivverlegung in die Uniklinik bekommen wir den nächsten Alarm. «Männlich, 62, Entzug, Nabelbruch.»

Jan macht das Blaulicht an, und ich denke, was für einen Unsinn der Mann von der Rettungsleitstelle uns da auf die Melder geschickt hat. Entzug und Nabelbruch passen zusammen wie Hering und Himbeersoße.

Wir müssen circa zwanzig Kilometer Landstraße bis zu dem kleinen Dorf fahren. Die Rübenernte ist im vollen Gange, so dass wir ewige Staus hinter Treckergespannen vor uns haben. Nach gut achtzehn Minuten stehen wir auf dem Dorfplatz des Hundert-Einwohner-Örtchens. Von hier aus geht es zu Fuß weitere zweihundert Meter entlang eines verwilderten, beinahe komplett zugewachsenen Grasweges bis zu einer alten Wassermühle. Auf halbem Wege kommt mir ein junger Mann entgegen.

«Entschuldigen Sie bitte, dass ich Sie verständigt habe. Meinem Vater geht es nicht gut. Ich habe ihn lange Zeit nicht gesehen, unser Verhältnis ist schwierig. Aber heute hat er Geburtstag, und da wollte ich ihn besuchen. Normalerweise hat er mich in den letzten Jahren immer nur draußen im Garten empfangen. Im Haus selbst war ich schon lange nicht mehr. Aber heute hat er nicht aufgemacht, als ich geklingelt habe. Und weil die Tür offen stand, bin ich ins Haus. Schrecklich. Alles voller Müll. Aber das Schlimmste: der Bauchnabel bei meinem Vater ist auf, irgendwas hängt da, und Wasser tropft heraus!»

Ein Bruch im bauchchirurgischen Sinn: Die Stabilität der

Bauchwand wird im Wesentlichen durch Muskeln und Sehnen gewährleistet. An einigen Stellen dieser Muskel-Sehnen-Barriere gibt es natürliche Schwachstellen, zum Beispiel am Nabel oder in der Leistenregion. Steigt der Druck im Bauch (wie zum Beispiel beim Husten), können sich Eingeweide durch «Löcher», die im Bereich dieser Schwachstellen entstanden sind, hervorstülpen.

Dann stehen wir vor der uralten Fachwerkmühle. Hat sicher schon bessere Zeiten erlebt: Viele Balken morsch, der Putz bröselt an vielen Stellen von der Fassade, die Fensterscheiben sind größtenteils blind, und Unkraut hat sich allerorts den Weg bis in die Gefache gebahnt. Die alte Eingangstür mit den schönen Eisenbeschlägen öffnet sich mit einem Quietschen. PLING, PLING, PLING. Glasflaschen hinter der Tür fallen um.

Als das schwache Tageslicht in den ansonsten dusteren Hausflur fällt, sehe ich, dass die Diele komplett mit leeren Wodkaflaschen zugestellt ist. Hunderte, vielleicht auch tausend. Ein winziger Trampelpfad schlängelt sich durch das Altglas in Richtung einer schmalen, ausgetretenen Holztreppe, die in das erste Obergeschoß führt. Rechts vom Pfad ein Plätschern: Das Mühlrad der Wassermühle dreht im Halbdunkel seine gemächlichen Runden.

«Entschuldigen Sie bitte, wie es hier aussieht. Seit der Trennung meiner Eltern verwahrlost mein Vater immer mehr. Er ist oben im Badezimmer. Hat vorhin gestöhnt und halluziniert. Wollte nicht, dass ich den Notarzt rufe.»

Jan und ich folgen der Altglasroute bis zur Treppe. Mit unserem Koffer stoße ich weitere Flaschen an, die scheppernd umfallen. «Gibt's hier Licht? Könnten Sie das bitte einschalten?»

Der Sohn des Geburtstagskindes betätigt einen Schalter, und plötzlich stehen wir drei inmitten einer Geisterbahnkulisse: Eine einzelne Fünfundzwanzigwattglühbirne hängt an einem

blanken Kabel von der Decke. In ihrem flackerigen Schummer-
licht erkennen wir erst jetzt, dass das gesamte Innere des Hauses mit einer dicken Staubschicht überzogen ist. Dazu meter-
große Spinnweben an den Decken. Wie Baldachine hängen sie
uns vorm Gesicht. Hier hat Dornröschen ihren hundertjährigen
Schlaf gehalten.

Jan leuchtet uns mit seiner Taschenlampe den knarrenden
Weg die Treppe hinauf. «Links den Flur entlang. Dritte Tür
rechts ist das Badezimmer.»

Der obere Flur ist ebenso voll mit leeren Wodkaflaschen.

Als ich das Badezimmer erreicht habe, klopfe ich sachte an.
Nichts. Keine Reaktion. Dann lauter. Nichts. Nachdem auch
auf kräftiges Poltern keine Antwort kommt, mache ich die Tür
einen Spaltbreit auf. Mich haut es fast um. Ein bestialischer Gestank. In diesem Raum muss ein Mensch verwest sein.

«Hallo?» Nichts. Ich mache die Tür komplett auf.

OH GOTT! Diesen Anblick vergesse ich nie: In der Mitte des
Raumes neben einer vergilbten und vor Dreck strotzenden
Badewanne liegt eine völlig versaute, durchgelegene Matratze.
Vollgekackt, vollgepinkelt, vollgekotzt. Daneben unzählige
Konservendosen, teils noch verschlossen, teils leer. Schmutziges Besteck. Alte Wäsche und Handtücher. Benutztes Klopapier,
dazu das, was mal ein Schlafsack war. Und wieder Wodkaflaschen. Und wieder Spinnweben. Auf der anderen Seite der Matratze, gegenüber der Badewanne, ist die Toilette. Darauf sitzend der Hausherr. Ein dicker Mann. Langer, weißlich gelber
Bart, zerzaustes überschulterlanges schlohweißes Haar. Nur mit
einem dunkelgrünen Lodenmantel bekleidet, ansonsten nackt,
wendet er seinen trüben Blick zur Tür.

«Guten Tag, wir sind vom Rettungsdienst. Ihr Sohn hat uns
angerufen. Ihnen würde es nicht gut gehen.»

«Hau ab, du Arschloch!»

Was für eine Begrüßung!

«Und mein Sohn kann sich auch gleich verpissen!» Der junge Mann senkt betroffen seinen Kopf.

«Darf ich Sie untersuchen? Wir haben gehört, dass Sie einen Nabelbruch haben.»

«Verpiss dich. Mir geht es gut. Ich bin selber Arzt!»

Fragend drehe ich mich um. Der junge Mann nickt. Dann flüstert er: «Mein Vater war Chefarzt einer Narkoseabteilung.»

Ich wage einen nächsten Anlauf. «Ich bin Chirurg und würde gerne einen Blick auf den Bruch werfen. Sie als Arzt wissen ja, dass ein eingeklemmter Bruch lebensgefährlich sein kann.»

«Arschloch. Lass mich zufrieden!»

Ich trete einen Schritt zurück und schließe die Tür. Was tun? Einen schweren Alkoholentzug macht der Mann im Moment sicher nicht durch. Und zum Bruch kann ich nichts sagen, hab ihn nicht gesehen.

«Ruf doch den Amtsarzt an. Soll er doch entscheiden, ob der Mann gegebenenfalls auch gegen seinen Willen in der Klinik vorgestellt werden soll.»

Ein guter Tipp von Jan. Nach einer guten halben Stunde ist der Amtsarzt da. Ich berichte ihm, was ich bisher weiß. Dann macht er sich auf, um den Mann in Augenschein zu nehmen. Fünfzehn Minuten später kommt er zurück. «Da ist nichts zu machen. Er will nicht ins Krankenhaus und lässt sich auch von mir nicht untersuchen. Er ist so weit einigermaßen klar im Kopf. Einen Grund zur Einweisung sehe ich nicht. Und es gibt ja keine Pflicht, sich gesund zu erhalten.» Sagt's und verschwindet.

Die alte Wassermühle, der junge Mann und sein Vater lassen mich ratlos zurück. Scheißalkohol.

Ein knappes Jahr später starb der Wodka-Mann. Er wurde erst Wochen nach seinem Tod in der alten Mühle aufgefunden.

REINEKE

Herbst 2014. Draußen ist es furchtbar. Ostwind. Nieselregen. Sechs Grad. Um fünfzehn Uhr werden Timo und ich alarmiert. Vom Nachbarlandkreis ist notärztliche Unterstützung erbeten. «Männlich, Mitte fünzig, Herzinfarkt, Kreisstraße 8.»

Wir haben eine weite Anfahrt. Beinahe zwanzig Kilometer geht es zunächst über die Autobahn, dann auf die Kreisstraße, rechts und links abgeerntete Felder, kleine Wäldchen, dazwischen Fischteiche.

Nach fünfundzwanzig Minuten sind wir am Ziel, einer kleinen Parkbucht an besagter Straße, fernab der nächsten Siedlung. Der Rettungswagen ist längst vor uns angekommen, sodass wir lediglich unseren kleinen Medikamentenkoffer mitnehmen müssen. Schon von außen hören wir den Patienten stöhnen.

Timo lässt mir den Vortritt, als wir in den signalroten Sprinter einsteigen.

«Hallo, ich heiße Christoph, worum geht es?»

Einer der Sanis macht mir eine schnelle Übergabe. «Der Mann hier auf der Trage ist Harry. 57 Jahre alt. Er hat uns alarmiert, da er seit 'ner guten Stunde heftige Schmerzen im linken Brustkorb hat. Mit Ausstrahlung in den linken Arm. Wir haben schon soweit alles fertiggemacht.»

Harry guckt mich mit schmerzverzerrtem Gesicht an. Er sieht deutlich älter aus als siebenundfünfzig. Ein bisschen verlebt. Mager ist er, fast eingefallen, mit übersichtlichem Zahnstatus. «Ich hab so Schmerzen in der Brust. Ich sterbe gleich», presst er hervor.

Der Sani vom RTW reicht mir das EKG. Nichts Auffälliges.

Auch die anderen Messergebnisse vom Überwachungsmonitor sind nicht beunruhigend: Puls, Blutdruck und Sauerstoffgehalt des Blutes – alle Werte o. k.

«Bitte helfen Sie mir. Ich geh kaputt!», schreit er jetzt fast.

«Hatten Sie schon mal einen Herzinfarkt?»

«Nein. Aber jetzt! Unternehmen Sie doch was!»

«Rauchen Sie? Wissen Sie etwas über Ihre Blutfette?»

«Ich rauche. Seit vierzig Jahren. Das andere Wort höre ich zum ersten Mal. Aaah!»

Mir kommt es vor, als müsse sich Harry jedes einzelne Wort herausquälen, so schmerzgeplagt scheint er zu sein. Ich höre ihn rasch mit dem Stethoskop ab. Nichts zu hören, was den Schmerz erklären könnte. Auch das Betasten seines Brustkorbes bringt mich nicht weiter. Ein Herzinfarkt? Ein «NSTEMI»?

NSTEMI (Non ST-Segment Elevation Myocardial Infarction = Nicht-ST-Strecken-Hebungsinfarkt) ist die medizinische Abkürzung für Herzinfarkte, die nicht die typischen EKG-Veränderungen zeigen. Demgegenüber steht der STEMI, also der ST-Strecken-Hebungsinfarkt mit typischen EKG-Charakteristika. Beiden zugrunde liegt eine Veränderung der Herzkranzgefäße, was zu einer Durchblutungsstörung des Herzens führt.

«Gib mir mal das Nitrospray.» Ich sprühe von diesem Medikament zweimal in Harrys Mund. Es erweitert die Blutgefäße und sollte etwas Linderung bringen, wenn es sich denn nicht um einen ausgedehnten Infarkt handelt.

«Wird's etwas besser?»

Harry schüttelt den Kopf. Also doch mehr, als uns das EKG zeigt? Ich entscheide mich, auf Nummer Sicher zu gehen. Arbeitsdiagnose «NSTEMI».

«Mach mal Heparin, Aspirin und Morphium fertig», bitte ich Timo.

Harry schlägt sich plötzlich wie getrieben mit der rechten Faust auf die linke Seite seines Brustkorbes. «Tun Sie was! Ich flehe Sie an! Ich komme um vor Schmerz!»

«Ich gebe Ihnen gleich ein starkes Mittel.»

Sekunden später reicht Timo mir die Medikamente, die beim Herzinfarkt regelmäßig zur Anwendung kommen: Zwei verschiedene Blutverdünner, damit der Infarkt sich nicht noch weiter ausdehnt, und ein sehr starkes Schmerzmittel.

«Ruf die Klinik an und sag ihnen, dass wir mit einem NSTEMI kommen.»

Harry scheint es trotz der hohen Dosis Morphin nicht besser zu gehen. Unruhig wälzt er sich auf der Trage hin und her. Hoffentlich nimmt das hier ein gutes Ende. Mit Blaulicht und Martinshorn geht's in die Kreisstadt. Nach zwanzig Minuten sind wir mit Harry im Schockraum der Klinik. Ich setze mich an den Schreibtisch und fülle gerade das Notarztprotokoll aus, als der diensthabende Internist in den Raum kommt. Er wirft einen kurzen Blick auf Harry, lacht mich dann an. Ich verstehe nicht. Bin irritiert.

«Na Harry, mal wieder zu kalt?»

Ich sehe den Kollegen irritiert an und frage ihn: «Was? Ich kann Ihnen nicht folgen.»

«Harry lässt sich regelmäßig, wenn es ihm draußen im Bauwagen zu kalt wird, in die Klinik einliefern. Ein, zwei Tage ein bequemes, sauberes Bett und regelmäßige Mahlzeiten. Sie sind nicht der Erste, der auf seine Schauspielfähigkeiten hereingefallen ist. Und sicher auch nicht der Letzte! Wir haben ihn

schon unzählige Male von Kopf bis Fuß untersucht. Er ist kerngesund!»

Ich drehe mich um und schaue zu unserem Patienten. Harry
grinst mich an. Der alte Fuchs.

ENGEL

Sommer 1986. Unter lautem Flapp-Flapp-Flapp der Rotorblätter erhebt sich der gelbe Hubschrauber. Nach 30 Metern senkrechtem Aufstieg neigt sich die Bo 105 nach vorn und hält Kurs genau gen Westen.

«Hausgeburt» lautet die knappe Mitteilung auf dem Fax, das uns in den Einsatz schickt.

Ich habe gerade das Physikum am Ende des zweiten Studienjahres bestanden. Das Ende meines Medizinstudiums ist also noch lange nicht in Sicht. Auf dem langen Weg bis zum dritten Staatsexamen sind jetzt mehrere Praktika im Krankenhaus vorgesehen. So verbringe ich heute meine dritte Woche in der Narkoseabteilung eines großen Stadtkrankenhauses in Süddeutschland. Nachdem ich zwei Wochen ahnungs- und hilflos im OP neben dem Narkosegerät stand, ist nun eine Woche Intensiv- und Notfallmedizin dran. Inklusive Rettungshubschrauber-Praktikum.

Nach nur sieben Minuten schweben wir über dem kleinen Dorf. Am gegenüberliegenden Dorfrand stehen wild winkende Menschen. Manfred, unser Pilot, landet in atemberaubendem Tempo auf einer sattgrünen Weide neben der Menschengruppe. Bei noch laufenden Rotoren steigen Notarzt Harry, Sani Olli und ich aus dem Hubschrauber aus. Nach wenigen Metern müssen wir über den Weidezaun klettern. Ein aufgeregter Mann nimmt uns in Empfang und läuft uns dann voran zum angrenzenden Fachwerkhaus.

«Unser Hausarzt Doktor Meier ist schon da. Meine Frau bekommt Zwillinge. Es ging plötzlich los. Eigentlich sollte die Geburt erst in gut drei Monaten sein!»

Ich kann mit dem schweren Notfall-Koffer Harry und Olli kaum folgen. Es geht ins Schlafzimmer der Familie. Der Hausarzt hält ein winziges, nacktes Bündel Mensch auf dem Arm und presst mit seinen bloßen Lippen Luft durch Nase und Mund in den kleinen Körper. Als er uns sieht, unterbricht er.

«Frau Schmidt ist in der 25. Schwangerschaftswoche mit Zwillingen. Vorhin hatte sie den Blasensprung, und unmittelbar danach setzten sofort heftige Wehen ein. Es ging alles rasend schnell. Dieses Kind hier ist das Erstgeborene. Das zweite Kind hat sie vor kurzem geboren. Es liegt bei ihr. Die Kinder haben gute Herztöne!»

Der erfahrene Notarzt gibt erste Anweisungen.

«Olli! Manfred soll mit dem Hubschrauber sofort einen Kinder-Intensivmediziner aus der Kinderklinik holen.»

Der Sani lässt gleich alles stehen und liegen und rennt zum Heli zurück, um Manfred mit diesen Infos wieder in die Luft zu schicken.

Nun geht alles rasend schnell. Harry reißt den ersten Koffer auf, drückt mir den Kinderbeatmungsbeutel in die Hand, nimmt das Baby aus den Armen des Hausarztes und legt es sanft vor mir auf einen Sessel.

«Drück mit nur zwei Fingern 20–30-mal pro Minute Luft in das Kind. Und achte drauf, dass die Maske gut um Mund und Nase sitzt!»

Dann reicht er mir noch ein Päckchen mit Goldfolie.

«Wickel aber zuerst das Baby in die Wärmefolie ein!»

Mir zittern die Hände. Ich bin völlig überfordert. Hätte gerne zehn Arme, kann aber nicht mal mit zwei Armen irgendwas koordiniert erledigen. So kriege ich kaum die Packung mit der Folie auf. Letztlich öffne ich das Paket mit den Zähnen, entfalte das goldene Tuch und kremple es irgendwie um den kleinen nackten Menschen. Dann schnell die Beatmungsmaske auf sein blitzeblaues Gesicht und drücken, drücken, drücken.

Harry hat sich in der Zwischenzeit der Mutter und dem zweiten Winzling zugewendet. Das Kind hängt noch an der Nabelschnur. Zusammen mit dem Hausarzt wird das Baby in Sekunden abgenabelt. Und jetzt? Keine Goldfolie mehr da. Harry schickt den Vater der Zwillinge los, um Alufolie aus der Küche zu holen. Dann reißt er ein gutes Stück davon ab und wickelt darin das Kind ein, so dass nur noch der Kopf herausragt. Der Hausarzt kümmert sich im Weiteren um die Mutter.

Olli ist zurück. Hat die kleine Absaugpumpe in der Hand und reicht Harry den dazugehörigen Katheter. Vorsichtig schiebt er den dünnen Schlauch in Mund und Nase des zweiten Babys und saugt Schleim und Fruchtwasser aus den zarten Atemwegen.

Nichts. Keine Reaktion des Winzlings. Kein Husten. Kein Schreien. Harry legt das Baby auf das Bett, kniet sich vor es hin und beginnt sofort mit der Mund-zu-Nase-Beatmung. Unser Equipment ist nur für ein Kind ausgelegt.

Olli nimmt unser EKG und klebt dem Säugling, den ich beatme, die vier Elektroden auf die violette Brust. Piep. Piep. Piep. Im Affentempo rast das kleine Herz. EKG ab, hin zum zweiten Kind. Gleiches Vorgehen. Gleiches Ergebnis. Das Herz schlägt. Harry pustet mit seinem Mund, ich drücke auf den Beutel.

Der Vater läuft wie ein Tiger im Käfig hin und her und her und hin. Ich spüre seine Sorgen, seine Ängste. Ich konzentriere mich auf «mein» Baby. Maske dicht? Stimmt die Beatmungsfrequenz? Reagiert der kleine Mensch?

So geht es ewig. Harry lässt sich vom Hausarzt beim Beatmen ablösen und kommt zu mir.

«Gut so, wie du es machst! Kannste noch, oder soll ich dich ablösen?»

Ich kann noch. Bin wie getrieben. Muss noch können. Bin

völlig fokussiert auf den Beatmungsbeutel, die Maske auf dem kleinen Gesicht, die zwei drückenden Finger meiner rechten Hand.

Wir sind jetzt sicher schon fast 30 Minuten hier. Da höre ich endlich den Hubschrauber im Landeanflug. Minuten später kommt der angeforderte Kinderarzt in den Raum. Ein einziger Gedanke schießt mir durch den Kopf: Jetzt wird alles gut!

Harry gibt dem Pädiater eine kurze Übergabe, beatmet dann sofort weiter. Der Kinderarzt greift in seine Kitteltasche, holt ein Stethoskop raus und geht zunächst zum Neugeborenen im Ehebett. Er öffnet die Alufolie, horcht gründlich auf den kleinen Brustkorb, während Harry weiter mit dem Mund Luft in das Kind presst. Dann bedeutet er Harry aufzuhören, schüttelt den Kopf und schließt die Alufolie über dem Kopf des Kindes.

Dann kommt er zu mir. Mir springt mein Herz aus dem Hals. Ich drücke und drücke und drücke auf den Beutel. Dieser kleine Mensch wird doch aber noch zu retten sein! Der Kinderarzt öffnet die Goldfolie, hört auf die Lungen des Babys, legt dann seine Hand auf meine Schulter, schaut mich an, schüttelt abermals den Kopf und bedeckt den Kopf des Kindes mit einem Zipfel der Goldfolie.

Es ist still.

Scheiße. Medizin kann doch nicht alles.

Ende der achtziger Jahre lag das Überleben von frühgeborenen Zwillingen in der 25. Schwangerschaftswoche unter optimalen, das heißt Krankenhaus-Bedingungen (!), bei unter 50 Prozent. Das Problem in diesem Fall war die fehlende Lungenreife.

Normalerweise dauert eine Schwangerschaft vierzig Wochen.

BIBI UND TINA BEIM RODEO

Frühsommer 2013 in Süddeutschland.

Silas fährt wie Sau. Nach acht Minuten mit Blaulicht auf der Kreisstraße durch die wellige Landschaft erreichen wir den Reiterhof. Mir ist kotzübel von der Raserei.

Gegen den Brechreiz ankämpfend schnappe ich mir das EKG-Gerät und die Medikamententasche aus dem Kofferraum des rot-weißen Passats und laufe in Richtung der mir zuwinkenden weiblichen Teenies. Silas schnappt sich den Rest und kommt hinterher.

Es könnte hier traumhaft sein: strahlende Sonne, blauer Himmel, sattgrüne Flora und beschaulich grasende Pferde auf den Koppeln ringsum. Könnte! Wenn da nicht die aufgeregten Mädchen um mich herum wären, die mit einem Mix aus Klageweib-Gejammer und Justin-Bieber-Gekreische diese Idylle stören.

Aus tausend kleinen Mündern prasseln Informationen auf mich ein:

«Bibi weint!»

«Bibi hat sich weh getan!»

«Bibi kann sich nicht mehr bewegen!»

«Bibi hat sich in die Hose gemacht!»

«Bibi ist von Omi gefallen!»

Ich verstehe nicht. Bibi? Omi?

Ich versuche, mir einen Weg durch die Mädchenschar zu bahnen. Nach 50 Metern stehe ich auf dem Reitplatz und finde schließlich Bibi am Boden liegend. Sie ist vielleicht elf Jahre alt. Ihr Gesicht ist voller Sand, durch den sich ihre Tränen einen kleinen Bachlauf gespült haben. Neben ihr kniet eine junge Frau und hält ihre Hand.

«Hallo, was ist denn passiert?»

«Guten Tag! Ich bin Tina, die Reitlehrerin. Wir hatten unsere Nachmittagsreitstunde. Springtraining mit ganz kleinen Hindernissen. Omi, Bibis Pferd, hat vor einem Hindernis gebockt. Da ist die Kleine dann gestürzt und voll auf den Rücken gefallen. Seither kann sie ihre Beine nicht mehr fühlen und bewegen.»

Ich wende mich an das Mädchen.

«Bibi, ich untersuche dich jetzt schnell. Versuch, dich nicht zu bewegen. Danach bekommst du auch gleich was gegen die Schmerzen! Kannst du dich an alles erinnern? Ist dir schlecht? Haste einen Filmriss?»

«Mein Rücken tut so weh! Ich weiß genau, was passiert ist. Mir ist nicht schlecht.»

«Wir achten darauf, dass alle Kinder einen Helm tragen!», ergänzt die Reitlehrerin.

«Wo hast du denn noch Schmerzen? Nur am Rücken?»

«Ja, nur da.»

Ich drehe mich um und bitte sie, an meinem Rücken zu zeigen, wo es an ihrem Rücken weh tut. Sie klopft mir auf die untere Brustwirbelsäule.

«Du bekommst jetzt erstmal einen Halskragen. Wir möchten deine Halswirbelsäule schützen. Beweg dich nicht!»

Silas und ich nehmen Bibi vorsichtig den Reithelm ab, dann hält der Sani Bibis Kopf, und ich montiere den Plastikkragen.

«Silas, kümmer dich um die Verkabelung: EKG, Blutdruck, Sauerstoff im Blut!»

Jetzt sind auch die Jungs vom Rettungswagen da. Ich gebe ihnen rasch Informationen.

Schnell die Untersuchung fortsetzen. Bibis Pupillen sind o.k. Der Reithelm hat den Kopf der Teenagerin offenbar vor Schlimmerem bewahrt. Brustkorb, Bauch und Becken scheinen ebenfalls unverletzt zu sein. Jetzt sehe ich, dass Bibi sich tatsächlich in die Hose gepinkelt hat.

«Hast du bemerkt, dass du dir in die Hose gemacht hast?»

«Hab ich? – Iiiiih!»

«Ja. Die Hose ist nass.»

Ich betaste Bibis Beine. «Spürst du das?»

«Was?»

«Na, dass ich deine Beine anfasse!»

«Nee, habe nichts gemerkt.»

Ich kneife Bibi in den Oberschenkel. «Jetzt was gemerkt?»

«Nein. Nur mein Rücken tut so weh!»

Zwischendurch meldet sich Silas mit ersten Messwerten.

«Blutdruck und Puls sind o. k.»

«Danke. Bestell den Hubschrauber!»

«Beweg mal das rechte Bein!», fordere ich unsere Patientin auf.

Nichts passiert. Noch einmal ein Kommando an Bibi. «Versuch mit aller Kraft, das rechte Bein zu bewegen!»

«Ich versuche es doch. Es macht aber nicht, was ich will!»

«Dann jetzt das linke Bein!»

Auch hier passiert nichts.

«Mein Rücken tut so weh!»

Scheiße! Lähmung, Taubheit, Rückenschmerzen und Urinabgang nach Sturz. Querschnittslähmung! Ich habe keinen Röntgenblick, aber wahrscheinlich ist die Wirbelsäule gebrochen.

Wir müssen Gas geben, wenn schlimme Langzeitfolgen überhaupt noch vermieden werden können. Die geschädigten Anteile des Rückenmarks und der daraus entspringenden Nerven müssen schnellstmöglich operiert werden.

«Tropf, Ketanest und Dormicum! Dann auf die Schaufeltrage und im Auto auf die Vakuummatte!»

Die drei Sanis sind flott dabei und bereiten alles vor.

«Ich lege dir jetzt einen Tropf. Das tut ein bisschen weh. Aber dann kriegste gleich ein starkes Schmerzmittel!»

Zum Glück hat Bibi prächtige Adern auf ihrem Handrücken, so dass der Tropf schnell liegt. Anschließend spritze ich ihr erst ein Medikament, das sie in einen leichten Dämmerschlaf versetzt. Danach das Schmerzmittel. Ihre Gesichtszüge werden prompt entspannter.

Gemeinsam legen wir Bibi vorsichtig auf die Schaufeltrage. Anschließend tragen wir sie behutsam in den Rettungswagen. Dann geht's auf die Vakuummatratze. So ist die Wirbelsäule für den Transport stabil versorgt.

Langsam fahren wir mit dem Rettungswagen zum örtlichen Sportplatz, wo der Hubschrauber landen soll.

Zehn Minuten später fliegt Bibi im Eurocopter in die 50 Kilometer entfernte Unfallchirurgie.

Ich habe zwei Monate später in der unfallchirurgischen Klinik angerufen, um mich nach dem weiteren Schicksal der jungen Patientin zu erkundigen. Bibis Beine blieben trotz schneller Operation gelähmt. Sie hatte schwere Brüche mehrerer Wirbelkörper am Übergang von der Brust- zur Lendenwirbelsäule, so dass die Rückenmarksnerven zerquetscht wurden. In einer neurologischen Reha-Klinik hat Bibi gelernt, mit einem Rollstuhl eine eingeschränkte Mobilität zurückzuerlangen.

Sie trug während ihrer Reitstunde zwar einen Helm, aber keinen Rückenprotektor.

OSTER-ÜBERRASCHUNGSEI

Hilde ist in den letzten Jahren sehr vergesslich geworden. Zuletzt fand sie ihren Heimweg nicht, als sie vom Supermarkt kam. Den sonntäglichen Gottesdienst beim Bischof hat sie aber noch nie verpasst.

Wir sitzen gemütlich beim Frühstück in der Rettungswache. Heute mal richtig üppig: Neben dem Üblichen, Brötchen, Wurst, Käse und Marmelade, gibt es heute Nürnberger Würstchen, Bacon, Obstsalat und Rühreier. Schließlich ist heute Ostersonntag!

Da piept es.

«Bewusstlose Person, St.-Trinitatis-Kirche.»

Mit vollen Mündern steigen Ben und ich in den roten Q5. Ein schneller Blick in den Schminkspiegel. Noch Eigelb oder Nutella am Mund? Nichts, alles sauber. Blaulicht an und los. Wir müssen zwei Kilometer durch die Stadt fahren. Nach nur fünf Minuten erreichen wir die riesige Kirche.

Am Hauptportal erwartet uns ein in Schwarz gekleideter Mann.

«Kommen Sie bitte, Frau Schmitz geht es nicht gut! Sie ist nach dem ‹Durch ihn und mit ihm› vom Kniebänkchen aufgestanden und, zack, umgefallen.»

Als wir das Gotteshaus betreten, spricht die versammelte Gemeinde gerade das Vaterunser. In dicken Schwaden hängt Weihrauchnebel in der Luft. Neben der zweiten Bankreihe liegt Hilde. Zwei jüngere Frauen knien neben ihr und halten die kalten Hände der Seniorin.

Der liebe Gott hätte vermutlich nichts dagegen, wenn wir

den Gottesdienst hier stören würden. Ich bedeute den Sanis aber dennoch, Hilde lieber schnell in das nur wenige Meter entfernte Seitenschiff zu ziehen.

Hilde schaut mich aus großen Augen verwundert an.

«Guten Tag, wissen Sie, was passiert ist? Tut Ihnen was weh?»

«Wer sind Sie? Wo bin ich?»

«Wir sind vom Rettungsdienst. Sie sind während des Gottesdienstes ohnmächtig geworden. Tut Ihnen was weh?», frage ich noch mal.

Hilde versucht sich zu bewegen. Mühsam testet die alte Dame sämtliche Gelenke und Knochen auf Beweglichkeit und Schmerz.

«Nein. Nichts. Was ist bloß mit mir los? Mir ist so schwindelig!»

«Meine Mutti ist plötzlich umgefallen. Einfach so. Sie hat sich für kurze Zeit gar nicht geregt!», berichtet eine der beiden Frauen.

«Wir untersuchen Sie jetzt erst mal, messen Ihren Blutdruck und schreiben ein EKG. Haben Sie Zucker?»

Hilde scheint zu überlegen. Sie grübelt und grübelt und grübelt. Dann endlich: «Nein. Nur hohen Blutdruck. Aber dafür nehme ich ja immer meine Tablette!»

«Mutti muss einmal am Tag einen Betablocker einnehmen», ergänzt die zweite Frau.

«Haben Sie noch andere Tabletten außer jener für den Blutdruck?»

Hilde denkt wieder nach. «Ich muss noch drei Pillen einer anderen Sorte nehmen. Morgens, mittags und abends je eine. Für was die aber sind, weiß ich gerade nicht.»

«Mutti, das ist doch dein Schmerzmedikament.»

Und dann zu mir gewandt: «Wissen Sie, meine Mutter hat Osteoporose und starke Rückenschmerzen. Die Tabletten haben unserer Mutter aber in den letzten Tagen auch nicht mehr geholfen!»

Ich werfe einen schnellen Blick in Hildes Augen. Die Pupillen reagieren prompt auf das Licht meiner Taschenlampe.

Die Jungs haben die Seniorin an unseren Monitor angeschlossen und den Blutdruck gemessen.

«Der Druck ist 90 zu 50!», sagt mir Ben noch mit dem Stethoskop in den Ohren. Ein bisschen niedrig, aber noch o.k. Dann ein Blick auf das EKG. Das Herz schlägt ganz regelmäßig. Die EKG-Kurve ist wie im Lehrbuch. Aber viel zu langsam! Nur 45 Schläge pro Minute. Normal sind mehr als 60.

«Sinus-Bradykardie! Tropf vorbereiten und Atropin aufziehen. Außerdem die Schrittmacher-Elektroden bereithalten!»

Bei einer Sinus-Bradykardie zeigen sich im EKG reguläre Zacken und Kurven. Allerdings liegt der Herztakt unterhalb des Normalwertes von ca. 60 Aktionen pro Minute. Das führt dazu, dass auch das Gehirn zu wenig durchblutet wird. Schwindel oder Ohnmacht können die Folge sein. Verschiedene Ursachen können zugrunde liegen: Herzerkrankungen, Schilddrüsenunterfunktion, erhöhter Hirndruck, Medikamente und viele andere. Therapeutisch werden Mittel verabreicht, die die Herzfrequenz steigern, ähnlich wie Adrenalin. Falls das nichts nutzt, wird das Herz von außen mit einem elektrischen Schrittmacher angetrieben.

Hilde dämmert weg. Ihr fallen die Augen zu. Ich versuche sie zu wecken.

«Frau Schmitz, machen Sie mal die Augen auf!», fordere ich die alte Dame auf. Mühsam hebt sie ihre Lider, um sie direkt anschließend wieder kraftlos sinken zu lassen.

«Der Tropf liegt. Läuft eins a!», sagt Jan, einer der Sanis vom Rettungswagen, stolz.

Hildes Herz schlägt jetzt nur noch 40-mal pro Minute.

«Der Blutzucker ist in Ordnung. 150.»

«Danke!», entgegne ich Mike.

Unser Monitor gibt erneut Alarm. Jetzt fällt auch der Sauerstoffgehalt in Hildes Blut.

«Sauerstoffmaske. Zehn Liter pro Minute!»

Mike, der andere Sani vom Rettungswagen, nickt.

«0,5 Milligramm Atropin. Bitte sehr!»

Ben reicht mir das Medikament, das Hildes Herz wieder in Wallung bringen soll. Gespannte Blicke auf das EKG. 40 Herzschläge pro Minute. Dann: 38 Schläge. 35… Atropin hilft nicht. Nächster Versuch: «0,5 Milligramm Alupent!»

Unser Monitor ist nun in ein Dauerpiepen übergegangen. Sauerstoffgehalt zu niedrig. Blutdruck zu schwach. Puls zu langsam. Piep. Piep. Piep. Die Kirchgänger sind von alldem offenbar unbeeindruckt. «Der Herr gibt es. Der Herr nimmt es.»

Als Ben das Alupent aufgezogen hat, spritze ich es in Hildes Ader. Wieder gespannte Blicke auf das EKG. Unverändert. 35. 35. 35.

Dann, nach ungefähr 60 Sekunden, 45 Schläge pro Minute. Noch mal 30 Sekunden später: 52 Herzschläge.

«Noch mal den Blutdruck messen!», bitte ich Jan.

Er drückt auf den Knopf am Monitor. Schon bläst sich die Manschette an Hildes Arm auf. Kurze Zeit später ein beruhigendes Ergebnis: Blutdruck 100 zu 80. Der Puls ist unverändert bei 50 bis 52, und Hilde hat die Augen wieder auf.

Wir legen unsere Patientin auf die Trage und bringen sie zum Rettungswagen. Als wir die Kirche verlassen, läuten die Glocken zum Auszug der Gemeinde. Eine letzte Information an Hildes Töchter: «Wir bringen Ihre Mutter ins Stadtkrankenhaus!»

Stunden später meldet sich eine Tochter von Hilde in der Klinik. Sie erzählt, dass sie in Hildes Wohnung war, um ein paar

Sachen für den Krankenhausaufenthalt ihrer Mutter zu packen. Als sie Hildes Medikamente zusammensuchte, fiel ihr auf, dass ihre Mutter wohl seit einigen Tagen die beiden Medikamente verwechselt hatte. Sie nahm zuletzt täglich nur eine Schmerztablette, aber dafür dreimal täglich den Betablocker. Das machte ihr Herz langsam und den Blutdruck niedrig. Als sie sich dann heute in der Kirche von dem Gebetskniebänkchen erheben wollte, führte das letztendlich zum Kreislaufkollaps.

COUCH-POTATO

Stuttgart im Herbst 1999. Um 16 Uhr piept es.

«Männlich, 40, unklare Situation, Verständigungsprobleme, Unfall?»

Jasmin guckt mich kopfschüttelnd an, schnappt sich dann ihre signalgelbe Jacke, und wir laufen zum Notarztwagen. Blaulicht an. Los durch den beginnenden Berufsverkehr der Großstadt.

«1-82-1 von Leitstelle», knarzt es aus dem Lautsprecher des Funkgerätes.

Ich nehme den Hörer an mein Ohr und antworte der Rettungsleitstelle.

«Hier 1-82-1!»

«Die Situation vor Ort ist unklar. Der aufgeregte Anrufer hatte einen osteuropäischen Akzent. War kaum zu verstehen. Der Patient heißt wohl Vitali Smirnikoff. Schaut mal, was da los ist. Die Polizei kommt auch!»

Nach acht Minuten erreichen wir gemeinsam mit dem Rettungswagen die triste Hochhaussiedlung. Ein riesiges Klingeltableau. Auf einem ausgeblichenen Etikett erkenne ich noch die Buchstaben «Vitali Smir» und klingele.

Bevor der Türsummer geht, springt unvermutet die Haustür auf. Ein Mann, vielleicht 25 Jahre alt, kommt wie gehetzt herausgelaufen. Er erschrickt, als er uns sieht, bleibt kurz stehen und sortiert sich. Rennt dann weiter und ist verschwunden.

Wir betreten irritiert das Haus und laufen in den zweiten Stock. Eine Wohnungstür steht offen.

«Sind wir hier richtig? Smirnikoff?», rufe ich in den Wohnungsflur.

Die Antwort aus einem der hinteren Zimmer verstehe ich nicht, betrete dennoch die Wohnung. Auf dem Sofa des völlig verqualmten Wohnzimmers sitzt Vitali unter einem Madonnenbild. Er schwitzt. Vor ihm auf dem Wohnzimmertisch leere Flaschen und volle Aschenbecher. In seiner linken Hand hält er eine Zigarette, mit der rechten winkt er zur Begrüßung.

«Guten Tag, haben Sie uns angerufen?»

Keine Antwort.

«Was passiert? Unfall? Krank?», versuche ich es erneut.

Vitali antwortet mit russischem Akzent: «Gutt. Gutt. Nix Prablem.»

«Darf ich Sie untersuchen?», frage ich und zeige auf mein Stethoskop.

«Kein Prablem!» Vitali nickt.

Jasmin und die beiden Jungs vom Rettungswagen knöpfen Vitalis Hemd auf und kleben die EKG-Elektroden auf seine Brust, wickeln dann die Druckmanschette um den Oberarm und stecken einen Fingersensor zur Bestimmung des Sauerstoffgehaltes im Blut auf den Zeigefinger. Vitali sitzt, unbeeindruckt weiterrauchend, bequem an das Rückenpolster gelehnt, auf dem Sofa. Die gemessenen Werte sind in Ordnung: Blutdruck 130 zu 80, Puls 90, Sättigung 96 Prozent.

Nun höre ich ihm die Lunge ab. Geht ja auch von vorne, wenn der Patient auf dem Sofa sitzt.

«Tief einatmen und Zigarette weg!»

Vitali hat eine unglaubliche Fahne. Ein unheiliger Mix aus Alkohol, schlechten Zähnen und kaltem Rauch. Ein schlimmer Nachteil, wenn man vorne abhört …

«Kein Prablem!»

Seine Lunge hört sich gut an. Ich weiß nicht, was wir hier sollen. Alle Werte o. k, EKG und Lunge in Ordnung. Alles wirklich «kein Problem!» Vielleicht sind wir gar nicht in der richtigen Wohnung? Ich schaue die Sanis schulterzuckend an.

Da beugt sich Vitali im selben Augenblick zum Wohnzimmertisch vor, offenbar, um sich eine neue Zigarette aus der auf dem Tisch liegenden Packung zu nehmen.

Erst jetzt sehe ich einen riesigen dunkelroten Fleck am Rückenpolster des beigen Sofas. Schock!

«Was ist passiert? Da ist Blut am Sofa!»

«Kein Prablem!»

Schon lehnt sich Vitali wieder zurück an das Rückenpolster und verdeckt den Fleck.

«Bitte beugen Sie sich nach vorne.»

Vitali rührt sich nicht.

Jasmin tritt an ihn heran, ergreift beherzt seine Hände und zieht seinen Oberkörper nach vorn. Ich zerre das blutgetränkte Hemd aus der Jeans. Rechts neben der Brustwirbelsäule über den Rippen finde ich eine drei Zentimeter lange gelappte Schnittwunde, aus der sich stetig ein kleines Blutrinnsal entleert.

«Wie sind die Kreislaufwerte?», frage ich Jasmin, die einen besseren Blick auf den Monitor hat.

«Alles in Ordnung! Unverändert!»

«Kein Problem! Alles gutt!», ergänzt Vitali grinsend.

«Macht einen luftdichten Verband drauf!»

Vitali will plötzlich aufstehen. Er ist so betrunken, dass er mehrere schaukelnde Anläufe nimmt, um vom Sofa hoch und auf die Beine zu kommen.

Als ich ihn auffordere, ruhig sitzen zu bleiben, hören wir deutlich ein «ZISCH».

Unser Patient kneift kurz die Augen zusammen. Sein Gesicht ist für eine Sekunde schmerzverzerrt. Dann grinst er wieder.

Ich hole schnell das Stethoskop aus meiner Jackentasche und halte es noch mal auf Vitalis rechten Brustkorb. Nichts zu hören. Kein Atemgeräusch. Im Seitenvergleich ist noch deutlicher:

links normales Atemgeräusch, rechts nichts. Offenbar ist Vitalis rechte Lunge gerade zusammengefallen.

«Pneu! Sauerstoff und Thoraxdrainage!»

Unter Pneumothorax (oder kurz im Fachjargon «Pneu») versteht man, dass Luft in den Zwischenraum zwischen Lunge und Brustkorb (Pleuraspalt) gelangt. Dieser Spalt ist normalerweise luftleer. Ein Flüssigkeitsfilm sorgt dafür, dass die Lunge von innen am Brustkorb «klebt» und damit entfaltet ist (der gleiche Effekt, den ein Wassertropfen zwischen zwei Glasplatten erzielt). Gelangt nun aber Luft in den Pleuraspalt, weil das Gewebe verletzt wurde, reißt der haftende Flüssigkeitsfilm ab, und die elastischen Strukturen der Lunge lassen diese zusammenschnurren, «kollabieren». Der Lungenflügel steht nicht mehr zur Atmung zur Verfügung. Absolute Lebensgefahr! Die Therapie besteht in der Einlage eines Saugschlauches in den Brustkorb, mit dem die «falsche» Luft abgesaugt wird.

«Ich muss Ihnen einen Schlauch in den Brustkorb legen!»

«Der Sauerstoffgehalt im Blut fällt. Jetzt nur noch 89 Prozent!», mahnt einer der Sanis.

Vitali kämpft beim Atmen. Er kriegt einfach nicht so viel Luft in seinen Körper, wie er will und benötigt.

«Prablem! Prablem!», presst er aus blauen Lippen heraus.

Jasmin hat die Drainage vorbereitet.

«Machen! Machen! Prablem!»

Am seitlichen Brustkorb setze ich einen ca. fünf Zentimeter langen Hautschnitt, nachdem ich desinfiziert und ein Betäubungsmittel gespritzt habe. Dann drängt mein Zeigefinger die Weichteile zwischen den zwei Rippen auseinander, und ich führe mit der anderen Hand in das so entstandene Loch den etwa kleinfingerdicken Plastikschlauch in die rechte Brusthöhle. Noch schnell fixieren und einen sterilen Verband. Jasmin schließt rasch die Saugeinheit an den Schlauch an.

Dreißig Minuten später liegt Vitali auf der unfallchirurgischen Intensivstation. Mit einem großen «Prablem».

Offenbar hat Vitalis Sofa-Turnerei dazu geführt, dass sich die Ränder der Stichwunde so verschoben haben, dass Luft in den Brustkorb eindringen konnte, was zuvor noch nicht der Fall war. Immerhin war meine erste Untersuchung der Lunge unauffällig.

Der junge Mann an der Haustür war übrigens der Messerstecher.

TIMO UND TARANTULA

1997. Ich bin noch «Notarzt-Praktikant», habe den Notarzt-Kurs erst vor kurzem absolviert. An meiner Seite ist Michael, Narkosearzt und Notfallmediziner seit hundert Jahren. Er ist heute mein Anleiter, lässt mich machen und greift nur dann ein, wenn ich gar nicht klarkomme.

«Krampfanfall, 10 Jahre, männlich» steht auf unseren Alarmmeldern, als es am Vormittag piept.

Einmal quer durch die süddeutsche Großstadt bis zum schicken Einfamilienhaus in nobler Hanglage.

«Schnell, schnell, kommen Sie. Mein Sohn stirbt!», empfängt uns Timos Mutter. Ruck, zuck schnappen wir unsere Ausrüstung und folgen der Frau im Laufschritt.

«Was ist passiert?», frage ich beim Betreten des Hauses.

«Timo ist schon seit einigen Tagen krank. Hat sich irgendeinen Magen-Darm-Virus in der Schule eingefangen. Ständig muss er brechen. Vor 20 Minuten hat er einen Zwieback gegessen, wollte dann aufstehen und ist einfach umgefallen. Seither krampft er.»

Als wir in die Küche kommen, sehe ich den Jungen zuckend auf dem Boden liegen. Ein Krampfanfall, wie ich ihn erschreckender noch nie gesehen habe: Sein Kopf ist starr nach links gedreht, seine Halswirbelsäule komplett überstreckt, der wirre Blick fixiert nach oben gerichtet, der Rücken zum Hohlkreuz geformt, seine Arme und Handgelenke maximal gebeugt und die Hände zu Fäusten geballt. Sein Gesicht ist im Krampf zu einer bösen Grimasse mit herausgestreckter Zunge entstellt.

«Ist Ihr Sohn Epileptiker? Hat er so was schon mal gehabt?», frage ich die Mutter.

«Nein. Er war bisher immer gesund. Helfen Sie ihm doch!»

«Hat Ihr Sohn Fieber?»

Vielleicht ein einfacher Fieberkrampf? Dafür ist Timo eigentlich schon zu alt. Aber wer weiß?

«Nein. Ich habe heute Morgen die Temperatur gemessen. 36,6 °C! Unternehmen Sie endlich was!»

Dann muss es wohl ein «normaler» erster Krampfanfall sein. Dachte ich ...

«Tropf legen, dann Valium gegen den epileptischen Anfall!»

Die Jungs vom RTW machen ihre Koffer auf und reichen mir das Material. Der erste und der zweite Versuch, einen Tropf zu legen, gehen voll in die Hose. Timos Arme schütteln so heftig, dass auch das Festhalten durch die Sanis nicht viel hilft und ich die Adern zersteche. Beim dritten Mal klappt es dann endlich. Der Tropf liegt. Mir steht der Schweiß auf der Stirn. Der Junge zuckt unentwegt.

«Um Gottes willen, warum helfen Sie ihm denn nicht?»

«Jetzt das Valium!»

«Stopp!

Jetzt schreitet Michael ein.

«Warte mal. Der Junge hat Magen-Darm. Frag doch mal, ob er dagegen ein Medikament bekommt!»

«Hier, diese Tabletten hat er gegen das Erbrechen vom Kinderarzt», kommt Timos Mutter meiner Frage zuvor und zeigt mir eine Packung MCP-Tabletten. Metoclopramid kenne ich in Tropfenform aus der Klinik. Die geben wir regelmäßig Patienten, denen nach einer Narkose schlecht ist.

«Und? Geht dir ein Licht auf?», fragt Michael.

Ich schaue ihn fragend an. Bei mir bleibt es dunkel. Nein, kein Geistesblitz.

«Mensch, Mensch, ihr Chirurgen könnt auch nur operieren. Stichwort Parkinsonismus! Na, fällt der Groschen? Das ist eine typische Nebenwirkung von MCP. Besonders bei Kindern!», sagt er grinsend und gibt mir eine Ampulle. Valium ist es nicht!

Der Parkinsonismus gehört wie verschiedene andere Erkrankungen in die Gruppe der «extrapyramidal-motorischen Störungen», also Störungen der Bewegung, die ihren Ursprung weder im Großhirn noch im Rückenmark haben. Diesen Erkrankungen liegt die fehlende Wirkung des Botenstoffes Dopamin zugrunde, der im Gehirn Signale übermittelt und für geordnete Bewegungsabläufe sorgt. Fehlt Dopamin ganz oder teilweise (Morbus Parkinson) oder wird es an seiner wichtigen Wirkung gehindert (wie in diesem Fall durch das Medikament), kommt es zu den geschilderten unkontrollierbaren Bewegungen des ganzen Körpers. Im Notfall wird ein Medikament eingesetzt, das dämpfend auf Muskelbewegungen wirkt.

Der Sani reicht mir eine Spritze mit Akineton. Nachdem ich das Medikament langsam gespritzt habe, hört Timo innerhalb von zwei Minuten auf zu zittern und zu zucken. Entspannt liegt er da und lächelt mich an.

Und was hat das alles mit der Spinne «Tarantula» zu tun? Bei der Vorbereitung dieser Story habe ich «Dyskinetisches Syndrom» (häufiges Synonym für «Parkinsonismus») gegoogelt. Die meisten Treffer lieferten, ACHTUNG, kein Scherz: Seiten über Vogelspinnen! Offenbar zeigen diese Tiere bei Befall mit bestimmten Milben genau die gleichen Symptome: unkontrolliertes Zittern und Krämpfe.

ÜBER DEN WOLKEN

Süddeutschland 2001. Ein Rettungswagen hat gerade eine Schülerin in die chirurgische Ambulanz gebracht. Das Mädchen ist während des Sportunterrichtes umgeknickt und hat nun schlimme Schmerzen am Sprunggelenk. Ich stelle mich kurz vor und will gerade mit der Untersuchung beginnen, da piept es in meiner Kitteltasche: «Schlaganfall, weiblich, 28, Flughafen.»

«Entschuldigung, ich muss weg. Mein Kollege kümmert sich gleich um dich!»

Ich rausche ab, tausche noch rasch meinen Kittel gegen die signalrote Jacke. Die weiße Hose und meine Clogs behalte ich an. Sicherheitsstiefel und Einsatzhose werden erst in zehn Jahren ein Thema sein …

Unten am Klinikeingang wartet «Salat-Andi» im Notarztauto. Er hat den Spitznamen von seinen Kollegen erhalten, weil er sich seit einer Kur mit eingehender Ernährungsberatung nur noch von Rohkost ernährt.

«Hallo Salat-Andi, weißt du schon was Genaueres?»

Wir müssen beide lachen. Dann antwortet er:

«Wir sollen auf das Flug-Vorfeld. In einer Linienmaschine von Dubai nach Hamburg hat wohl eine junge Frau einen Schlaganfall erlitten. Das Flugzeug macht deshalb hier einen Not-Stop vor dem Weiterflug!»

Blaulicht an und los. Die Kohlfelder der Fildern fliegen an uns vorbei. Nach 12 Minuten stehen wir vor dem Gittertor. Ein Pförtner kommt angelaufen, öffnet uns und gibt Salat-Andi Anweisungen, wo wir uns melden sollen. Das schwarz-gelb-karierte «Follow-me»-Auto erwartet uns bereits zusammen mit dem Rettungswagen der Flughafen-Feuerwehr. Gemeinsam geht es bis zur Landebahn des Flughafens. Endlich hält das Einweisungsfahrzeug etwas abseits an. Hier ist weit und breit kein Flugzeug zu sehen. Auch nicht am Himmel. Der «Follow-me»-Fahrer kommt stattdessen zu uns.

«Die Boeing 737 wird um 11 Uhr 38 erwartet. Alle anderen Starts und Landungen sind bis dahin gecancelt!»

Während wir noch warten, wird hinter uns die mobile Gangway angeliefert und in Stellung gebracht.

Punkt 11 Uhr 38: Touch down. Rauch der bremsenden Räder steigt auf.

Der riesige weiße Vogel rollt kurze Zeit später an uns vorbei und erreicht schließlich seine Parkposition. In Windeseile wird die Treppe im vorderen Bereich der Boeing montiert. Salat-Andi und ich laufen als Erste die Gangway hoch. Als wir oben ankommen, öffnet sich auch schon die Tür des Flugzeugs, und eine Stewardess nimmt uns in Empfang.

«Bitte folgen Sie mir!»

Wir zwängen uns unter den neugierigen Blicken der anderen Passagiere mit unserer Ausrüstung durch den Mittelgang. Steffi sitzt in Reihe 10 direkt am Gang. Die Flugbegleiterin gibt uns einen kurzen Überblick.

«Die junge Dame hat uns verständigt, als wir gerade über den Alpen waren. Etwas stimme nicht mit ihr, ihr sei schlecht und schwindelig. Außerdem könne sie nicht mehr richtig sprechen. Aber sehen Sie doch selbst!»

Ach du Kacke! Steffi schaut mich komplett schief an. Eine sehr attraktive junge Frau. Eigentlich! Wenn denn nicht ihre linke Gesichtshälfte entstellt wäre: Ihre linke Wange ist im Gegensatz zur rechten ohne Spannung. Ihr linkes Auge tränt. Der linke Mundwinkel hängt herab. Die Stewardess wischt Steffi mit einem Taschentuch dort herauslaufende Spucke ab.

«Guten Tag, wir sind vom Rettungsdienst. Können Sie mich verstehen?»

Steffi nickt.

«Haben Sie Kopfschmerzen?»

«Nein, mir isch nur schwindelisch. Un schlescht!», kämpft sie ihre Antwort mit kloßig näselnder Stimme heraus, die ich anfangs kaum verstehe. Hört sich verwaschen an …

Ein rascher Blick in Steffis blaue Augen zeigt mir normale Pupillen, die sich flott verengen, als ich mit der Lampe hineinleuchte.

Ich bitte Steffi, mir alles nachzumachen, was ich ihr nun vormache. Stirnrunzeln. Kann sie nicht. Augen zukneifen. Kann sie nicht. Wangen aufblasen. Kann sie nicht. Pfeifen. Kann sie nicht.

«Kacke!», denke ich, «Schlaganfall mit 28.»

Dann fordere ich Steffi auf, Arme und Beine so zu bewegen, wie ich es vormache. Das kann sie alles prima. Gott sei Dank! Kein kompletter Schlaganfall …

«Tatsächlich Apoplex?», fragt mich Salat-Andi. Ich nicke.

Ein Schlaganfall (Apoplex) ist die Folge einer Durchblutungsstörung des Gehirns. Der entstehende Sauerstoffmangel führt in der betroffenen Hirnhälfte zu Nervenzellstörungen und im weiteren Verlauf zum Nervenzelltod. Bewegungen, die normalerweise von den jetzt geschädigten Hirnarealen gesteuert werden, können nicht mehr ausgeführt werden. Je nach Ausdehnung der Hirnschädigung finden sich zum Beispiel «nur» Lähmungen im Bereich des Gesichtes oder des Armes. In schwersten Fällen kann es zu einer vollständigen einseitigen Lähmung von Kopf bis Fuß kommen.

Die Ausfälle betreffen dabei immer die gegenüberliegende Körperhälfte, da die Nervenfasern auf ihrem Weg vom Hirn zur Peripherie kreuzen und die Seiten wechseln (in diesem Fall führte ein Schaden in der rechte Gehirnhälfte zu Ausfällen in der linken Gesichtshälfte).

Ich bitte die Sanis, unsere Patientin zu verkabeln und einige Werte zu messen.

«Zugang, Blutzucker, EKG und Blutdruck!»

Sie beginnen sofort mit ihrer Arbeit, was sich aber in Anbetracht der Enge des Flugzeuges sehr mühsam gestaltet. Multitasking geht nicht. Eins nach dem anderen.

Ich rede weiter mit Steffi.

«Haben Sie andere schwere Vorerkrankungen? Ich meine nicht Schnupfen oder so was!»

«Nein. Isch war immer geschund. Scheid vorgeschtern bin isch erkältet.»

«Nehmen Sie Medikamente?»

Steffi schüttelt den Kopf.

Die Jungs haben die ersten Werte. Blutzucker o.k. Blutdruck o.k. Puls und EKG o.k.

«Wir bringen Sie jetzt rasch in die nächste neurologische Klinik. Bevor wir starten, spritze ich Ihnen noch ein Medikament gegen die Übelkeit.»

Die junge Patientin liegt kurze Zeit später im Rettungswagen. Mit Blaulicht geht es über die Schnellstraße in die Klinik.

Als wir auf der Schlaganfallstation ankommen, werden wir bereits erwartet. Salat-Andi hat offenbar ordentlich Druck gemacht, als er die junge Patientin in der Klinik telefonisch angekündigt hat. Ich gebe dem Neurologen einen knappen Überblick, berichte über den Not-Stopp des Flugzeuges und von den Tests, die ich mit Steffi gemacht habe. Dann frage ich, ob wir direkt zur Computertomographie des Kopfes durchstarten sollen.

Der Alt-Oberarzt schaut Steffi mit hundertjähriger Berufserfahrung an und sagt dann knapp:

«Abwarten! Sind die Ohren in Ordnung?»

Ich bin irritiert und denke mir: «So ein Schwachsinn. Die

arme Frau hat einen Schlaganfall, und er redet von ihren Ohren?» Ich antworte gleichwohl höflich: «Nein, wir haben keinen Ohrenspiegel im Rettungswagen.»

«Seit wann sind Sie erkältet?», fragt er die Patientin. Steffi antwortet wie schon zuvor.

«Ist Ihre Nase dicht?»

Steffi nickt.

Der neurologische Silberrücken holt ein Otoskop, schiebt dessen Trichter vorsichtig in Steffis linkes Ohr, schaut nur wenige Sekunden hinein und fordert mich dann auf, auch hineinzusehen. Hinter dem Trommelfell schimmert es dunkelrot. Er grinst mich an und sagt dann sehr freundlich, fast väterlich, zu Steffi gewandt:

«Machen Sie sich keine Sorgen! Ihre Gesichtslähmungen sind bald wieder weg!»

Dann dreht er sich zu mir und sagt:

«Es stimmt schon: Was häufig ist, ist häufig. Ein Schlaganfall ist deutlich häufiger bei hängendem Lid und schiefem Mundwinkel. Es gibt allerdings auch seltene Ursachen für bestimmte Symptome wie hier den Ausfall des Gesichtsnervs. Druckschaden ist das Stichwort, Herr Kollege!»

Ich stehe da wie ein kleiner Schuljunge …

Was meinte der Oberarzt? Jeder, der mal einen fiesen, festsitzenden Schnupfen hatte, kennt das Gefühl von Druck auf den Ohren oder gar Ohrenschmerzen. Diese werden noch schlimmer, wenn man in die Berge fährt oder taucht.

Die Schmerzen resultieren aus einem fehlenden Druckausgleich zwischen Nasen-Rachen-Raum und Mittelohr, wenn der Verbindungskanal zwischen den beiden genannten Strukturen zugeschwollen ist. Kann dieser Druckausgleich nicht stattfinden, entsteht im Mittelohr ein dauerhafter Unter- oder Überdruck gegenüber dem Umgebungsdruck (zum Beispiel beim Tauchen oder beim Fliegen, gerne auch bei Autofahrten mit größeren Höhenunterschieden). Das führt zum Anschwellen der Mittelohr-Schleimhaut verbunden mit Austritt von Blut und Gewebswasser und so zum weiteren Druckanstieg im Mittelohr.

Das Fatale daran: der Nervus facialis (Gesichtsnerv) nimmt seinen Weg durch das Mittelohr zu den Gesichtsmuskeln. Der winzig-dünne, sehr empfindliche Nerv kann einen Druckschaden bekommen, sodass er die elektrischen Impulse nicht mehr übertragen kann. So kann es zum Ausfall der Gesichtsmuskulatur kommen. Therapeutisch steht die Druckentlastung durch abschwellende Medikamente im Vordergrund.

LIEBE UND SO 'N SCHEISS

Heute wird es passieren. Heute wird er mit ihr schlafen. Karsten denkt seit Tagen an nichts anderes. In seiner Phantasie reitet Franziska auf ihm. Ihre nackten Brüste wippen über ihm im Takt ihrer Lust. So lange, bis er sich endlich in sie ergießen darf.

Erlösung.

Der Saarländer Karsten hatte Franziska, eine gebürtige Schweizerin, während einer Kur kennengelernt. Die beiden trafen sich zum ersten Mal bei der Wassergymnastik. Sie hatte diese Therapie für ihren Rücken verordnet bekommen. Er für seine Nerven.

Sie kennt sein Geheimnis.

Während der drei Wochen in der Kurklinik kamen sie sich täglich näher. Erst scheue Blicke, später lange Gespräche, wie er sie noch nie zuvor mit einer Frau geführt hatte. Am Ende der Kur dann erste zärtliche Küsse. Sex hatten sie nicht. Obwohl sie beide gewollt hätten. Allein die Gelegenheit fehlte.

Aber heute sollte alles passen.

Karsten ist an diesem Morgen trotz Kater früh aufgestanden. Um fünf war er schon im Badezimmer. Erst duschen, dann rasieren und Gel in seine kurzen, dunklen Haare. Anschließend anziehen und zum Schluss jenes Parfum an Hals und Lenden, welches Franziska schon in der Kur beinahe um den Verstand gebracht hat. Dann setzt er sich in sein Auto und macht sich auf den Weg in das 300 Kilometer entfernte hessische Städtchen, wo Franziska auf ihn wartet. Auf der Fahrt kreisen seine Gedanken: Wie wird sie ihn empfangen? Lediglich in Dessous gekleidet? Wie fühlen sich ihre Möpse an? Mag sie es mit der Zunge? Karsten bekommt eine Erektion. Ihm wird heiß. Er beginnt zu schwitzen.

Franziska nutzt den Morgen, um ihre kleine, schnuckelige Wohnung in Hessen gründlich für das erste gemeinsame Wochenende vorzubereiten. Der Frühstückstisch ist liebevoll gedeckt, Duftkerzen sind aufgestellt, das Bett ist frisch bezogen und Kondome harren unterm Kopfkissen auf ihren Einsatz.

Um elf klingelt Karsten an ihrer Tür. Franziska öffnet ihm und fällt gleich über ihn her. Endlich sind sie ganz für sich allein. Endlich ist jetzt Zeit für ihre noch junge Liebe. Sie küssen sich begierig. Wie lange ist es schon her, dass Karsten die Brustwarzen einer Frau gestreichelt hat? Nun ist es wieder so weit.

Und schon ist es wieder vorbei, denn Franziska unterbricht seine Erkundung ihres Körpers.

«Traummann, du musst dich jetzt erst mal für später stärken!», sagt sie mit verschmitztem Lächeln. Sie liebt es, Männer zunächst zappeln zu lassen, um so ihr eigenes Verlangen unendlich zu steigern. Sie lädt also ihren Kurschatten nach dem Frühstück ein, die historische Altstadt ihres Wohnortes zu besichtigen.

«Ich zeige dir jetzt erst mal unser schönes Schloss. Später zeige ich dir dann, was die bösen Mädchen von hier alles können und wollen …»

Karsten grinst. Er würde jetzt alles für sie tun, wenn sie nur später vögeln würden. Bei dem Gedanken überläuft ihn erneut ein Schauer.

«Du schwitzt ja!»

«Du machst mich so heiß!»

Franziskas Führung durch die Stadt dauert ganze vier Stunden: Schloss, Rathaus, Geburtshaus eines berühmten Dichters.

Zwischendurch ein Mineralwasser und hundert Küsse im Markt-café.

Dann ist Franziska bereit. Angespannt wie ein Teenie. Sie will Karsten jetzt in sich spüren. So schnell es geht!

Karsten ist ebenso aufgeregt wie sie. Franziska bemerkt, dass seine Hand zittert, als er im Auto auf der Rückfahrt zu ihrer Wohnung zärtlich ihren Oberschenkel streichelt. Nach 15 Minuten Fahrt halten sie auf dem Parkplatz und eilen die Treppen hinauf. Franziska holt ihren Schlüssel raus und schließt die Tür auf. Die Verliebten betreten eilig die Wohnung. Im Wohnzimmer gibt's kein Halten mehr. Sie reißen sich gegenseitig die Kleider vom Leib. Karsten drängt Franziska in Richtung des blauen Sofas. Den Weg zum frisch bezogenen Bett schaffen sie nicht mehr. Ekstase im Stehen. Offene Münder. Nackte Körper, eng umschlungen. Franziska drückt sich fest an Karsten, ihre Hände pressen sich auf Karstens nassgeschwitzten Rücken.

Ihr neuer Traummann zittert immer stärker unter ihren Fingern. Dann zuckt Karsten am ganzen Leib und stürzt ungebremst in ein Glasregal, das krachend in tausend Teile zerspringt. Er übergibt sich, die Reste seines Frühstückes landen auf dem Teppich. Karstens Körper bebt. Er hat das Bewusstsein verloren.

Um 17 Uhr 30 piept es in meiner Hosentasche.

«Bewusstlose Person, männlich, 48.»

Dietmar und ich laufen zum Notarztauto. Mit Blaulicht und Martinshorn sind wir nach etwa zehn Minuten in Franziskas Wohnung. Wir stellen uns kurz vor. Ein Mann liegt nackt auf dem Fußboden. Jeder Muskel seines Körpers ist angespannt. Karstens Gesicht ist gespenstisch entstellt. Spucke und Blut laufen ihm aus dem Mund. Ein großer Urinfleck ist unter ihm auf dem Teppich. Das Vollbild eines epileptischen Anfalles.

Bei einem epileptischen Krampfanfall kommt es zu einer spontanen Entladung von elektrischen Impulsen in Nervenzellen des Gehirns, die im Körper dann meistens zu typischen zuckenden, unwillkürlichen Bewegungen führen. Die Ursachen sind vielfältig. Therapeutisch werden im Notarztdienst Beruhigungsmittel eingesetzt, die dämpfend auf die Nervenzellen im Gehirn wirken.

Die beiden Jungs vom Rettungswagen sind schon dabei, die Überwachung von Puls, Blutdruck und Sauerstoffgehalt im Blut zu montieren, während Dietmar den Blutzuckerspiegel misst.

«Was ist passiert?», frage ich Franziska.

«Karsten und ich sind erst seit kurzer Zeit ein Paar. Wir haben uns in der Kur kennengelernt. Ich hatte Rückenprobleme, und er war dort wegen Alkohol.»

«Sind epileptische Anfälle bei ihm bekannt? Nimmt er Medikamente?»

Franziska schüttelt den Kopf.

«Aber ich hatte gestern beim Telefonieren das Gefühl, dass er wieder trinkt. Seine Stimme war so beschwingt. Und dabei habe ich ihn so beschworen, mit dem Alkohol aufzuhören. Ich unterstütze ihn zu tausend Prozent. Habe sogar gestern noch alles an Alkohol aus meiner Wohnung weggeschmissen! Mit meiner Liebe zu ihm wird er sein Alkoholproblem überwinden!»

Meine rasche Untersuchung des Patienten zeigt bis auf den anhaltenden Krampfanfall nichts Auffälliges. Insbesondere sind Karstens Pupillen in Ordnung.

Dietmar nennt mir die gemessenen Kreislaufwerte und den Blutzucker. Alles o. k.

«Zugang! Dann Dormicum!»

Gemeinsam schaffen es die Sanis, Karstens zuckenden Arm für kurze Zeit so zu fixieren, dass ich ihm einen Tropf legen kann. Sofort anschließend spritze ich ihm fünf Milligramm des Beruhigungsmittels. Nach einer Minute ist der Krampfanfall durchbrochen, und Karsten fällt in einen Dämmerschlaf.

«Ihr Freund kommt jetzt in die Stadtklinik für weitere Untersuchungen. Ich vermute, dass er gerade einen Alkohol-Entzugskrampf erlitten hat.»

«Ja, danke für Ihre Hilfe. Er ist meine große Liebe und dann so ein Scheiß …»

Wir transportieren Karsten in das Krankenhaus, in dem auch der Rettungsdienst stationiert ist. Franziska bleibt allein im demolierten Wohnzimmer zurück. Sie räumt die Glasscherben weg und reinigt den Teppich von Urin, Blut und Erbrochenem.

Franziska hatte sich das Ende des Nachmittags wohl ganz anders vorgestellt.

Am nächsten Tag treffe ich Karsten zufällig am Haupteingang der Klinik. Er hat keine Erinnerung an das Geschehene. Ich berichte ihm vom Krampfanfall und frage ihn, ob er denn zuletzt wieder Alkohol getrunken habe. Er erzählt mir, dass er bereits kurz nach der Kur wieder schwer dem Schnaps verfallen sei. Gestern habe er dann aber seit dem Aufstehen gar nichts getrunken. Franziska habe ihm das mit Rücksicht auf seine Alkoholkrankheit streng verboten.

«Nicht mal einen kleinen Sekt zum Frühstück oder ein Bier im Marktcafé hat sie mir gestattet!»

Das hat Karsten alkoholmäßig ganz abrupt von hundert auf null gesetzt. Der Alkoholspiegel in seinem Blut sank unter einen kritischen Punkt. Es kam zum Gewitter in seinem Gehirn; er bekam einen Alkohol-Entzugskrampf.

Am Ende unseres Gesprächs sagt Karsten dann noch: «Mit ein paar Weinbrandbohnen hätte es so ein schöner Nachmittag werden können!»

AUGEN ZU UND DURCH

Abends in der hessischen Großstadt 2003. Der «Tatort» läuft. Der Mordfall ist fast aufgeklärt, als es gegen 21 Uhr 35 piept.

«Notfallverlegung, weiblich, 45, Schädelhirntrauma.»

Rettungssani Silas und ich schauen uns angenervt an. Warum kann der verdammte Alarm nicht zehn Minuten später kommen, wenn der Gärtner in den Knast kommt?

Ab ins Auto und los.

Silas nimmt sich das Funkgerät und erkundigt sich bei der Rettungsleitstelle, um was es geht.

«Im Elisabeth-Heim liegt eine Frau, die vor einer Stunde eine Treppe hinuntergestürzt ist. Sie hat eine Gehirnerschütterung und kann dort nicht überwacht werden. Die Intensivstation ist voll. Soll jetzt ins Vinzenz-Krankenhaus verlegt werden!»

Die Straßen sind wie leergefegt, so sind wir schon nach fünf Minuten in der Ambulanz des Elisabeth-Heimes.

«Guten Abend, wir sollen eine Verlegung machen!»

«Ach, das ist ja schön, dass ihr so schnell da seid! Bei uns sind alle Überwachungsbetten voll!», begrüßt uns der diensthabende chirurgische Assistenzarzt. Und weiter: «Frau Meier hat ein Schädelhirntrauma Grad I und ist betrunken. Muss also für 24 Stunden überwacht werden. Sie ist ihre Kellertreppe herabgestürzt, unten dann mit dem Kopf auf eine Holzkiste geschlagen. Ihr Mann hat es poltern gehört, seine Frau benommen aufgefunden und 112 angerufen. Ein Rettungswagen brachte sie vor einer Stunde zu uns. Sie hat einen Filmriss und war anfangs wohl auch bewusstlos. Sonst ist bis auf ein fettes, blaues Auge alles o. k. Das Röntgenbild vom Schädel auch. Besoffene und Kinder haben eben immer Glück!»

Schädelhirntrauma Grad I bedeutet «Gehirnerschütterung». Diese Diagnose kann per Definition gestellt werden, wenn nach einem Unfall eines dieser drei Kriterien vorliegt: 1. kurzzeitige Bewusstlosigkeit, 2. Filmriss, 3. Übelkeit und/oder Erbrechen. Die Behandlung erfolgt in der Regel stationär mit zwölf- bis 24-stündiger Überwachung zum Ausschluss einer höhergradigen Hirnverletzung.

Die zwei Jungs vom Rettungswagen, Silas und ich folgen dem Assistenzarzt in eines der Behandlungszimmer. Es riecht dort wie in einer Kneipe. Frau Meier liegt ruhig auf einer Untersuchungsliege. Erst als ich näher an sie herantrete, erkenne ich das massiv geschwollene rechte Auge. Was für ein fettes Veilchen! Ober- und Unterlid scheinen kurz vorm Platzen zu sein. Beinahe tennisballgroß, dunkelviolett eingeblutet, fast schwarz!

«Hallo, guten Abend, Frau Meier. Wir sind vom Rettungsdienst und sollen Sie in das Vinzenz-Krankenhaus bringen.»

«Na, macht doch!»

«Tut Ihnen was weh? Ist Ihnen schlecht?»

«Nein. Ich will meine Ruhe haben!»

«Bitte versuchen Sie, Ihr rechtes Auge zu öffnen!»

«Geht nich'!»

Der Assistenzarzt reicht mir die Verlegungspapiere, und wir wollen gerade mit dem Umlagern der Frau beginnen, da schießt mir plötzlich, wie ein Blitz, ein Gedanke durch den Kopf.

«Wartet nochmal kurz!», bitte ich die Sanis und schnappe mir ein Paar Gummihandschuhe aus dem Karton in der Wandhalterung.

«Ich möchte einmal kurz Ihren Augapfel ansehen. Kann sein, dass es etwas weh tut, wenn ich Ihre Lider auseinanderhalte!»

«Versuchen Sie's. Der andere Arzt hat es auch nicht geschafft!»

«Ich hab's wirklich versucht. Frau Meier hat recht. Geht nicht. Keine Chance. Zu sehr geschwollen!»

Einen Versuch gebe ich mir und trete an unsere Patientin heran.

«Tut jetzt gleich vielleicht weh!»

Wider Erwarten gelingt es mir erschreckend einfach, Ober- und Unterlid einen Spaltbreit zu öffnen.

Ach du Scheiße! Furchtbar! Horrorbild!

Das Auge der 45-jährigen Patientin ist komplett zerstört. Es sieht aus wie ein Cranberry-Smoothie, so, als wäre der Augapfel geschreddert worden.

«Wir fahren in die Uniklinik. Nicht ins Vinzenz. Die haben keine Augenabteilung!», sage ich zu Silas gewandt.

Danach bitte ich den Assistenzarzt, mir doch noch das Röntgenbild vom Kopf der Dame zu zeigen. Bei genauem Hinsehen zeigt sich auch hier die Schwere der Verletzung: Nicht nur der Augapfel ist kaputt, sondern auch die knöcherne Augenhöhle.

Frau Meier wird noch in der gleichen Nacht in der Uniklinik operiert. Trotz fehlender Nüchternheit …

Wie zu erwarten war, konnte Frau Meiers Auge nicht gerettet werden.

Was habe ich aus dem riesigen Zufall meines Blitzgedankens gelernt? Zwei Sachen: «Geht nich' gibt's nich'!», und: «Schau lieber selbst hin. Verlass dich nicht auf das Urteil anderer!»

ZEHN KLEINE JÄGERMEISTER

Für Wölli. R. I. P.

Winter 1998. 17 Uhr 30 im in der Schwabenmetropole. Ich habe den Notarzt-Pieper in meiner Kitteltasche und warte in der chirurgischen Ambulanz sehnsüchtig auf meine Ablösung. Heute Abend um 20 Uhr geht's zum Weihnachtsingen in die Schleyer-Halle.

«Wir warten aufs Christkind!» mit den «Roten Rosen».

Ich freue mich schon ewig auf dieses Konzert und will pünktlich die Klinik verlassen, um nichts davon zu verpassen. Aber es kommt, wie es immer kommt, wenn man was vorhat: Es piept kurz vor Feierabend.

«Bewusstlose Person, männlich, 20, Schleyer-Halle.»

Was? Schleyer-Halle? Die Rettungsleitstelle will sich über mich lustig machen?!

Schnell den Kittel gegen die rote Jacke tauschen und ab zum Haupteingang der Klinik, wo Wölli, der eigentlich Wolfgang heißt, bereits im Notarztauto auf mich wartet.

Wir kommen trotz Blaulicht und Martinshorn nur sehr mühsam im Berufs- und Weihnachtsshoppingverkehr voran, sodass wir fast 15 Minuten von Stuttgarts Mitte bis Bad Cannstatt unterwegs sind. Über Funk erhalten wir die Aufforderung, zum Haupteingang der riesigen Veranstaltungshalle zu fahren. Der Hallenvorplatz ist voll mit Fans der Toten Hosen und mit Bierdosen. Einlass ist erst um 19.30 Uhr, aber die Stimmung schon jetzt sehr ausgelassen. Als ich aus dem Auto aussteige, höre ich eine Horde Jugendlicher grölen:

«Ein belegtes Brot mit Schinken – Schinken! Ein belegtes Brot mit Ei – Ei!»

Vor dem Portal dann eine Menschentraube, in deren Mitte die zwei Sanis vom Rettungswagen gerade beginnen, Jan zu untersuchen.

«Was ist passiert?»

«Die Kumpels von Jan haben uns erzählt, dass sie aus Karlsruhe mit dem Zug zum Konzert angereist sind und schon auf der Fahrt ordentlich getrunken haben. Jan hat es wohl übertrieben. Jägermeister satt. Mit Mühe und auf wackeligen Beinen haben sie ihn noch hierhergeschafft. Dann isser aber zusammengebrochen.»

«O.k. Bitte verkabeln. Blutdruck, EKG, Sauerstoffgehalt im Blut und Zucker. Ich untersuche in der Zwischenzeit!»

Jan ist vielleicht 16, höchstens 17 Jahre alt. Er liegt auf dem Rücken und atmet regelmäßig. Seine Augen sind geschlossen. Als ich ihn antippe, reagiert er nicht. Ich werde etwas gröber und stoße ihn an. Nix. Auch als ich ihn zuletzt in die empfindliche Haut am Hals kneife, zeigt er keine Reaktion. Ein schneller Griff, um zu fühlen, ob er einen Pulsschlag hat. Die dicke Ader an Jans Hals pulsiert kräftig unter meinen Fingern. Nun ein Blick in seine Augen: Die Bindehäute sind gerötet, so wie es nach Alkoholkonsum nicht ungewöhnlich ist. Die Pupillen sind aber unauffällig. Größere Verletzungen hat er sich beim Sturz nicht zugefügt. Allerdings hat er sich eingepinkelt. Auch nicht ungewöhnlich, wenn man denn nur betrunken genug ist. Da entspannen sich nicht nur Geist und Seele, sondern auch alle Schließmuskeln …

«Alle Werte in Ordnung. Druck 110 zu 70, Puls 100, Zucker 130, Sättigung 99 Prozent», sagt mir Wölli.

Offenbar eine «normale» Alkoholvergiftung, wie ich sie schon unzählige Male bei Bierzelt-Diensten auf dem Cannstatter Wasen erlebt habe.

«Ich lege ihm noch einen Tropf, und ihr fahrt ihn dann zum Ausnüchtern in die Klinik!»

Als der Tropf liegt, packen wir unser Equipment zusammen. Danach wollen wir den jungen Mann gemeinsam auf die Krankentrage heben. Ich halte den Kopf und gebe das Kommando zum Hochheben.

In dieser Sekunde erbricht sich Jan in einem riesigen, braunen Schwall über mich. Ich bin von oben bis unten geduscht. Es riecht erbärmlich nach Bier, sauren Magensäften und Jägermeister. Mir wird schlecht. Ich könnte sofort «zurückbrechen». Stattdessen schüttele ich kurz die gröbsten Essensreste von Hand und Ärmel und drehe Jans Kopf zur Seite, damit der vielleicht noch verbliebene Rest aus seinem Mund abfließen kann. Dann bringen wir Jan zum Krankenwagen.

Klappe auf, Patient rein, Klappe zu.

Erst mal raus aus meiner Jacke.

Plötzlich fängt der Überwachungsmonitor an zu piepen. Der Sauerstoffgehalt in Jans Blut ist abgefallen. Nur noch 90 Prozent.

«Kacke. Er hat aspiriert. Schnell, die Absaugung! Und Sauerstoff!»

Aspiration bedeutet, dass Fremdkörper (Essen, Erbrochenes, Legosteine usw.) in die Luftwege gelangt sind und diese verstopfen. Die Folge kann Ersticken sein.

Jans Mund ist noch immer voll mit Essensresten. Mit dem rechten Zeigefinger versuche ich, Mundhöhle und Rachen so gut es geht von den dunklen Brocken zu befreien. Er lässt das alles ohne Gegenwehr geschehen.

«Sättigung 85 Prozent.»

Wölli reicht mir den Absaugschlauch. Die Maschine brummt, kann jedoch nur wenig braune Flüssigkeit aus der Tiefe des Halses zutage fördern. Nächster Versuch. Ich bemühe mich, den

Katheter in eine andere Richtung zu dirigieren, was jedoch mit dem biegsamen Material kaum gelingt. Nix. Kein Erfolg.

«Sättigung 78 Prozent.»

«Intubationsspatel!»

Wölli reißt die oberste Schublade hinter sich auf und gibt mir das silberfarbene Instrument, mit dem ich Jans Zunge zur Seite halten kann, um in der Tiefe des Halses den Eingang in die Luftröhre zu sehen. Ich klappe den Spatel aus, das Licht an der Spitze des Instrumentes leuchtet für eine Zehntelsekunde, dann ist es wieder dunkel. Auch das noch. Glühlämpchen kaputt.

«Sättigung 67 Prozent.»

«Schnell, anderen Spatel!»

Zack, Jans Mund auf, seine Zunge auf den Spatel und zur Seite damit. Den Eingang in die Luftröhre kann ich nicht sehen. Der gesamte Luftweg ist durch Essensreste zugedeckt und verstopft.

«Absaugung!»

Mit der linken Hand halte ich den Intubationsspatel, mit der rechten den Absaugschlauch.

«Sättigung 60 Prozent. Der Bengel ist schon komplett blau!»

«Kacke, Absaugen klappt so auch nicht. Der Brei lässt sich nicht wegsaugen! Zu groß oder zu dickflüssig für den Schlauch.»

«Sättigung 55 Prozent.»

«Magill-Zange!»

Wölli sucht in der Schublade nach der Spezialzange, mit der man tief im Rachen Fremdkörper entfernen kann. Mir zittert schon der ganze linke Arm. Total anstrengend, den Intubationsspatel so lange zu halten. Endlich gelingt es mir, die ersten Brocken mit der Zange zu fassen und zu entfernen.

Ich kämpfe selbst mit der Übelkeit. Dieser Gestank!

Und weiter. Die nächsten Stückchen. Weiter. Weiter. Scheinbar ohne Ende. Irgendwann sehe ich den Eingang zur Luftröhre. Alles sauber. Jan atmet nun ohne Hindernis.

«Sauerstoffsättigung steigt wieder. Jetzt 67 Prozent.»

«Gib mir noch einen Tubus!»

Ich lege Jan den Beatmungsschlauch in die Luftröhre. Auch bei dem Manöver macht er keine Anstalten, sich zu wehren. Dann bringen wir ihn in die Klinik.

Als wir dort eintreffen, ist die Sauerstoffsättigung wieder im Normbereich.

Eine Stunde später bin ich in der Schleyer-Halle. Der 10 000-stimmige Chor singt gerade zusammen mit Campino eines der besinnlichen Weihnachtslieder:

«Heil Viagra, holy night! Everybody's satisfied!»

Ich habe mich nach Entfernung der Speisereste zur Intubation entschieden, da Jan wichtige Schutzreflexe (zum Beispiel Husten bei Verschlucken) infolge der Alkoholvergiftung fehlten. Zum Glück! Wie sich im Krankenhaus herausstellte, hatte er reichlich Magensäfte in die Lunge bekommen. Das führte dann zu einem vollständigen Lungenversagen.

Er wurde mehrere Wochen auf der Intensivstation mit größtem Aufwand behandelt. Zwischenzeitlich war es so dramatisch, dass die Intensivmediziner nicht mehr an sein Überleben glaubten.

Erkenntnis des Tages: Wenn schon mit «zehn kleine Jägermeister» auf die Intensivstation, dann auf jeden Fall eines nicht vergessen – «Steh auf, wenn du am Boden liegst!»

MEIN RECHTER, RECHTER PLATZ IST FREI

Hochsommer 2016. Ich habe frei! Ein ganzes langes Wochenende. Der Grill kommt langsam in die Gänge, und das Bier steht kalt. Wird sicher ein entspannter Tag.

Plötzlich heult es im ganzen Dorf. Die Sirenen der Freiwilligen Feuerwehr bitten dringend zum Einsatz.

«Fangt dann schon an zu essen!»

Schwupps ins Auto, ab zum Gerätehaus, umziehen und auf die Rückbank des Löschfahrzeuges. Mit fünf weiteren Jungs der Dorffeuerwehr fahren wir auf die angrenzende, schnurgerade 4-spurige Bundesstraße.

Über Funk erfahren wir, dass ein PKW frontal gegen einen Brückenpfeiler gefahren sei. Der Fahrer sei eingeklemmt, Notarzt und Rettungswagen wären auf der Anfahrt aus der benachbarten Stadt, benötigten aber mindestens 20 Minuten bis zum Unfallort.

Bereits von weitem sehen wir den roten dreitürigen Kleinwagen, der offenbar von rechts nach links abgekommen ist, die beiden Gegenspuren überfahren hat und jetzt mit zerstörter Front links am Betonpfeiler steht. Wir sind die ersten Retter am Unfallort. Gruppenführer René gibt noch im Auto die ersten Kommandos: Die Unfallstelle absichern, um Verletzte kümmern und die Autobatterie abklemmen. Zu mir dann:

«Dokta, tausch die Feuerwehrklamotten gegen dein Notarztkostüm und komm mit mir mit!»

Wir steigen aus, ich öffne eine der hinteren Rollklappen, wo meine «Ersatz»-Notarztjacke liegt, und ziehe mich schnell um.

Cowboy und Marcel laufen los und stellen Signallampen und Warndreiecke auf. Josi und Ulf gehen mit schwerem Gerät gegen die zerbeulte Motorhaube des Autos vor, um an die Batterie zu gelangen. Bloß nicht das Risiko eingehen, dass es noch zum Kurzschluss und anschließendem Feuer kommt.

Als ich mich umgezogen habe, laufe ich nach vorne, wo René schon auf mich wartet. Auf meinem Weg zum PKW fällt mir auf, dass es gar keine Bremsspuren gibt. Komisch! Sekundenschlaf?

«Der Fahrerraum hat nichts abgekriegt. Der Mann hat wohl Glück gehabt, scheint unverletzt. Sitzt da ganz friedlich. Aber der Autorahmen ist verzogen. Die beiden Türen gehen nicht auf, und an der Heckklappe is' der Griff kaputt!»

Durch die geschlossene Fensterscheibe der Fahrerseite versuche ich, mit dem vielleicht vierzigjährigen Werner zu reden. «Hallo, können Sie mich hören? Geht es Ihnen gut?»

Der Mann reagiert nicht. Schaut mir teilnahmslos ins Gesicht und raucht.

«Machen Sie mal das Fenster auf, wenn das noch geht!»

Nichts. Der Mann rührt sich nicht. Ich versuche es lauter: «Fenster auf!»

Er drückt auf den Schalter, aber es tut sich nichts. Mist. Die Batterie ist abgeklemmt.

«Geht es Ihnen gut?»

Der Unfallfahrer reckt den Daumen hoch.

«Haben Sie irgendwo Schmerzen?»

Werner schüttelt den Kopf.

«Alles in Ordnung?»

Er zeigt mir noch mal den erhobenen Daumen.

«Brandmeister, wir können den Fahrer in aller Ruhe aus dem Auto schneiden. Scheint so, als wäre nix Schlimmes passiert. Ich untersuche ihn dann im Rettungswagen!»

Die Feuerwehr des Nachbarortes trifft zur Unterstützung ein. Sie haben die Rettungsschere und den groben Spreizer an Bord.

Damit sollte die Befreiung des Mannes aus dem zerbeulten Auto kein Problem sein. Die beiden Gruppenführer besprechen das weitere Vorgehen. Ich bleibe an der linken Seite des Autos und behalte den Fahrer im Auge. So richtig geheuer kommt er mir nicht vor.

Die Jungs der Nachbarfeuerwehr laden ihr Werkzeug aus und wollen gerade mit ihrer Arbeit beginnen, da trifft mich der Schlag.

Hilfe, was macht der Fahrer denn jetzt plötzlich? Ich traue meinen Augen nicht. Werner versucht, das Fahrzeuginnere mit einem Feuerzeug anzuzünden.

«Hören Sie auf mit dem Quatsch!», brülle ich ihn vergeblich an.

«René, schnell, wir müssen das Auto aufmachen! Er zündet die Karre innen an!»

«Is' der irre? Cowboy! Marcel! Macht flott hinten die Scheibe raus!»

Die beiden rennen zu unserem Fahrzeug und holen das Brechwerkzeug.

Es qualmt im Auto. Werner meint es ernst.

«Josi, nimm dir den Pulverlöscher!»

Eine knappe Minute später ist die Heckscheibe draußen. Josi betätigt zwei-, dreimal kurz den Löscher, und die Flammen ersticken.

«René, pass jetzt gut auf mich auf!», bitte ich den Brandmeister, und dann steige ich über tausend kleine Glasscherben durch die Luke im Heck in das Auto. Die Rückbank fehlt, so muss ich nur noch über die Beifahrerlehne klettern, dann zwänge ich mich rechts neben den Unfallfahrer.

«Mensch, was machen Sie denn?»

«Lassen Sie mich doch verbrennen! Nichts klappt. Erst wollte ich gegen den Brückenpfeiler rasen, habe dann aber doch noch den Fuß vom Gaspedal genommen. Und nun wollte ich mir eben so das Leben nehmen!»

«Warum wollen Sie denn sterben?»

Werner schaut mich an und beginnt bitterlich zu weinen.

«Meine Frau ...»

Seine Stimme erstickt unter Schluchzen. Hilflos greife ich seine Hand. Er zittert am ganzen Körper. Die Situation überfordert mich.

«Vielleicht kann ich Ihnen helfen?!»

Werner nimmt einen zweiten Anlauf.

«Meine Frau ist vor zehn Tagen gestorben!»

Mir schnürt es die Kehle zu.

Werner wurde nach seiner Befreiung aus dem Auto und einer kurzen Untersuchung mit dem Rettungswagen wegen versuchten Suizids in eine psychiatrische Klinik gebracht.

LET'S DO IT LIKE THEY DO ON THE DISCOVERY CHANNEL!

2015.

Strandurlaub. Vor mir das türkisfarbene Wasser des sardischen Mittelmeeres. Die Kinder sind mit Eis zufrieden, ich mit mir selbst, und TT liest eines ihrer «Muß-ich-im-Urlaub-lesen»-Bücher. Ein Gedanke in meinem Kopf: Das Leben kann so toll sein!

Nachts um drei werde ich durch lautes Piepen aus dem schönen Traum gerissen.

«Chirurgisch, Autobahnraststätte, Suizidversuch» steht auf dem Melder, was ich aber erst lesen kann, nachdem ich meine Lesebrille mit noch dösigem Kopf gefunden habe.

Willkommen in der Realität!

Ich versuche, so schnell es geht, meine lahmen Glieder in Gang zu bringen, raus aus dem warmen Bett, rasch anziehen und runter in die Fahrzeughalle, wo Stefan schon im Auto auf mich wartet.

Los geht es durch die schwäbische Metropole in Richtung Autobahn. Bahn frei, Kartoffelbrei. Die Stadt schläft, so kommen wir zügig auf den Autobahnzubringer.

Über Funk erhalten wir von der Rettungsleitstelle Informationen zu dem, was uns gleich erwarten soll.

«Es kam ein Notruf von einem polnischen LKW-Fahrer zu uns rein. Er steht auf der Raststätte und hat vor fünf Minuten wohl beobachtet, wie sich ein PKW-Fahrer wieder und wieder ein Messer in den Bauch gerammt hat.»

Nicht schön. Nachts um drei erst recht nicht. Während Stefan über die Autobahn donnert, ziehe ich mir schon mal zwei Paar Handschuhe übereinander an. Dann die Gedanken in meinem müden Hirn sortieren: Was müssen wir tun, wenn das Geschilderte tatsächlich stimmt?

Zwei medizinische Aspekte stehen bei Messerstichen in den Bauch im Vordergrund: Verbluten und/oder infizieren.

Starker Blutverlust und damit drohender Verblutungsschock und Tod durch Verletzung der großen Blutgefäße im Bauch: Hauptschlagader, untere Hohlvene usw. Daneben eine Infektion und vielleicht sogar «Blutvergiftung» durch Verletzung der Gedärme und damit Austritt von Milliarden Bakterien.

Die Notfalltherapie ist demnach Flüssigkeitszufuhr durch möglichst viele Infusionen, um das verlorene Blut zu ersetzen. Weiterhin steriles Abdecken der Wunden und dann sofort «load and go», also einladen und losfahren. Auf dem schnellsten Wege in die nächste Klinik.

Stefan fährt auf die genannte Raststätte. Im Bereich der LKW-Parkplätze sehen wir Blaulichter aufblitzen. Da muss es sein. Wir parken direkt neben dem Polizeiauto. Als ich aussteige, sehe ich, wie die beiden Beamten mit einem völlig aufgeregten Mann reden.

«Hallo, guten Abend, wo ist der Patient?»

«Das wissen wir auch nicht», entgegnet mir der ältere der beiden Polizeibeamten.

«Herr Koziorowski ist der LKW-Fahrer, der den Notruf abgesetzt hat. Jetzt ist aber kein Verletzter hier. Wir suchen rasch die Umgebung ab, vielleicht liegt der Mann ja in den Büschen?!»

«Was ist passiert? Wo ist der Mann, der sich in den Bauch gestochen hat?», frage ich den polnischen Herrn.

Er antwortet in gebrochenem Deutsch, dass er den Mann in

etwa hundert Metern Entfernung neben einem Kleinwagen stehen gesehen hätte. Dann zeigt er mir wild gestikulierend, wie sich der Gesuchte mit der rechten Hand wieder und wieder etwas in den Bauch gerammt habe. Als er die Polizei angerufen habe und den Mann einen Moment unbeobachtet ließ, sei dieser dann verschwunden gewesen.

«Bitte zeigen Sie mir den Ort, wo das passiert ist!»

Herr Koziorowski geht in Richtung der weiter entfernten Parkplätze voran. Stefan und ich folgen ihm. Die beiden Polizisten suchen weiter mit ihren Taschenlampen das angrenzende Gebüsch ab. Als wir den vermeintlichen «Tatort» erreicht haben, sehen wir gar nix. Vor Dunkelheit. Lediglich der schwache Schein der hinter uns liegenden Tankstelle wirft ein karges Licht. Schnell holt Stefan seine Maglite raus und sorgt für angemessene Beleuchtung. Nix. Kein Mann. Keine Blutspuren. Kein gar nix.

«Sind Sie sicher, dass es hier war?»

«Sicher! Mann hier bei Auto.»

«Und wo ist das Auto von Mister X?», fragt Stefan.

Herr Koziorowski ist auch ratlos, schwört aber Stein und Bein, dass der Vorfall genau wie geschildert passiert sei. Er habe den Mann sogar mit seinem Handy gefilmt. Der polnische LKW-Fahrer fasst in seine Hosentasche und kramt ein Mobiltelefon hervor. Er hantiert mit dem Handy, offenbar auf der Suche nach dem «Harakiri-Film».

«Hier!»

Gebannt schauen Stefan und ich auf das Handy. Was wir zu sehen bekommen, ist schwarz auf schwarz, bestenfalls grau auf schwarz. Die Lichtverhältnisse waren offensichtlich für eine aussagekräftige Videoaufnahme zu schlecht.

«Ich sehe nichts. Du?», frage ich Stefan.

Er schüttelt mit dem Kopf. Dann sagt er zu Herrn Koziorowski: «Darf ich das Telefon mal haben? Ich versuche, den Film aufzuhellen. Hab' auch so ein Handy.»

Herr Koziorowski gibt Stefan den Apparat. Dann passiert erst mal nichts. Es dauert und dauert, und Stefan drückt und drückt auf das Handydisplay.

«Moment, ich hab's gleich!»

Wieder warten, warten, warten.

Dann plötzlich: Stefan lacht schallend in den schwäbischen Nachthimmel.

Herr Koziorowski und ich schauen ihn irritiert an. Stefan lacht weiter und führt uns in Siegerpose den Handyfilm vor.

Das Video zeigt einen Mann, der, mit dem Rücken zur Kamera, tatsächlich mit seinem rechten Arm wiederholt in Richtung seines Bauches wedelt. Mit halb herabgelassener Hose!

Herr Koziorowski schaut uns betroffen an.

«Kein Problem. Sie haben alles richtig gemacht. Gute Reise noch!»

Dann gehen Stefan und ich zum Auto, und ich rufe den beiden Polizisten zu:

«Ihr könnt aufhören zu suchen. Mister X ist sicher ganz entspannt weitergefahren. Und wir fahren jetzt zurück, und ich steige ins Bett!»

EIN MANN MUSS TUN, WAS EIN MANN TUN MUSS!

«The prison is not built that will hold Jesse James.»
Jesse James

Hessen im Winter 2013, kurz nach Mittag. Marcel und ich sind nach einem Einsatz auf dem Weg zurück zur Rettungswache. Kurz vor Erreichen unseres Zieles piept es in unseren Hosentaschen.

«Weiblich, 79, Luftnot.»

Kurz rechts ran, Navi programmieren, Blaulicht an und los. Zurück in Richtung Stadtmitte. Zehn Minuten benötigen wir für die Anfahrt. Als wir in den Tulpenweg einbiegen, sehen wir die Blaulichter des Rettungswagens vor Hausnummer 16. Marcel schnappt sich unseren Rucksack und ich die Mappe mit den Einsatzprotokollen. Den Rest des Rettungsequipments hat die RTW-Besatzung sicher schon oben in der Wohnung.

Flott geht's in die dritte Etage des Mehrfamilienhauses. Ein skurriler Typ öffnet die Tür: Anfang, Mitte fünfzig, verbrauchtes Gesicht, unrasiert, schmuddeliges Jeanshemd, abgewetzte Jeanshose, breiter Ledergürtel, braune, ausgelatschte Cowboystiefel und schulterlange, ungewaschene, graue Haare unter einem Cowboyhut. John Wayne würde sich im Grab umdrehen …

«Kommen Sie rein. Es geht um meine Mutter.»

Marcel und ich folgen ihm in die 3-Zimmer-Wohnung. Trotz der Uhrzeit herrscht hier Abenddämmerung. Die Vorhänge sind zugezogen, wenige 25-Watt-Lampen beleuchten ein unglaubliches Chaos. Kartons, alte Zeitschriften, Müllsäcke und Kleidungsstücke, wohin das Auge im Flur auch sieht. Alles mit einer dicken Staubschicht überzogen.

«Meine Mutter ist im Wohnzimmer!»

Ingrid sitzt auf einem speckigen roten Sessel. Um sie herum das gleiche Durcheinander, der gleiche Unrat, der gleiche Schmutz wie schon zuvor. Die Sanis und ich haben kaum Platz zum Stehen. Die alte Dame japst unter einer Sauerstoffmaske nach Luft.

«Hallo, Sättigung anfangs 80 Prozent, Puls 133, total unregelmäßig. Wir haben erst mal Sauerstoff gegeben», erhalte ich vom RTW-Sani erste Infos. Zu weiteren Untersuchungen sind die beiden Jungs noch nicht gekommen.

«Um was geht es denn überhaupt?»

«Der Sohn hat uns verständigt. Seine Mutter kriegt schwer Luft!»

«Und seit wann geht das?»

Der Cowboy antwortet mir: «Seit gestern Abend.»

«O. k. Dann erst mal einen Tropf, EKG, Zucker und Blutdruck! Ich höre die Dame ab!»

«Frau Hülsen, können Sie mich hören?»

Sie nickt.

«Haben Sie irgendwo Schmerzen?»

Ingrid deutet auf ihre Beine. Ich hebe die dünne Wolldecke hoch, die über ihren Knien liegt. Ingrids Beine sind massiv angeschwollen. Solche Wassereinlagerungen habe ich noch nicht gesehen. Weder die Kniegelenke noch die Knöchel sind mit bloßem Auge vom Rest der Beine zu unterscheiden.

«Ich möchte Sie gerne mal abhören!»

Ingrid nickt, und ich streife ihren Pulli nach oben. Die Lunge hört sich «feucht» an, wie bei einem Lungenödem, also Wasser in der Lunge.

Als Lungenödem wird das Austreten von Flüssigkeit aus dem Blut in das Lungengewebe bezeichnet. Die Gründe sind vielfältig. Eine mögliche Ursache ist Herzschwäche. Das Herz schafft es nicht, jenes Blut, welches aus der Lunge zurück zum Herzen strömt, wegzupumpen. In der Folge staut sich das Blut vor dem Herzen zurück in die Lunge, der Druck steigt, und Blutflüssigkeit tritt in die Lunge aus. Die Folge ist in der Regel, besonders wenn das Ödem schnell entsteht, Luftnot.

Gegenüber dem Wasserüberschuss in Ingrids Beinen und Lungen erscheint mir ihre Haut am Hals und über dem Schlüsselbein total ausgetrocknet.

«Zeigen Sie mir mal Ihre Zunge!», sage ich zu unserer Patientin und hebe die Sauerstoffmaske von ihrem Gesicht. Ingrid streckt mir ihre völlig vertrocknete Zunge entgegen. Sie klebt fast am Gaumen und zähe, braune Borken hängen an Ingrids Lippen und Mundwinkeln.

«Tropf liegt. Blutdruck 100 zu 60, Puls um 130, Blutzucker 90, Sauerstoffsättigung jetzt 85 Prozent», nennt mir Marcel die eben bestimmten Werte und weiter:

«Wir machen jetzt noch schnell das EKG!»

In der Zwischenzeit frage ich den Cowboy, ob seine Mutter Tabletten einnehmen muss und ob es einen Plan davon gibt. Er kramt in den Papierbergen auf dem Sideboard, dann hält er stolz einen Zettel in die Luft und gibt ihn mir. Die Verordnung des Hausarztes zeigt die typische Mischung an Medikamenten für ältere Menschen: Tabletten gegen Bluthochdruck, für die Schilddrüse, gegen Arthroseschmerzen und Wassertabletten für die Herzschwäche.

«Hat Ihre Mutter die Tabletten alle regelmäßig genommen?»

«Sie hat die gar nicht selbst genommen! Ich musste ihr die immer geben. Sie kriegt ja nichts mehr auf die Reihe! Kocht nicht mehr. Putzt nicht mehr. Sitzt seit Wochen nur noch im Sessel!», antwortet er in barschem Ton.

Ich versuche freundlich zu antworten, was mir schwerfällt.

«Und? Haben Sie ihr die Tabletten immer regelmäßig gegeben?»

Der Cowboy zögert mit seiner Antwort. Dann: «Die Wassertabletten schon länger nicht mehr. Sie musste ja davon ewig pinkeln. Und allein hat sie es nicht mehr vom Sessel auf die Toilette geschafft. Ich hatte keine Lust, ihr ewig dabei zu helfen. Deshalb habe ich ihr auch weniger zu trinken gegeben!»

Ich schaue ihn fassungslos an und spüre, wie ich zu explodieren drohe, da wird unser Gespräch von Marcel unterbrochen, der den EKG-Streifen in der Hand hält.

«Guck mal schnell hier, könnte eine LE sein!»

Der EKG-Ausdruck zeigt das typische Bild einer Lungenembolie.

Unter einer Lungenembolie versteht man den Verschluss von Blutgefäßen in der Lunge durch Blutgerinnsel o.a. Die Mehrzahl dieser Blutgerinnsel (Thromben) nimmt ihren Ursprung aus Thrombosen in den Beinen und wandert dann über den Blutkreislauf in die Lungengefäße. Längere Immobilität oder eine «Bluteindickung» sind mögliche Ursachen für die Entstehung der Thromben. Was folgt, ist, dass die betroffenen Lungenabschnitte nicht mehr durchblutet werden und so auch nicht mehr am Gasaustausch (Sauerstoff in das Blut, Kohlendioxid aus dem Blut heraus) teilnehmen. Es resultiert Atemnot, im schlimmsten Fall Ersticken. Die Notfalltherapie erfolgt durch die Gabe von Blutverdünnern und dann schnell in die Klinik, um den verschließenden Pfropf mechanisch zu entfernen oder medikamentös aufzulösen.

«Schnell 5000 Einheiten Heparin! Sauerstoff auf 15 Liter! Und dann schonend auf die Trage und ab in die Klinik. Marcel, melde uns dort schon an!»

Einer der beiden Sanis vom Rettungswagen macht das blutverdünnende Medikament fertig, das ich sofort in Ingrids Ader spritze.

Zu viert lagern wir die alte Dame anschließend auf unser Bergetuch. Bevor wir Ingrid damit zum Rettungswagen tragen, bitte ich den Cowboy, seiner Mutter eine Tasche für den Krankenhausaufenthalt zu packen und diese dann am Nachmittag in die nur fünfhundert Meter entfernte Klinik zu bringen.

«Das passt mir heute nicht!»

Ich starre ihn sekundenlang an. Dann frage ich ihn:

«Was sind Sie nur für ein Mensch?»

Ingrid starb einige Tage später auf der Intensivstation an den Folgen der Lungenembolie und des Lungenödems.

Gegen den Cowboy wurde von den Kollegen der Klinik Anzeige erstattet.

AGENT 0-0-3,4

Frühsommer 2014 gegen 19 Uhr. Kai und ich sind mit hängendem Magen auf der Rückfahrt zur Wache. Noch nicht ganz angekommen, piept es in unseren Hosentaschen.

«Och bitte, nein, das kann doch nicht wahr sein! Ich hab' Hunger!», jammert Kai.

«Männlich, Mitte sechzig, bewusstlos, Lobby Hotel Bergfrieden» steht auf dem Display des kleinen Gerätes.

Kai programmiert das Navi und macht das Blaulicht an. Nach acht Minuten erreichen wir das genannte Hotel. Auf dem Hotelvorplatz stehen Tische und Stühle, und einige Hotelgäste genießen den milden Abend. Direkt am Eingang parkt schon der Rettungswagen.

Als Kai und ich die Vorhalle betreten, sehen wir Achim. Er liegt auf dem Rücken an der Rezeption vor dem Tresen. Dunkler Anzug und weißes Hemd. Seine Augen sind geschlossen. Eine dunkle Sonnenbrille hängt schief im Gesicht.

Meine schnelle Frage an die Sanis vom RTW, was denn passiert sei, beantwortet Florian mit Schulterzucken.

«Wir sind auch gerade eben erst eingetroffen!»

«Der Mann hat den ganzen Tag draußen in der Sonne vor unserem Hotel gesessen. Dann torkelte er rein und hat mich nach der Toilette gefragt. Als er zurückkam, sagte er noch, ihm sei nicht gut. Dann ist er einfach umgefallen!», berichtet die junge Frau im dunklen Kostüm, offenbar die Rezeptionistin des Hotels.

Ich versuche Achim anzusprechen.

«Hallo, können Sie mich hören?»

Nichts. Keine Reaktion. Dann rüttele ich an ihm. Nichts. Achim reagiert nicht.

Die drei Sanis sind schon an den Notfall-Taschen und am EKG.

«Verkabeln, Sauerstoff und Tropf legen!»

Wie beim Boxenstopp der Formel 1 machen sich die Jungs flott an die Arbeit: Schnell ziehen sie Achims Jackett aus, dann Blutdruck messen, EKG aufkleben und den Sauerstoffsensor an einen Finger klemmen.

Ich versuche in der Zwischenzeit, Achim auf die harte Tour zu wecken: Mit den Fingerknöcheln rubbele ich ihm grob über sein Brustbein. Nichts. Nicht wach zu kriegen. Ich beuge mich über Achim für einen schnellen Blick in seine Augen.

Boooh, was für eine Alkoholfahne! Nase zu und durch!

Achims Bindehäute sind gerötet, die Pupillen unauffällig.

«Blutdruck 100 zu 60, Puls 110, Sauerstoff-Sättigung 92 Prozent. EKG kommt gleich!», gibt mir Kai die ersten Werte.

«Dann jetzt den Tropf legen und den Blutzucker messen!»

Kai reicht mir eine Kanüle, die kurze Zeit später in der Ellenbogenvene steckt. Schnell festkleben und anschließend mit einem Tropfen Blut den Zuckertest machen.

«Infusion läuft!»

Kai gibt mir das EKG. Ich kann nichts Schlimmes erkennen.

Florian ist schon mit dem Schnelltest fertig.

«Blutzucker 98!»

Der Wert ist auch o.k. Ich schaue auf unseren Monitor. Alle Werte sind soweit in Ordnung.

«Bestimmt 'ne Schnapsleiche!», höre ich Kai leise zu seinem Kollegen sagen, und ich denke das Gleiche. Wir haben nichts Auffälliges gefunden, was uns die Bewusstlosigkeit erklären könnte, außer dem offensichtlichen Alkoholkonsum.

«Hier können wir nicht mehr machen. Laden wir ihn ein und fahren in die Klinik. Vielleicht finden sie dort noch was anderes. Macht mal den Transport bereit!», bitte ich die Jungs.

Florian und Kai kommen nach kurzer Zeit zurück, und wir legen Achim gemeinsam auf die Trage. Gerade als wir ihn drehen wollen, grunzt Achim uns unvermittelt an: «Was'n hier los?»

«Oh, hallo! Sie sind im Hotel zusammengebrochen und liegen jetzt auf einer Krankentrage!», entgegnet ihm Kai.

Achim ist tatsächlich aufgewacht. Die Infusion und der Sauerstoff scheinen ihm gutgetan zu haben …

Meine wiederholten Fragen nach Schmerzen oder ernsten Vorerkrankungen beantwortet er lallend mit: «Nichts, es ist alles in Ordnung.»

Und dann forsch: «Stören Sie mich nicht bei meinen Ermittlungen!»

«Welche Ermittlungen?», frage ich ebenso überrascht wie interessiert.

«Darf ich nicht drüber reden. Verdeckte Geschichte. Streng geheim. Ich arbeite für das FBI.»

«Alles klar. Dann will ich Sie auch nicht weiter ausfragen!», sage ich und muss mir auf die Zunge beißen, um nicht sofort loszulachen.

Kai hat dann aber doch noch eine Frage an unseren Geheimagenten. Die wichtigste aller Fragen im Gesundheitssystem: «Darf ich mal Ihre Krankenkassenkarte haben?»

Umständlich kramt Achim in seiner Hosentasche, um dann endlich sein Portemonnaie und die darin befindliche Karte zu finden.

«Aber die kriege ich wieder. Ist alles gefälscht!»

Kai muss schmunzeln. Florian grinst mich an, nimmt unvermittelt die schwarze Sonnenbrille und setzt sie Achim auf.

«Damit Sie nicht erkannt werden. Tarnung ist doch alles!»

Achim nickt ihm dankbar zu.

«Junger Mann, Sie sind wohl auch beim Geheimdienst?»

Zehn Minuten später geben wir den verdeckten Ermittler in der inneren Notaufnahme des Krankenhauses ab.

Der Blutalkoholtest wird zum Namensgeber: Agent 0-0-3,4 (Promille).

TIERLIEBE

Frühjahr 2012.

Ich habe ein Gastspiel in einer idyllischen Kleinstadt am Rande eines deutschen Mittelgebirges. Eugen und ich waren gerade beim Bäcker: Zeit für Kaffee und Kuchen am Nachmittag. Irgendwie müssen wir beide den Tag rumkriegen. Bisher herrscht bleierne Langeweile. Kein einziger Notarzteinsatz seit Dienstbeginn ...

Als Eugen gerade mit zwei Tassen Kaffee aus der Küche kommt, piept es.

«Weiblich, Ertrinken.»

«Aua!»

Eugen wollte wenigstens noch einen kurzen Schluck aus seiner Tasse nehmen und verbrennt sich dabei die Zunge. Wir nehmen unsere Jacken, laufen zur Fahrzeughalle und steigen in den signalroten Passat. Von der Leitstelle erfahren wir jetzt über Funk, wo wir hinfahren sollen.

«Ihr müsst zum westlichen Ufer des Wildbaches in der Nähe von Unterheidenfeld. Dort ist eine junge Frau in den Bach gestürzt. Andere Rettungskräfte sind auch alarmiert!»

«Ach du Kacke. Wir müssen in die Berge. Da sind schon ein paar Leute ertrunken!»

Eugen programmiert das Navi. Das zeigt uns eine Anfahrtsstrecke von knapp zwanzig Kilometern. Wenn die Frau noch im oder unter Wasser ist, dann haben wir sicher ganz schlechte Karten ...

Mir kommt die Fahrt ewig vor. Erst durch die Stadt, dann über Kreis- und Landstraßen, zuletzt auf geteerten Landwirtschaftswegen. Immer bergauf, endlose Serpentinen, kleine Brü-

cken über wilde Bergbäche, die jetzt im Frühjahr das Schmelzwasser aus den Bergen führen. Als wir endlich aus der Ferne ein
Feuerwehrauto neben dem Wildbach stehen sehen, sind schon
25 Minuten seit unserem Alarm vergangen.

Ich steige aus und laufe nach vorne. Ein älterer Feuerwehrmann mit einem klitschnassen Hund an einem Strick stellt sich
mir als Ortsbrandmeister vor und berichtet:

«Die Frau (…) Wasser. Wir (…) bergen!»

Die Hälfte dessen, was er sagt, geht im Tosen des Wildbaches
unter.

Wir laufen ans felsige Ufer. Ein mit Schwimmweste ausgestat-
teter Feuerwehrmann hängt an mehreren Sicherheitsleinen,
die von seinen Kameraden am Ufer festgehalten werden, im
Wasser. Er treibt in der Mitte des eiskalten Baches, genau unterhalb eines Absatzes des felsigen Bachlaufes. An dieser Stelle
stürzt der Wildbach etwa einen Meter in die Tiefe. Dort tost ein
Strudel, ehe der Wildbach dann im vormaligen Tempo weiter-
fließt.

Aus dieser «Waschmaschine» taucht in unregelmäßigem Abstand immer wieder ein schlaffer menschlicher Körper auf, um
dann gleich wieder vom Wasserstrudel in die Tiefe gesogen zu
werden. Über Wasser, unter Wasser. Über Wasser, unter Wasser.

Der Feuerwehrmann kämpft mit aller Energie gegen die Strö-
mung. Wieder und wieder versucht er vergeblich, die Frau zu
ergreifen. Die Feuerwehrjungs am Ufer ziehen an den Sicherheitsleinen, um ihn näher an die leblose Frau heranzubringen.
Zack, wieder taucht die Frau für einen Moment aus den Fluten
auf. Der Retter ergreift sie. Flutsch. Sie gleitet aus seinen Händen, ist wieder weg.

Jetzt hat er endlich eine gute Position. Müsste genau über ihr
sein. Findet sogar Halt für seine Füße. Er hält eine rote Rettungs-

leine wie ein Lasso in seinen Händen. Er steckt jetzt seinen Kopf unter Wasser.

Gebannt schaue ich auf das grausige Szenario. Meine Nerven sind gespannt wie die Sicherungsleinen.

Plötzlich und unvermittelt taucht der leblose Körper der Frau zeitgleich mit dem Kopf des Feuerwehrmannes aus den Fluten auf. In einer Blitzreaktion legt er die Schlaufe der roten Leine um das Handgelenk der Frau. Gemeinsam ziehen wir die Frau sofort aus dem Wasser, wobei ihr Körper noch mehrfach untertaucht. Als sie schließlich am Ufer ist, wird sie von fünf, sechs Feuerwehrleuten gepackt und zur angrenzenden Wiese getragen, wo Eugen und die beiden Jungs vom mittlerweile ebenfalls eingetroffenen Rettungswagen schon unsere Notfallausrüstung bereitgelegt haben.

Das Gesicht der Frau sieht furchtbar aus. Komplett aufgequollen und übersät mit unterschiedlich großen Platzwunden. Die Kraft des Strudels hat sie immer wieder gegen die groben Felsen des Wasserlaufes geschlagen. Ihr Kopf ist tiefblau und aus ihrem Mund läuft wässrig-schaumiges Sekret.

Ich taste nach ihrem Puls am Hals. Nix.

«Rea! Fang an zu drücken!», sage ich zu einem der Sanis vom RTW und den anderen Sani bitte ich, alles für einen Tropf klarzumachen. Und dann:

«Eugen, gib mir den Beatmungsbeutel und mach die Absaugung fertig. Und Temperatur messen.»

Herzdruckmassage und Beatmung mit dem Beutel laufen.

Jedes Mal, wenn Frank auf Ediths Brustkorb drückt, entleert sich ein Schwall Wasser aus Mund und Nase unserer Patientin. Ihr Bronchialsystem steht komplett unter Wasser.

«Schneidet die nassen Klamotten auf!»

«Hier ist die Absaugung!»

Ich nehme den dünnen Plastikschlauch und schiebe ihn so

tief es geht in Ediths Rachen. Unter Gurgeln fördert die kleine Saugpumpe schleimiges Wasser zutage. Jetzt viel weniger, als ich erwartet habe. Dann geht's sofort weiter mit der Beatmung, während der Sani die Kleidung am Brustkorb mit einer groben Schere auftrennt.

«Eugen, übernimm den Beatmungsbeutel! Ich mache den Zugang!»

Davor ein rascher Blick in Ediths Augen. Riesige schwarze Pupillen in braunen Augen ohne Reaktion auf das Licht meiner Taschenlampe.

Das Material für den Tropf ist vorbereitet. Die Venen an Ediths Hals sind prall gefüllt, sodass ich hier ohne Probleme einen Tropf legen kann. Mit dem Ärmel meiner Jacke versuche ich noch notdürftig, die Haut am Hals der Patientin abzutrocknen, um den Tropf festzukleben. Frank wird gerade von einem Feuerwehrmann beim Drücken abgelöst, sodass er seine Hände freikriegt, um ein EKG zu schreiben.

«Die zwei Elektroden halten nicht auf der nassen Haut!»

«Dann halt' sie mit den Händen flach auf den Brustkorb gedrückt. Wir müssen nur kurz einen Blick auf das EKG werfen!»

Sekunden später eine kurze Pause bei der Herzdruckmassage. Das Ergebnis auf dem EKG-Monitor ist wie erwartet: nichts. Nulllinie.

Ediths Herz steht still.

«Weiterdrücken. Und Adrenalin unverdünnt und Temperatur messen! Und den Larynxtubus!»

Die Sanis geben sich alle Mühe, dennoch sind es für sechs Hände zu viele Aufgaben auf einmal. Wir möchten uns zerreißen.

Bevor ich den Schlauch in den Rachen der Frau schiebe, sauge ich noch einmal den Mund aus. Wässrig-blutiger Schaum ohne Ende. Dann den Beatmungsschlauch in den Hals und das andere Ende an die Maschine anschließen. Zwei Hände weniger in Dauernutzung.

«Die Temperatur im Ohr ist 30 Grad!»

«Hier! Adrenalin!»

Ich spritze ein Milligramm in den Zugang am Hals.

«Weiterdrücken und dann noch mal ein EKG!»

Ein ausgeruhter Feuerwehrmann löst seinen Kameraden ab und drückt jetzt weiter auf das blasse Brustbein, während ein anderer Retter versucht, den Brustkorb mit einer Decke trocken zu reiben. Eugen kann endlich die Elektroden aufkleben.

«Mach 'ne Pause beim Drücken! Was sagt das EKG?»

Nulllinie.

«Drück weiter!»

Ich spritze wieder Adrenalin.

Wieder warten, dann wieder EKG-Kontrolle. Nichts.

Ohne Unterlass setzen wir unser Bemühen fort, Edith wieder zurück ins Leben zu holen. Herzdruckmassage, Beatmung, Adrenalin, Absaugen, EKG, Adrenalin …

Vergeblich. Nach über einer Stunde brechen wir unsere Anstrengungen ab.

Edith ist tot.

Mit gerade mal 38 Jahren gestorben.

Wir kamen zu spät. Scheißtag.

Nachdem ich die notwendigen Dokumente ausgefüllt habe, spreche ich noch mal mit dem Feuerwehr-Chef. Er berichtet mir, was sich wohl ereignet hatte: «Edith war mit ihrem Hund auf Gassirunde. Am östlichen Ufer ging diese Frau auch mit Hund», und deutet dabei mit seinem Finger auf eine Dame auf der anderen Seite des Wildbaches. «Waldi wollte den anderen Hund begrüßen und auf die andere Uferseite springen. Dabei hatte er sich verschätzt und landete im Wildbach. An der blödesten Stelle, genau hier am Absatz. Edith ist ihm sofort hinterhergesprungen, als sie sah, dass ihr Hund drohte zu ertrinken. Die Hundehalterin von gegenüber hat das wohl alles beobachtet, hatte aber keine Chance, Edith vom anderen Ufer aus zu helfen. Sie hat dann mit ihrem Handy die Rettung alarmiert. Edith ist es noch mit letzter Kraft gelungen, ihren Hund aus dem Strudel zu befreien, bevor sie selbst in die Tiefe gesogen wurde, während Waldi sich ans Ufer rettete.»

HAB' FLUGZEUGE IN MEINEM BAUCH

Hannover, Anfang der 2000er Jahre. Am Nachmittag gegen 17 Uhr piept es gleichzeitig bei Heinz und mir in der Hosentasche.

«Männlich, Mitte zwanzig, laufende Reanimation» steht auf dem Display des Melders.

Puls 180. Von jetzt auf gleich.

Hastig ziehen wir unsere Stiefel und Einsatzjacken an und laufen zum Notarztauto. Trotz Blaulicht und Martinshorn geht es nur quälend langsam entlang der Herrenhäuser Gärten: Einzelne Verkehrsteilnehmer scheinen uns völlig zu ignorieren.

«Mann, Oppa, mach dich aus dem Weg!», schreit Heinz in Richtung des uns vorausschleichenden Opel Astra und spricht mir aus dem Herzen.

Nach acht Minuten erreichen wir zeitgleich mit dem Rettungswagen die uns von der Leitstelle genannte Adresse. Ein dreistöckiges Mehrfamilienhaus einer Arbeitersiedlung der niedersächsischen Landeshauptstadt. Flott nehmen wir unser Equipment aus dem Kofferraum des VW-Busses und hasten zum Hauseingang. Dort empfängt uns ein gelangweilt dreinschauender, ungepflegter Mittdreißiger in schmuddeligem Jeansanzug.

«Dritte Etage rechts werdet ihr erwartet!»

Tür auf und die Treppen hoch. Heinz wird versehentlich vom EKG des hinter ihm laufenden Sanis am Fuß getroffen, kommt ins Straucheln und stürzt samt Rucksack auf den zweiten Treppenabsatz. Ein kurzes «Sorry», dann rappelt er sich wieder auf.

Die rechte Wohnungstür im dritten Obergeschoss steht offen.

«Hallo? Jemand da? Wo müssen wir hin?»

Aus einem Zimmer in der Mitte des Flures höre ich ein «Hierher!»

Nach zwei, drei schnellen Schritten stehe ich in einem Raum, der mich sehr an meine Junggesellen-Studentenbude in Marburg erinnert: Wohn-, Schlaf- und Esszimmer in einem. Ein wichtiges Detail macht aber doch den Unterschied: In der Mitte des Raumes liegt Kevin, ein junger, hagerer, für die Jahreszeit zu braun gebrannter Mann, offenbar leblos. Über ihm kniet Sebastian. Er drückt kraftlos und viel zu langsam auf das Brustbein des Leblosen.

«Einer übernimmt das Drücken! Dann den Beatmungsbeutel für mich und das EKG fertig machen!», sage ich zu den Sanis und weiter zum Ersthelfer:

«Was ist passiert?»

«Keine Ahnung. Kevin war schon seit Mittag schlecht, und er hatte Kopfschmerzen. Gegen drei ist er auf die Toilette gegangen. Als er nach 'ner knappen Stunde immer noch nicht wiederkam, hab' ich nach ihm geschaut. Da lag er dann zwischen Waschbecken und Toilette. Hat nicht mehr geatmet. Da hab' ich ihn hierhergezogen und sofort mit Erster Hilfe angefangen!»

«Hier, nimm!»

Heinz gibt mir den Beatmungsbeutel. Schnell ein Blick in die Mundhöhle des Leblosen: Reste von Erbrochenem, die schnell mit den Fingern entfernt werden können. Jetzt drücke ich die Maske fest auf Kevins Gesicht und presse einige Male Sauerstoff in seine Lungen.

«Wie lange haben Sie schon gedrückt?»

«Eine halbe Stunde. Vielleicht etwas mehr. Ich habe ja Kraft und weiß, wie es geht! Dachte, das schaffe ich auch allein. Kevin hatte immer große Pupillen. Das ist ja gut. Habe ich im Fernsehen gesehen!»

Ich traue meinen Ohren nicht! Ein Blick in Kevins grüne Augen bestätigt das eben Gesagte. Die Pupillen sind weit. Riesig groß und ohne Reaktion auf mein Taschenlampenlicht. UND DAS IST NICHT GUT!

Der jüngere der beiden Sanis vom Rettungswagen schneidet fix Kevins Baumwollhemd auf, um danach die beiden EKG-Elektroden auf dessen Brustkorb zu kleben. Der erste Blick auf das EKG. Keine Herzaktion. Nulllinie.

«Weiterdrücken! Zugang und Adrenalin!»

«Hier haste schon mal den Tubus!», sagt Heinz und reicht mir den Beatmungsschlauch. Als ich mich über Kevins Kopf beuge und gerade den Rachenspatel in seinen Mund schieben will, sehe ich violette Flecke hinter seinem rechten Ohr und am Übergang vom Hals zum Nacken. Ich lege den Spatel noch mal kurz zur Seite und schaue mir die dunklen Areale genau an. Ganz deutlich: Violette Flecke, umgeben von sonnengebräunter Haut. Kein Zweifel!

«Wir können aufhören. Kevin ist tot.»

Sebastian und die Sanis schauen mich fragend an.

«Hier, am Nacken und hinter den Ohren. Totenflecke.»

Fassungslosigkeit. Sebastian guckt betroffen zu Boden und beginnt zu weinen.

Ich bitte Heinz, die Polizei zu verständigen, wie es das Gesetz vorschreibt, wenn die Todesursache «ungeklärt» oder «nicht natürlich» ist.

Während die Sanis unser Material wieder zusammenräumen, sehe ich mich im Badezimmer um. Vor der Toilette ist eine Lache aus Erbrochenem. Sonst eigentlich nichts Besonderes. Ein normales, kleines Badezimmer denke ich und will den Raum schon verlassen, als mein Blick auf eine kleine Kugel fällt: Kaum größer als eine Pflaume, neben der Toilette. Bei näherem

Betrachten erweist sie sich als ein zugeknotetes, pralles Kondom …

Nachdem ich die notwendigen Dokumente ausgefüllt hatte, unterhielt ich mich noch bis zum Eintreffen der Polizei mit Sebastian. Er erzählte mir, dass Kevin erst am Morgen seines Todestages von einem Urlaub in Costa Rica zurückgekehrt sei. Und ja, irgendwas mit Drogen habe er wohl zu tun gehabt.

Die staatsanwaltlich angeordnete Obduktion bestätigte dann meine Verdachtsdiagnose. Kevin war ein sogenannter «body packer», ein Drogenkurier, der in Kondomen eingepacktes Rauschgift schluckt und in seinem Magen-Darm-Trakt verborgen über Grenzen schmuggelt. Eines der insgesamt 15 Päckchen zeigte sich bei der gerichtlichen Leichenöffnung als undicht. Die laborchemische Untersuchung ergab, dass in den Kondomen Kokain abgefüllt war.

Kevins Darm resobierte die Droge dann nach und nach in die Blutbahn, was nach Erreichen einer bestimmten Kokain-Konzentration im Blut erst zu Übelkeit, Kopfschmerzen und Erbrechen und dann zu seinem Tod durch Herzversagen führte.

EINMAL SCHEISSE, IMMER SCHEISSE

«Fehler vermeidet man, indem man Erfahrung sammelt.
Erfahrung sammelt man, indem man Fehler macht.»
Laurence Johnston Peter

Die folgende Geschichte soll ausdrücklich keine Kollegenschelte sein! Vielmehr habe ich sie aufgeschrieben, um mich auch selbst immer wieder daran zu erinnern, das eigene Handeln kritisch zu hinterfragen.

Süddeutschland im Frühsommer 2009. Ein ruhiger Tag auf unserer Rettungswache. Ein, zwei unspektakuläre Einsätze. Nichts Aufregendes.

Gegen 22 Uhr 15 piept es bei Marcel und mir. Unsere Ruhe ist schlagartig zu Ende.

«Verlegung; Krankenhaus A – Schockraum >>> Krankenhaus B – Neurologie.»

Mit Blaulicht erreichen wir das Krankenhaus im gegenüberliegenden Stadtteil nach 15 Minuten. Der zur Verlegung bestellte RTW steht bereits vorm Krankenhaus. Ich nehme die Mappe mit den Notarztprotokollen und gehe zum Schockraum.

Als ich den Raum betrete, sehe ich eine Vielzahl von Pflegern, Krankenschwestern und Ärzten. In ihrer Mitte ist Albert. Der ältere Herr, vielleicht 80 Jahre alt, liegt auf der Krankentrage, hat einen Beatmungsschlauch im Hals, seine Augen sind geschlossen. Der Monitor zur Überwachung seines Kreislaufs gibt ein gleichmäßiges, ruhiges Piepsen von sich.

«Hallo, wir sind die Verlegungstruppe. Worum geht es denn?»

Eine jüngere Frau in Notarztkleidung tritt auf mich zu und berichtet mir über die Hintergründe:

«Ich wurde als Notärztin um 20 Uhr zu dem Patienten gerufen. Sein Sohn hatte beobachtet, wie er ohne Vorwarnung zu Hause plötzlich bewusstlos wurde und umfiel. Als ich nach circa zehn Minuten bei ihm war, hat er kaum noch geatmet, und die Pupillen seiner Augen waren schon extrem weit. Ich habe ihn intubiert und dann hierhergebracht. Die erste Computertomographie seines Kopfes in unserer Klinik hat eine Basilaris-Thrombose gezeigt.»

Bei einer Thrombose der Arteria basilaris kommt es zu einem Verschluss einer wichtigen Arterie im Bereich des Gehirns. Diese Arterie versorgt den Hirnstamm, bei manchen Menschen zusätzlich das Kleinhirn und Anteile der hinteren Großhirnrinde (Sehrinde). Beim Verschluss dieses Blutgefäßes resultiert eine Minderdurchblutung der genannten Hirnareale, was zu typischen Ausfällen führt, u.a. Bewusstseinsstörung, Verlust des Atemantriebes (Stammhirn), Sehstörungen und Pupillenerweiterung (Sehrinde), Bewegungsstörungen (Kleinhirn). Die notärztlichen Maßnahmen beschränken sich in der Regel auf den möglichst schnellen Transport in eine auf Schlaganfälle spezialisierte Klinik (sogenannte Stroke Unit – Schlaganfall-Einheit). Dort wird rasch versucht, das verstopfte Blutgefäß wieder durchgängig zu machen, sodass das entsprechende Hirngebiet wieder mit Sauerstoff versorgt werden kann. Entweder passiert das mechanisch mittels eines Katheters oder chemisch mit «Blutpfropf auflösenden Medikamenten» (Lysetherapie). Je mehr Zeit zwischen Schlaganfall und Stroke-Unit-Therapie vergeht, desto schwerwiegender sind die Folgen für das Gehirn (Lähmung, Koma, Tod). Knapp zusammengefasst: Zeit ist Hirn.

Die Ärztin berichtet weiter: «Wir haben dann anschließend auch noch ein CT der Halswirbelsäule gemacht.»

«Warum?», frage ich irritiert.

«Immerhin ist der Mann ja gestürzt!»

«Aber er trägt doch einen schützenden Halskragen!»

Die Ärztin zuckt schnippisch mit den Schultern. «Ich habe den Mann in Klinikum B zur weiteren Behandlung angemeldet.»

Ich schaue auf meine Uhr. Es ist jetzt 22 Uhr 45. Schon fast drei Stunden sind seit dem Ereignis vergangen.

Ich bitte Marcel und die beiden Sanis vom RTW, Albert auf unsere Trage zu legen und ihn an unseren Überwachungsmonitor und unser mobiles Beatmungsgerät anzuschließen.

«Wo ist die CD mit den Bildern der Computertomographie?», frage ich die Ärztin.

«Wird gerade noch gedruckt. Sie müssen warten!»

Wieder vergeht Zeit.

Meine letzte Frage ist, ob Albert direkt auf die Stroke Unit gebracht werden soll oder zur Aufnahmestation.

«Nein, nein. Stroke!», kommt die Antwort ohne jeden Zweifel.

Wir machen uns um 23 Uhr 20 auf den gut zwanzig Kilometer weiten Weg in die Nachbarstadt. Dazu brauchen wir trotz Blaulicht und fast leerer Straßen noch mal eine gute Viertelstunde. Der Transport ist unkompliziert, Alberts Kreislauf stabil. Ein Blick in seine Augen: Riesige Pupillen, ich sehe fast nur Schwarz. Als wir das Krankenhaus erreichen, erkläre ich dem RTW-Fahrer den Weg über das verwinkelte Klinikgelände, um ohne Zeitverlust direkt zur Stroke Unit zu gelangen. Schnell Albert ausladen, Fahrstuhlknopf drücken, dann hoch in die erste Etage. Es ist 23 Uhr 40, als wir in die verdutzten Augen der diensthabenden Krankenschwester schauen.

«Nein, bei uns ist niemand angemeldet! Warten Sie kurz, ich rufe mal unsere Ärztin an!»

Wieder warten.

«Sie werden nicht hier, sondern auf der Aufnahme erwartet!»

Bitte lieber Gott mach, dass das alles nur ein Traum ist!

Endlose Wege durch das Krankenhaus. Wir erreichen um kurz vor Mitternacht die Aufnahmestation. Fast vier Stunden nach dem Ereignis!

«Da sind Sie ja endlich! Ich erwarte Sie schon dringend!»

Albert wird sofort von den Mitarbeitern der Neurologie in den Eingriffsraum gebracht, wo unmittelbar mit der wichtigen Therapie begonnen wird.

Die Lysebehandlung konnte den Blutpfropf in der Arterie rasch auflösen. Leider zu spät. Alberts Gehirn war bereits derart geschädigt, dass er nach zwei Tagen auf der Intensivstation verstarb. Das Bewusstsein hatte er nicht mehr wiedererlangt.

Notfallmedizin birgt besonders fiese Fallstricke. Die Gründe sind vielfältig: Wir haben kaum Informationen zu unseren Patienten. Ebenso sind unsere diagnostischen Möglichkeiten sehr eingeschränkt, umfassen kaum mehr als unsere Sinne.

Was hätte in diesem Fall besser laufen können?

Zunächst sollte ein Patient immer in die «nächste geeignete» Klinik gebracht werden. Ein Patient mit einer Hirnschädigung als Hauptverdachtsdiagnose (was bei den weiten Pupillen auf der Hand lag) also wohl immer in ein Krankenhaus mit einer neurologischen Abteilung. Bei Verdacht auf eine Hirnblutung wird eine neurochirurgische Abteilung benötigt. Albert wurde zunächst in ein Krankenhaus gebracht, dem diese Abteilungen fehlen.

Der nächste Grundsatz, der in der Klinik A übersehen wurde,

lautet: «Treat first what kills first» – behandle zuerst, was zuerst tötet. In diesem Fall hätte das bedeutet, Albert *sofort* nach Kenntnis der Diagnose «Basilaristhrombose» in eine geeignete Klinik zu verlegen. Sicher nicht, erst noch die Halswirbelsäule langwierig zu untersuchen.

Schlussendlich sollte die Kommunikation an den Schnittstellen (Krankenhaus/Rettungsdienst) eindeutig sein. So hätten wir keine Zeit verloren, wenn uns der richtige Zielort angegeben worden wäre.

Eine andere Erfahrung in Kliniken lautet: «Einmal Scheiße, immer Scheiße!» Bedeutet: Wenn erst mal etwas verkehrt gelaufen ist (in diesem Fall falsches Krankenhaus), dann gibt es eine große Chance, dass weitere Behandlungen misslingen (unnötige, zeitraubende Untersuchung; falscher Zielort). Murphys Gesetz?

JENNI – FAST ALLEIN ZU HAUS

Jenni wälzt sich von links nach rechts. Immer und immer wieder wirft sie ihren Körper von Schmerzen getrieben im Bett hin und her. Sie krümmt sich in einem Moment und presst ihre Hände auf ihren Unterbauch. Sekunden später bäumt sie sich auf. Ihre Augen weit aufgerissen, grunzt sie vor Schmerzen.

Furchtbar. Was war passiert?

Süddeutschland 1999. Eine ruhige Schicht auf Wache 1 geht zu Ende. Frank und ich mussten nur zweimal mit dem Notarztauto ausrücken. Routinefälle: ein Herzinfarkt und ein Schlaganfall. Jetzt bereiten wir uns langsam auf den Feierabend vor: Mülleimer leeren, Geschirrspüler ausräumen, Betten abziehen. Um 19 Uhr beginnt die neue Schicht. Unsere Ablöse sollte jeden Moment kommen.

Doof nur, dass es jetzt um 18 Uhr 35 piept.

«Weiblich, 14, unklares Abdomen.»

Mit Blaulicht und Martinshorn kämpfen wir uns durch satten Berufsverkehr und benötigen beinahe 15 Minuten bis zur angegebenen Adresse in einem gutbürgerlichen Stadtteil der Metropole. Der Rettungswagen ist wohl nur kurz vor uns eingetroffen. Die beiden Sanis laden gerade erst ihr Rettungsmaterial aus.

Ich schnappe mir die Medikamententasche und gehe in Richtung des Reihenhauses. Eine circa vierzigjährige Frau steht an einer geöffneten Haustür und bittet mich herein.

«Kommen Sie, schnell. Unserer Tochter Jenni geht es nicht gut. Sie jammert schon seit heute Mittag, als ich von der Arbeit heimgekommen bin. Gerade eben hat sie sich gekrümmt vor Schmerzen!»

Ich folge der Frau bis zu einem Raum, aus dem grunzende Laute kommen. An der Zimmertür hängt ein Schild. «Hier wohnt Jenni!» Daneben das Foto eines jungen Mädchens.

Zusammen mit der Mutter betreten die Sanis und ich das Kinderzimmer. Jenni bemerkt uns offenbar nicht, wälzt sich in ihrem Bett hin und her.

«Hallo, wir sind vom Rettungsdienst, was tut dir denn weh?», frage ich sie.

Ihre Antwort ist ein einziges Grummeln. Ich verstehe sie nicht.

«Jenni ist seit ihrer Geburt geistig behindert. Sie kann nicht sprechen!», gibt mir die Mutter einen wichtigen Hinweis.

«Wissen Sie, wann die Schmerzen begonnen haben?»

«Mein Mann und ich lösen uns immer mit der Betreuung von Jenni ab. Als ich von der Frühschicht kam, hat sie gerade angefangen zu wimmern. Vorher war scheinbar noch alles in Ordnung. Mein Mann hat nichts Besonderes erzählt, als er zur Arbeit ging.»

Ich setze mich zu Jenni ans Bett und versuche, sie mit leiser Stimme zu beruhigen. Das geht gründlich in die Hose. Wie ein scheues Reh verkriecht sie sich in der hintersten Ecke ihres Bettes.

Jennis Mutter kommt mir zu Hilfe.

«Jenni Schatz, zeig dem Doktor mal deinen Bauch. Wo tut es dir weh?»

Nichts. Jenni bewegt sich zunächst keinen Millimeter. Dann durchzuckt sie erneut ein heftiger Schmerz. Mist. Was können wir tun?

Ich bitte Frank und die beiden Jungs vom Rettungswagen, Jenni an den Überwachungsmonitor anzuschließen. Das gelingt den drei erfahrenen Sanitätern trotz mehrfacher Versuche nicht. Jenni wehrt sich mit Händen und Füßen, immer wieder auch unterbrochen durch ihr Aufbäumen in den Schmerzattacken. So haben wir offensichtlich keine Chance, Jenni zu helfen. Sie lässt uns nicht an sich heran.

Ich bitte Frank, Dormicum als «Nasentropfen» aufzuziehen. Dieses Beruhigungsmittel kann in speziellen Situationen auch in die Nase getropft werden. Die Nasenschleimhaut resorbiert das Medikament in die Blutbahn, sodass es zum Gehirn gelangen und dort wirken kann. Als Frank das Medikament parat hat, erkläre ich der Mutter meinen Plan. Sie möge ihrer Tochter die «beruhigenden Nasentropfen» verabreichen. Nach kurzer Wartezeit, wenn Jenni dann schläfrig geworden ist, würden wir die junge Patientin an unseren Überwachungsmonitor anschließen, einen Tropf legen, Schmerzmittel geben und sie dann schnell in eine Klinik bringen.

So passiert es dann. Nachdem Jennis Mutter die «Nasentropfen» verabreicht hat, dauert es gut fünf Minuten, bis das Mädchen beinahe einschläft. Jetzt wird Jenni schnell verkabelt. EKG, Blutdruck, Sauerstoffgehalt im Blut. In der Zwischenzeit lege ich mit Franks Hilfe einen Tropf.

Dann endlich eine erste Untersuchung von Jennis Bauch. Vorsichtig taste ich den Bauch ab. Der Unterbauch ist hart wie Stein. Keine Frage: Eine fetzige Bauchfellentzündung. Die Ursache dafür bleibt zunächst unklar. Kann tausend Gründe haben: Entzündungen oder Verletzungen der Organe des Unterbauches.

«Bitte Novalgin und Buscopan!»

Frank macht die beiden Medikamente rasch fertig.

«Blutdruck 100 zu 50, Puls 140, Sättigung 98 Prozent!»

«Danke!», entgegne ich dem älteren der beiden RTW-Sanis.

Nachdem ich Jenni die beiden Medikamente gespritzt habe, legen wir sie gemeinsam vorsichtig auf unsere Trage.

«Wir bringen Ihre Tochter in das Heilig-Geist-Krankenhaus. Da ist alles unter einem Dach: Chirurgie, Kinderheilkunde, Gynäkologie, Urologie.»

Mit Blaulicht und Martinshorn ist Jenni 20 Minuten später in der genannten Klinik.

Der Grund für Jennis Unterbauchschmerzen ist gleichermaßen unfassbar wie erschreckend. In der Klinik wurde eine Eileiter-Schwangerschaft festgestellt. Als Verursacher der Schwangerschaft identifizierte man später Jennis Vater. Er hatte seine behinderte Tochter über Jahre sexuell missbraucht. Wohl wissend, dass sie nie darüber reden würde.

DAS KLEINGEDRUCKTE

Früher Abend im Herbst 2013.

Es piept, als ich gerade unter der Dusche stehe. Von oben bis unten voll Schaum. Murphys Gesetz!

In aller Eile und so gut es eben geht abduschen, abtrocknen und rein in die neuen Klamotten. Mit halbnassen Füßen in frische Strümpfe schlüpfen – eines der letzten Abenteuer dieser Welt ...

«Bewusstseinsgestörte Person, weiblich, 71, Seniorenheim Agathe» steht auf dem Display des Piepers.

Als ich endlich mit nassen Haaren in der Fahrzeughalle vor dem Notarztauto stehe, schaut mich Thilo ungeduldig an.

«Na Doktor, noch beim Friseur gewesen?»

Mit Blaulicht und viel Martinshorn geht es in den Nachbarort. Acht Kilometer in mehr als 20 Minuten dank unendlich vieler Zuckerrübenlaster. Der gleichzeitig alarmierte Rettungswagen hatte zum Glück eine deutlich kürzere Anfahrt.

Als wir das Seniorenheim erreichen, schnappe ich den Medikamentenkoffer und eile zusammen mit Thilo zum Haupteingang. Hier werden wir bereits von einer Mitarbeiterin des Heimes erwartet und in das zweite Obergeschoss zum Zimmer der «bewusstseinsgestörten Person» begleitet. Meine Frage nach dem Grund des Notrufes beantwortet die junge Frau mit Schulterzucken und: «Ist nicht meine Station.»

Ilse liegt im Bett. Ihr faltiges Gesicht ist eingefallen, und ihre Augen sind geschlossen. Trotz Sauerstoffsonde in der Nase sind ihre Lippen violett.

«Endlich seid ihr da! Die alte Dame hier schnauft seit gestern immer schlechter und schläft nur noch, obwohl sie erst vor drei Tagen aus dem Krankenhaus entlassen wurde. Bis heute Morgen konnte man sich noch mit ihr unterhalten. Die Pflegekräfte wussten jetzt nicht weiter und haben 112 angerufen. Wir haben erstmal die Kreislaufwerte gemessen, ein EKG geschrieben und Sauerstoff gegeben!», berichtet Vieze, einer der beiden Sanis vom Rettungswagen.

«Was habt ihr für Werte gemessen?»

«Blutdruck 100 zu 50, Puls 88, Blutzucker 110, Sauerstoffsättigung 83 Prozent!»

«Ui, 83 Prozent ist wenig! Da würde ich auch nur pennen!», meint Thilo aus dem Hintergrund.

«Die Atemwege sind in Ordnung? Nichts im Rachen, was das Einatmen behindern könnte?», frage ich bei Vieze nach.

«Habe ich doch als Allererstes nachgesehen. Ich schlafe nicht aufm Baum!», entgegnet er fast beleidigt.

Ilse atmet zu langsam. Vielleicht sieben oder acht Mal pro Minute. Normal wären zehn, eher zwölf Atemzüge. Mit dem Sauerstoff in der Nase kommt sie jetzt auf 90 Prozent. Das EKG ist unauffällig. Blutdruck und Blutzucker sind normal.

«Habt ihr in ihre Pupillen geschaut?»

«Alles o. k. Schön rund und eher zu klein als zu groß.»

Ich wende mich an die betreuende Pflegekraft.

«Haben Sie irgendwas Besonderes bemerkt? Hat die Dame gekrampft? Über Kopfschmerzen oder Übelkeit geklagt? Sonst irgendwelche Beschwerden geäußert?»

«Bei mir nicht», antwortet der junge Pfleger.

«Und ihren Kollegen gegenüber?»

«In der Kurve steht nichts und bei der Pflegeübergabe heute Mittag hieß es nur, dass Ilse palliativ ist!»

«Warum palliativ?», hake ich schnell nach.

«Weiß ich nicht, ich hatte Urlaub!»

Palliative Behandlung hat im Gegensatz zur kurativen Behandlung nicht die Heilung einer Erkrankung zum Ziel. Sie wird angewendet, wenn die Heilung ausgeschlossen ist (zum Beispiel bei fortgeschrittener Krebserkrankung). Die Palliativtherapie hat unter anderem die Linderung von Schmerzen zum Ziel.

«Eine Bombenhilfe, der Junge!», denke ich, verkneife mir aber einen Kommentar.

Ich gehe zu Ilse ans Bett und spreche sie an.

«Hallo, guten Tag, können Sie mich hören?»

Nix. Keine Antwort. Ich stupse Ilse an.

«HALLO! Hören Sie mich?»

Sie öffnet die Augen einen Spaltbreit, was ihr sichtlich schwerfällt.

«Wir sind vom Rettungsdienst. Tut Ihnen etwas weh?»

Ilse schüttelt den Kopf. Und schon fallen ihr die Augen wieder zu.

«Gibt's einen Arztbrief vom letzten Krankenhausaufenthalt? Einen Medikamentenplan?», wende ich mich noch mal an den Pfleger.

«Ja, hier!»

Er gibt mir ein Dokument mit der Überschrift «Vorläufiger Entlassungsbericht». In Windeseile überfliege ich die im Brief genannten Diagnosen. Herzschwäche, Nierenschwäche, Altersdemenz, Arteriosklerose und so weiter. Die ganze Palette an typischen Erkrankungen des Alters, aber keine einzige fortgeschrittene Erkrankung, die Ilse «palliativ» werden lässt. Die genannten Medikamente erklären Ilses Zustand ebenfalls nicht.

Hier im Seniorenheim kommen wir nicht weiter. Die alte Dame muss ins Krankenhaus gebracht werden, wo dann mittels Laboruntersuchungen und Computertomographie etc. eventuell die Ursache ihrer Schläfrigkeit gefunden und behandelt werden kann.

«Wir bringen Ilse zurück in die Klinik, wo sie bis vor kurzem war!»

Thilo legt Ilses Bettdecke beiseite. Da entdecken wir eine Infusionsleitung, die über Ilses Beinen verläuft.

«Was ist denn das?», fragt Thilo und verfolgt die Infusionsleitung in beide Richtungen. Das eine Ende der Leitung endet mit einer speziellen Spritzkanüle in Ilses rechtem Oberschenkel. Das andere Ende der Leitung führt zu einem kleinen, grünen Kasten mit bunten Leuchtdioden, der zwischen Ilses Füßen liegt.

Eine Morphiumpumpe!

Das erklärt Ilses Zustand: zu langsame Atmung, Schläfrigkeit und wie Vieze sagte «eher zu enge Pupillen».

Morphium ist ein sehr starkes Schmerzmittel, das auch in der Palliativmedizin gerne eingesetzt wird. Es macht als Nebenwirkung unter anderem eine Engstellung der Pupillen und eine Minderung des Atemantriebes.

Ich gucke den Pfleger an, der schnell meinem Blick ausweicht und auf den Fußboden schaut.

«Wieso hat die Dame eine Morphiumpumpe?», frage ich den jungen Mann.

«Äh, ja, äh, ich weiß auch nicht so genau. Kann sein, dass der Palliativdienst die Pumpe bei Ilse heute Mittag angelegt hat.»

Ich verstehe jetzt gar nichts mehr: Im Entlassungsbrief steht unter den Diagnosen nichts, was eine Morphium-Dauertherapie erklären könnte. Der Palliativdienst montiert dennoch eine Spritzenpumpe. Und von alldem weiß der junge Herr im Pfleger-Shirt nichts.

«Mach mal Narcanti fertig!», bitte ich Thilo, der mir Minuten später die Spritze mit dem Gegenmittel für Morphiumvergiftungen reicht. Kurze Zeit, nachdem ich das Medikament gespritzt habe, macht Ilse die Augen auf und fragt uns, was denn los sei.

Ich erkläre ihr kurz die Situation und dass wir sie zur Überwachung ins Krankenhaus mitnehmen müssen.

Eine halbe Stunde später sind wir in der genannten Klinik. Ich gehe zur diensthabenden Ärztin und beginne mit meiner Übergabe. Schon als ich den Namen der Patientin sage, unterbricht mich die Kollegin:

«Och nee, nicht schon wieder. Ilse haben wir doch gerade erst entlassen. Ihr Dickdarmkrebs ist doch schon so weit fortgeschritten. Metastasen im ganzen Körper. Wir hatten doch extra den Palliativdienst zur Schmerzbekämpfung und Betreuung eingeschaltet!»

«Und warum steht das nicht im Entlassungsbrief?», frage ich sichtlich irritiert.

«Steht nicht drin?», fragt sie verwundert.

«Bei den Diagnosen jedenfalls nicht! Und da wäre es ja ganz gut aufgehoben!», sage ich mit ironisch-bissigem Unterton.

Die Kollegin setzt sich an den Computer, tippt und macht und tut. Und dann:

«Oh, sorry! Der Kollege, der den Brief geschrieben hat, ist gerade frisch von der Uni und neu bei uns. Er hat versehentlich die wichtigste Diagnose ganz zuletzt genannt und wohl außerdem auch einen Formatierungsfehler gemacht. Der Dickdarmkrebs steht hier ganz unten in der Fußzeile bei den Krankenhauskontaktdaten. Sozusagen im Kleingedruckten …»

Mir fehlen die Worte.

Ilse hat eine unheilbare, schmerzvolle Erkrankung und steht kurz vorm Tod. Sie ist dabei (gewollt oder nicht), friedlich und schmerzfrei dank Morphium für immer einzuschlafen. Und wir «Deppen» holen sie aufgrund fehlender Informationen und planloser Betreuer zurück.

Irre Zustände. Ich möchte Feierabend machen.

KNOCKIN' ON HEAVEN'S DOOR

2007. Süddeutschland.

Gerda sitzt allein am Küchentisch. 42 Jahre war sie mit Karl verheiratet, hat gemeinsam mit ihm vier Kinder großgezogen, ging mit ihm durch dick und dünn. Als sie eines Tages vor knapp zwei Jahren morgens um halb acht wach wurde, kuschelte sie sich – so wie jeden Tag – noch einmal an ihren Mann. Diesmal aber erschrak sie. Alles war anders. Karl war ganz kalt. Er lag tot neben ihr im Bett.

Seither hat sie mit der Welt abgeschlossen.

Tränen laufen über ihr faltiges Gesicht, als sie auf die 30 Tabletten schaut, die der Hausarzt ihr gegen die Trübsal verordnet hat und die jetzt vor ihr liegen.

Ronny sehe ich kaum. Er ist heute Fahrer des Notarztwagens und sonst immer im «Wohnzimmer» der Rettungswache vor der Glotze zu finden. Seine Kollegen machen sich schon lustig. «Party-Löwe» wird er nur noch genannt, seitdem er scheinbar ununterbrochen an seinem Laptop sitzt und das Fest zu seinem dreißigsten plant: Tanzsaal, Gästeliste, Musik, Deko und Essen. Alles muss bedacht werden.

Um 11 Uhr vormittags wird Ronny aus seinen «Sitzordnungsgedankenspielen» gerissen. Wir kriegen einen Alarm.

«Bewusstseinsgestörte Patientin, 68, V. a. Intoxikation, Klein Sassen.»

«Hab' ich ja noch nie gehört. Wo müssen wir hin? Klein Sassen?», frage ich Ronny.

«Liegt am äußersten Zipfel unseres Landkreises. Danach kommt nur noch Wald. Outback!»

«Wie lange brauchen wir?»

«Knappe halbe Stunde. Wenn es gut läuft. Aber ein RTW steht in Groß Tielen. Der ist viel schneller da.»

Ronny hat gut geschätzt. 24 Minuten nach Alarmierung stehen wir vor dem kleinen Backsteinhaus. Ich schnappe mir die Protokollmappe und die Medikamente und gehe raschen Schrittes durch den Vorgarten zur offenstehenden Haustür.

«Hallo? Wo müssen wir hin?», rufe ich in den Hausflur.

«Erste Etage!», antwortet es knapp.

Schnell die zwei Treppen hoch. Aus einem der hinteren Zimmer höre ich Geräusche. «Hierher!», ertönt eine Stimme.

Wir hasten den Flur entlang. Dann stehen Ronny und ich vor einem Schlafzimmer, in dem die beiden Sanis vom Rettungswagen und eine Mitvierzigerin an Gerdas Bett stehen.

«Moin, worum geht es denn?», frage ich in die umstehende Runde.

Der ältere der beiden Rettungsassistenten berichtet: «Gerdas Tochter kam wie jeden Tag gegen 11 Uhr zu ihrer Mutter, um später gemeinsam mit ihr Mittag zu essen. Anders als sonst lag Gerda aber noch im Bett, total schläfrig, kaum wach zu kriegen. In der Küche auf dem Tisch fand die Tochter dann wohl den Grund der Müdigkeit: Eine offene Medikamentenpackung, daneben drei Tablettenstreifen mit je zehn leeren Fächern.»

«Die waren gestern noch voll. Ganz sicher! Ich stelle meiner Mutter jeden Tag die Tabletten hin!», ergänzt die Tochter und reicht mir eine leere Packung, auf der «Venlafaxin – Antidepressivum» steht. Ich kenne das Medikament nicht.

«O.k., wie sind die Kreislaufwerte?»

«Sie ist ein bisschen zu schnell unterwegs. Puls 135. Sie atmet aber ordentlich, Sauerstoffsättigung 97 Prozent. Blutdruck, EKG und Blutzucker sind auch in Ordnung.»

«Tropf liegt?»

«Linke Ellenbeuge. Läuft gut.»

«Habt ihr schon beim Giftnotruf angerufen?»

«Dazu hatten wir noch keine Zeit. Wäre jetzt dann dran gewesen.»

«Ronny, bitte ruf mal da an und gib mir das Telefon, wenn du jemanden erreicht hast. Ich untersuche Gerda in der Zwischenzeit.»

Ronny nickt und geht mit dem Handy vor die Tür.

Gerda liegt schlafend vor mir. Meine laute Anrede kann sie nicht aufwecken. Ich rüttele an ihren Schultern. Aus müden Augen sieht sie mich jetzt an.

«Guten Morgen. Wir sind vom Rettungsdienst. Wie viele Tabletten haben Sie denn heute Morgen geschluckt?»

Gerda quält sich ein «viele» heraus, um danach sofort wieder einzuschlafen.

Ich öffne ihr die Augen und überprüfe rasch den Pupillenreflex. Auch in Ordnung.

Sie atmet ruhig und ausreichend tief. Ihr Puls ist wie vom Sani beschrieben schnell, aber gut tastbar.

«Hier, die Giftnotrufzentrale!», sagt Ronny und gibt mir das Telefon.

«Guten Tag, ich habe schon gehört, 30 Tabletten Venlafaxin 75. Das ist mehr als das Fünffache der Tageshöchstdosis!»

«Gibt es Gegenmittel?», frage ich die freundliche Dame am anderen Ende der Leitung.

«Eigentlich nicht. Je nachdem, wann die Tabletten eingenommen wurden, hilft eine flotte Magenspülung oder medizinische Kohle. Bei Ihnen ist das aber zu lange her.»

«Also, was sollen wir tun?»

«Die Patientin muss auf eine Intensivstation, die nächsten 72 Stunden engmaschig überwacht werden. Das Problem dieser

Art Antidepressiva sind unter anderem drohende Herzrhythmusstörungen. Von einer Minute auf die andere bleibt das Herz stehen.»

Ich bedanke mich bei der Dame und dränge die Sanis dann zur Eile.

«Wir müssen hier jetzt ein bisschen Gas geben. Und dann ab nach Tübingen in die Uniklinik. Wie lange brauchen wir dahin?»

«Sicher 35 Minuten. Eher 40!», entgegnet mir der jüngere Sani vom RTW.

Schnell packen die Sanis das Rettungsmaterial zusammen, während Gerda von mir telefonisch in der Uniklinik angemeldet wird. Ich berichte dem Kollegen schnell die Hintergründe.

«Oh, là, là, wir erwarten euch in der Inneren Notaufnahme.»

Bevor es mit dem Rettungswagen losgeht, bitte ich die Sanis, Gerda noch Elektroschock-Elektroden auf den Brustkorb zu kleben und eine Spritze mit Adrenalin fertig zu machen. Nur zur Sicherheit. Man weiß ja nie … Dann geht es mit Blaulicht über Landstraßen in Richtung Unistadt.

Wir sind noch keine fünf Minuten unterwegs, da wird Gerda von einem heftigen Krampfanfall durchgerüttelt.

«Halt mal an!», rufe ich dem RTW-Fahrer durch die geöffnete Luke zu. Den Rettungsassistenten bitte ich, Dormicum in einer Spritze aufzuziehen.

Gerda krampft und krampft. Ihr Gesicht ist bis zur Unkenntlichkeit verzerrt. Schleimblasen treten aus Mund und Nase. Sie pinkelt sich in die Hose.

Kurze Zeit später gibt mir der Sani die Spritze. Nach zwei Milligramm des Medikamentes und einer Minute Wartezeit wird Gerda ruhiger, liegt schließlich wieder entspannt auf der Trage.

Wir setzen unsere Fahrt fort. Ich blicke wie gebannt auf das EKG. Alles in Ordnung soweit, nur unverändert ein zu schneller Puls. Gerdas Herz schlägt rund 140-mal pro Minute.

Nach gut 25 Minuten Fahrt erreichen wir die Stadtgrenze Tübingens. Zack. Eine Extrasystole ist auf dem EKG zu sehen, ein einzelner, unrhythmischer Herzschlag, einer außerhalb der Reihe.

«Haste gesehen?», frage ich den Sani und zeige auf den EKG-Monitor.

Er nickt.

«Hoffentlich sind wir gleich da!», murmele ich leise.

Wir erreichen nach 40 Minuten die Innere Notaufnahme der Uniklinik. Ich erzähle dem Internisten noch mal schnell, was passiert ist, dass Gerda zwischendurch einen Krampfanfall hatte und eine einmalige Extrasystole während des Transportes. Dann bedanke ich mich für die schnelle Annahme der Patientin und verabschiede mich.

Zurück am Auto, fällt mir auf, dass ich vergessen habe, das Notarzt-Protokoll abzugeben. Ronny meint nur: «Meine Mutter hätte gesagt: Was man nicht im Koppe hat, das hat man in den Beinen!», und grinst.

Also noch mal zurück in die Notaufnahme. Als ich dort ankomme, beginnt der Überwachungsmonitor zu piepen, an den Gerda jetzt angeschlossen ist.

Und piept und piept und piept.

«Reanimation!», brüllt der Kollege von der Inneren Medizin nach kurzem Blick auf das EKG.

Von überall kommen Krankenschwestern und Ärzte angelaufen und beginnen mit den Wiederbelebungsversuchen.

Ich gehe raus zu Ronny.

Gerda hat nicht überlebt. Alle Wiederbelebungsversuche scheiterten. Sie starb noch in der Notaufnahme an einem Herzstillstand.

EIN GEBRAUCHTER TAG

2001. Vormittags, kurz nach halb neun.

Die Frau Mitte zwanzig im Sessel schaut mich aus großen, ängstlichen Augen an. Vor ihr steht ein Rollstuhl, hinter ihr ein junger Mann, und von irgendwoher kläfft ein Hund ohne Unterlass. Groteske Situation.

Ich stelle mich kurz vor und frage: «Wie können wir Ihnen helfen?»

Anja ist total aufgeregt, beinahe hysterisch, und so überschlägt sich die Stimme der kleinen molligen Frau im Jogginganzug fast beim Schildern der Ereignisse: «Ich war auf Toilette. Als ich zurück vom WC in den Rollstuhl kletterte, wurde mir ganz schummerig. Dazu Schmerzen in der Brust. Ich bin fast ohnmächtig geworden!»

«Meine Frau war ganz blass und schwitzig. Da habe ich sie erst mal hier in den Sessel gesetzt und 112 angerufen!», ergänzt der junge Mann.

«Wir werden Sie jetzt verkabeln, EKG, Blutdruck und so. Dann sehen wir weiter. Warum sitzen Sie denn im Rollstuhl?», frage ich unsere Patientin.

Kurzatmig und in panischem Tempo erzählt mir Anja, dass sie seit gut drei Wochen heftige Rückenschmerzen hat. Dazu ein lahmes rechtes Bein. Ihr Hausarzt habe ihr deshalb erst mal einen Rollstuhl verordnet, damit sie sich überhaupt noch rühren kann. Außerdem müsse sie nächste Woche in die Röhre. Kernspin vom Rücken. Eher gab es keinen Termin.

Während die drei Sanis Anja verkabeln, frage ich sie nach Vorerkrankungen, Allergien und regelmäßigen Medikamenten. Nichts. Alles o. k. Scheinbar eine bis vor kurzem komplett gesunde, junge Frau.

Mike gibt mir die gemessenen Untersuchungsergebnisse. Blutdruck, Puls, Zucker und Sauerstoff im Blut: Alles im Normbereich. Auch im EKG sehe ich nichts Auffälliges. Die Lunge hört sich mit dem Stethoskop gut an.

«So weit ist erst mal alles in Ordnung!», möchte ich Anja und ihren Ehemann beruhigen.

Mein Satz ist noch nicht beendet, da ringt die junge Frau plötzlich nach Luft, verdreht die Augen und sackt in sich zusammen.

Ich schaue auf den Monitor. Anjas Puls stürzt ab.

Nur noch 52. Der Überwachungsmonitor piept wie wild.

Puls 36.

23.

Nulllinie.

Sauerstoffgehalt im Blut 78 Prozent.

Anja atmet nicht mehr.

Es piept ohne Unterlass. Kein Pulsschlag an Anjas Hals. Die Halsvenen sind hingegen daumendick.

Kreislaufkollaps, Luftnot, Brustschmerzen, irre Angst und dick gestaute Venen am Hals – spricht alles für eine Lungenembolie.

Gemeinsam ziehen wir Anja vom Sessel auf den Wohnzimmerteppich. Bei diesem Manöver schiebt sich ihre Jogginghose an beiden Unterschenkeln hoch, und wir sehen, dass Anjas rechtes Bein vom Knie an abwärts massiv geschwollen ist, fast doppelt so dick wie links. Da ist die Erklärung für die Lungenembolie: Anja hat dem Anschein nach eine fetzige Thrombose im rechten Bein.

Eine Thrombose ist eine Erkrankung von Blutgefäßen, bei der sich Blutgerinnsel in den Adern bilden. In der Mehrzahl der Fälle sind Venen der Beine betroffen. Eine häufige Ursache dieser Erkrankung ist fehlende Bewegung, zum Beispiel bei Bettlägerigkeit. Die Gerinnsel können über die Blutbahn zum Herzen und von da in die Lunge gelangen. Dort verstopfen sie dann Lungenarterien. Das «rechte Herz» muss in der Folge gegen den entstehenden Blutstau in der Lunge ankämpfen, was zu einer schweren Herzbelastung führt. Weiterhin nehmen die betroffenen Lungenabschnitte nicht mehr am Gasaustausch teil. Sauerstoffmangel im Blut ist die Folge.

«Reanimation! Lungenembolie!»

Mike beginnt sofort mit der Herzdruckmassage, während mir Jan den Beatmungsbeutel zuwirft.

«Fritzi, mach Adrenalin fertig!»

Die junge Rettungsassistentin nimmt sich den Medikamentenkoffer.

Nachdem Mike 30-mal gedrückt hat, presse ich zweimal Sauerstoff in Anjas Lungen. Mike drückt danach sofort weiter.

Fritzi hat das Adrenalin bereit.

«Ein Milligramm!», sage ich ihr, und sie spritzt das Medikament, während Mike weiter rhythmisch auf Anjas Brustkorb drückt und ich mit Maske und Beutel zwischendurch beatme.

Nach einer Minute ein Blick auf den Monitor. Nichts. Nulllinie. Weiterdrücken und beatmen. Die Sauerstoffsättigung steigt nicht vernünftig an. 83 Prozent. Viel zu wenig trotz 100 Prozent Sauerstoff per Maske.

Dann noch mal Adrenalin. Nach einer weiteren Minute ein erneuter Blick auf das EKG. Ja! Ein regelmäßiges EKG! Was ist mit dem Puls? Ein schneller Griff an die Halsschlagader. Ganz deutlich pulsiert die dicke Arterie unter meinem Finger. Anjas Kreislauf ist wieder zurück.

Mike schwitzt wie verrückt.

«Noch flott intubieren, dann einpacken und ab in die Klinik! Lysetherapie!»

Lysetherapie bedeutet, dass mittels bestimmter Medikamente Blutgerinnsel aufgelöst werden und so die Blutbahn wieder frei gemacht wird. Diese Art Behandlung wird u. a. auch beim Schlaganfall (Hirnarterien) und beim Herzinfarkt (Herzkranz-gefäße) angewendet. Einige Rettungsdienste führen diese Medikamente in den Notarztwagen mit, andere machen das aus Kostengründen nicht.

Fritzi macht für die Intubation die Narkosemittel parat und spritzt sie dann in Anjas Vene. Kurz wirken lassen, jetzt kann ich den Beatmungsschlauch ohne Probleme in die Luftröhre schieben. Jan fixiert den Tubus mit breiten Klebestreifen auf Anjas Wangen, dann geht es auf die Trage und ab in den Rettungswagen.

Gerade als die Jungs Anja in den Rettungswagen schieben, fängt der Monitor erneut an zu piepen.

Wieder Nulllinie. Erneuter Herzstillstand.

«Rea!»

Jan beginnt mit der Herzdruckmassage. Die Beatmung läuft über die Maschine.

«Fritzi, gib mir die Spritze mit dem Adrenalin!»

Schnell ein Milligramm in die Vene. Dann wieder eine Minute warten, während Jan ohne Unterlass drückt.

Kurze Pause beim Drücken. Blick auf das EKG. Nichts. Weiterdrücken und noch mal Adrenalin.

Wieder warten. Dann neuerliche Pause beim Drücken. Was zeigt das EKG?

Anja hat wieder einen Herzrhythmus. Auch einen Pulsschlag?

Ich fühle nach der Halsschlagader. Da! Deutlich puckert es unter meinem Finger.

«Fritzi, ruf in der Klinik an und sag, dass wir in den Schockraum kommen! Lungenembolie, intubiert!»

Mit Blaulicht geht es in Richtung Krankenhaus.

Kurz nachdem wir gestartet sind, fängt es sintflutartig an zu regnen. Mike muss das Tempo vom Rettungswagen drosseln.

Piep! Piep! Piep!

Unser Monitor schlägt wieder Alarm. Erneuter Herzstillstand.

«Halt an!», rufe ich Mike durch die kleine Luke zwischen Fahrerkabine und Patientenraum zu.

Als der Rettungswagen steht, fängt Jan sofort wieder mit der Herzdruckmassage an. Ich spritze erneut ein Milligramm Adrenalin. Nach einer Minute ein Blick auf das EKG.

Nulllinie. Weiterdrücken. Dann noch mal Adrenalin. Weiterdrücken. Zwischendurch ein Blick auf das EKG. Nichts. Nulllinie. Mike löst Jan beim Drücken ab. Noch mal Adrenalin. Weiterdrücken. Kurze Pause und EKG-Check. Der Rhythmus ist zurück. Auch der Puls an der Halsschlagader.

«Arterenol-Perfusor. Dann weiter!»

Jan bereitet die Spritzenpumpe mit dem kreislaufunterstützenden Medikament vor. Als die Pumpe angeschlossen ist, setzen wir unsere Fahrt fort. Zunächst geht es reibungslos weiter, 15 Kilometer über die Autobahn. Dann runter von der A2. Jetzt sind es noch etwa drei Minuten bis zur Klinik.

Da piept der Monitor erneut!

Wieder Herzstillstand! Wieder kein Puls am Hals!

Ich entscheide weiterzufahren. Ohne Zwischenstopp so schnell es geht in die Klinik.

«Reanimation bis zur Klinik», rufe ich Mike in die Fahrerkabine zu.

Jan drückt und wird dabei trotz vorsichtiger Fahrweise hin und her geschaukelt. Ich spritze noch mal Adrenalin.

Endlich am Krankenhaus. Wir werden schon erwartet.

Jan drückt und drückt und drückt, bis wir den Schockraum erreicht haben und er von einem Krankenpfleger abgelöst wird.

Ich mache eine schnelle Übergabe an den Internisten. Dann verlassen wir den Schockraum.

Mike raunt uns zu: «So ein Dreck schon morgens vorm Frühstück. Das ist doch ein gebrauchter Tag!»

Ich habe mich am nächsten Tag in der Klinik nach Anja erkundigt. Sie starb 26-jährig trotz sofortiger Lysetherapie, ohne das Bewusstsein noch einmal erlangt zu haben.

Anja und Holger hatten erst vor einem halben Jahr geheiratet. Sie waren seit der siebten Schulklasse ein Paar.

KANN NUR BESSER WERDEN!

Manni ist Forstwirt. Bäume fällen, Bäume pflanzen, Holz machen und Wegebau im Wald. Diesen Beruf sieht man dem netten Dreißigjährigen an: Zwei Meter groß, 110 Kilo, nur Muskeln. Sein freundliches Gesicht ist wettergegerbt, und seine Hände sind groß wie Klodeckel.

«An drei aufeinander folgenden Tagen dreimal Pech haben und jedes Mal wird es schlimmer? Das gibt's nicht!»

So hatte Manni noch am Sonntag gedacht. Drei Tage später lernen wir uns kennen …

Montag:

Manni packt den kleinen, abgewetzten Rucksack, so wie jeden Tag, bevor er zur Arbeit fährt. Mehrere Flaschen Wasser, geschmierte Stullen, Äpfel und eine Tafel Schokolade. Dann steigt er in sein Auto. Kaum losgefahren, klingelt sein Handy. Er hat es gerade aus seiner Jackentasche geholt, da rutscht es im aus der Hand und landet im Beifahrerfußraum.

«Hmm, könnte der Chef sein!»

Manni zögert, macht den Sicherheitsgurt dann aber dennoch ab. Nun beugt er sich zur Beifahrerseite. Gerade als er sein Handy mit den Fingerspitzen erreicht hat, kracht es. Manni zuckt hoch.

«Verdammt!»

Mannis Auto ist bei seinem Versuch, das Handy aufzuheben, von der Fahrspur abgekommen und hat ein am Straßenrand parkendes Auto gerammt.

Dienstag:

Als Manni um 18 Uhr von der Arbeit kommt, hat seine Frau schon den Abendbrottisch gedeckt. Er gibt ihr einen Kuss, wäscht sich schnell die Hände und setzt sich zu Frau und Kindern.

«Papa, wir haben ein leckeres Brot gekauft!», sagt der zehnjährige Sohn stolz, und Mannis Frau ergänzt: «Bäcker Zippert hat sich was Neues einfallen lassen. Rosi, die Verkäuferin, hat es uns empfohlen. Der ‹Landkracher›. Das Brot ist doppelt gebacken und hat eine besonders knackige Kruste.»

Und in der Tat: Als Manni das Brot anschneidet, kracht es herrlich, und der wunderbare Duft von frischem Brot steigt allen in die Nase.

«Booh, lecker!», sagt Manni voller Vorfreude.

Nachdem er einige Scheiben abgeschnitten und an seine Familie verteilt hat, schmiert sich Manni ein Käsebrot. Dann beißt er genussvoll hinein.

«Knack!»

Ein kurzes, krachendes Geräusch dringt aus Mannis Mund. Die Hälfte von Mannis Schneidezahn ist abgebrochen, und alle am Tisch wissen nun, woher der Name «Landkracher» kommt.

Mittwoch:

Ich habe gerade erst meinen Dienst übernommen, als wir gegen 8 Uhr einen Alarm kriegen.

«Männlich, 30 Jahre, chirurgisch, Tankstelle, Besigheim.»

Nach etwa acht Minuten erreichen Silas und ich zusammen mit den Jungs vom Rettungswagen den genannten Einsatzort, eine kleine Tankstelle an der Hauptstraße. Vor dem Eingang hockt ein großer, blasser Mann in Waldarbeiterkluft in einer großen Blutlache. Er trägt eine signalfarbene Jacke, dazu eine dunkelgrüne Schnittschutzhose und derbe Stiefel. Um seinen linken Unterarm ist notdürftig ein blutdurchtränkter Lappen gewickelt.

«Hat man uns Ihretwegen verständigt?»

«Ja. Ich bin Manni und hatte im Wald einen Unfall.»

«Schaffen Sie es, die fünf Meter bis zum Rettungswagen zu gehen?»

Manni nickt und steht dann unterstützt von Frank und Heike mit wackeligen Beinen auf. Im Rettungswagen legen wir Manni sofort auf die Trage.

«Was ist Ihnen denn passiert?»

«Ich war allein im Wald und habe gerade einen Baum entastet. Da ist plötzlich die Kette von der laufenden Motorsäge gesprungen und voll in meinen Arm rein. Hat geblutet wie Sau! Hab dann nur flott einen Lappen drumgewickelt, rein ins Auto und bis hierher. Da war mir dann total schummerig.»

«Bitte rasch am rechten Arm den Blutdruck messen und einen Zugang legen. Ich untersuche hier am linken Arm die Wunde!»

Silas hat schon begonnen, die Arbeitsjacke aufzutrennen.

«So, jetzt kannst du weitermachen. Den Lappen schneidest du ab!»

Silas gibt mir die Schere und ein paar sterile Kompressen.

«Der Blutdruck ist 80 zu 40! Puls 120!», berichtet Johann, einer der beiden Sanis vom RTW.

Vorsichtig durchschneide ich Zentimeter um Zentimeter des provisorischen Verbandes. Als die letzten Fasern durchtrennt sind, sehen wir das ganze Ausmaß der üblen Verletzung: Eine etwa 20 Zentimeter lange Risswunde, knapp unterhalb des Ellenbogens, einmal fast komplett um den Unterarm herum. Grobe Muskel- und Sehnenfetzen liegen unsortiert im Wundgrund, dazwischen die Enden des dicken Mittelnervs und des Ellennervs. Der gut einen Zentimeter dicke Ellenknochen ist komplett durchtrennt, größere und kleinere Knochenstücke liegen bunt verteilt in der Wunde. Es blutet wie verrückt aus mehreren Venen unterschiedlichen Kalibers.

O-HAA!

«Willste einen Tourniquet zum Abbinden?», fragt mich Silas.

«Nee, erst mal nicht. Pack sterile Kompressen und Mullbinden aus. Wir probieren es zunächst mit einem Druckverband!»

«Der Zugang liegt! Jetzt Volumen geben?»

«Häng erst mal einen halben Liter an. Warme Infusionslösung! Dann schauen wir, was der Blutdruck macht.»

Als ich beginne, den Druckverband anzuwickeln, stöhnt Manni vor Schmerzen. Und er kann sicher einiges vertragen ... Seine Nerven liegen aber nun im wahrsten Sinne des Wortes «blank». Ich halte die sterilen Kompressen erst mal mit der Hand und mit gerade so viel Druck auf die Wunde, wie Manni es ertragen kann.

«Silas, mach rasch Ketanest und Dormicum fertig!», bitte ich den jungen Sani und dann weiter zu Manni: «Ich gebe Ihnen gleich ein starkes Schmerzmittel!»

Silas und Hinrich, der zweite Sani vom RTW, sind blitzschnell mit den Spritzen fertig. Manni kriegt ein Beruhigungsmittel und ein sehr starkes Schmerzmedikament. Sein Gesichtsausdruck wird langsam gelöster. Dann hilft mir Johann beim Anlegen des Druckverbandes. Gott sei Dank – die Blutung steht nach nur wenigen Touren mit der Mullbinde.

«Bitte bewegen Sie mal die Finger!», fordere ich den halb dösenden Patienten auf.

Manni versucht, meinem Kommando zu folgen. Er strengt sich an, und dennoch bewegt sich nur der Daumen.

Ich bestreiche seine Finger.

«Merken Sie das?»

Manni fühlt nur an der Rückseite seines Daumens und am Handrücken, dass ich ihn anfasse.

Diese Sensibilitätsstörung passt zu den beiden kaputten Nerven, die wir in der Wunde gesehen haben.

«Was macht der Blutdruck?»

«Ist jetzt 90 zu 50! Puls unverändert!»

«O. k. Mach weiter mit Infusionen. Wir fahren in die Handchirurgie nach Stuttgart. Ist zwar eine Strecke, aber da ist unser Patient gut aufgehoben! Bevor wir losfahren, legen wir noch eine Schiene zur Stabilisierung an den Arm!»

Silas gibt mir die Schiene, und gemeinsam stabilisieren wir den verletzten Unterarm. Dann geht es mit Blaulicht in Richtung Landeshauptstadt.

Unterwegs wird Manni wach und beginnt gleich zu schimpfen: «So eine Scheißwoche! Sie glauben nicht, was ich in den letzten Tagen alles mitgemacht habe!»

Und dann erzählt mir Manni mit abgebrochenem Schneidezahn, was ihm am Montag und Dienstag widerfahren ist.

Wir geben ihm recht: War bis jetzt wirklich eine Scheißwoche für ihn!

Kann nur besser werden!

Ich weiß nicht, wie Mannis Geschichte endete. Meine unfallchirurgische Erfahrung mit derlei Verletzungen ist, dass höchstwahrscheinlich Bewegungseinschränkungen zurückbleiben. Das Gefühl in Mannis linker Hand wird sicher nie mehr so werden, wie es mal war.

HERE COME THE MEN IN BLACK!

Sommer 2016.

Dienstag.

22 Uhr: Wir sitzen nach diesem Sommertag noch am Grill bei Freunden im Garten, als mein Handy plötzlich durchdreht. Es piept und piept und piept. Eine E-Mail und eine SMS beinahe zeitgleich. Beide Nachrichten sind vom selben Absender: «Notarztbörse».

«Wir suchen kurzfristig zur Unterstützung eines Polizeieinsatzes einen Notarzt. Einsatzbeginn morgen früh 5 Uhr.»

Das fehlt mir noch in meinem Erfahrungsschatz!

Schnell rufe ich bei der angegebenen Nummer zurück. Der Job ist noch nicht vergeben, sodass er mir zugeteilt wird. Ich soll gleich Thomas, den Verantwortlichen des Einsatzes, anrufen.

«Guten Abend. Ich bin Ihr Notarzt für morgen früh. Worum handelt es sich denn?»

«Schön, dass Sie sich melden. Um was es genau geht, kann ich Ihnen nicht sagen. Nur so viel: Ein SEK-Einsatz!»

Mein Herz schlägt von einer Sekunde zur nächsten bis zum Hals.

«Ich muss morgen früh doch arbeiten. Hat sich eben noch ein Job ergeben!», sage ich zu TT und versuche, meine Stimme betont ruhig zu halten.

«Ja? Was denn?»

«Ich fahre nach Hann. Münden. Irgendwas mit der Polizei.»

Und schon vorab als Entschuldigung: «Is' super bezahlt, weil es so kurzfristig ist! Und maximal fünf Stunden.»

«Bist du irre? Ist sicher gefährlich!»

«Nein, nein. Ein normaler Einsatz. Der Rettungsdienst ist ohnehin immer auf sicherem Terrain!»

TT schüttelt den Kopf, so als wollte sie mir sagen: «Du hast sie nicht alle!»

Um elf verabschieden wir uns und fahren nach Hause. Schnell Zähne putzen und ab ins Bett, rasch schlafen. Um 3 Uhr 30 ist die Nacht schon wieder zu Ende.

23 Uhr 50: Boah, ich kann nicht einschlafen. Wälze mich von links nach rechts und von rechts nach links. Mir ist zu warm, mir ist zu kalt. Decke weg, Decke wieder her. Meine Gedanken kreisen, und meine Phantasie kennt heute anscheinend gar keine Grenzen. SEK. Schwarzgekleidete Männer. Geschrei. Blendgranaten. Schießereien. Terror. Waffenschieber. Menschenhandel. Ich finde nicht in den Schlaf ...

Mittwoch.

2 Uhr 50: Ich habe bis jetzt nicht geschlafen. Weitere Einschlafversuche sind aussichtslos. Also stehe ich leise auf. Schnell einen Kaffee, dann duschen, anziehen und los. 100 Kilometer Autobahn.

4 Uhr 30: Ich bin viel zu früh am verabredeten Treffpunkt.

Warten, warten, warten. Die Zeit ist zäh wie Kaugummi.

4 Uhr 55: Ein Rettungswagen rumpelt auf den Parkplatz.

«Moin. Das klappt ja. Ich bin Thomas, Rettungsdienstleiter. Wir fahren jetzt zusammen zur Polizeidirektion. Da treffen wir das Einsatzkommando, und dann geht's gemeinsam los.»

Einen knappen Kilometer fahren wir durch die Stadt.

5 Uhr: Wir biegen auf das Gelände der Polizei ein. Durch einen Torbogen gelangen wir zum Innenhof. Kaum angekommen, sagt mir Thomas, dass er jetzt kurz zur Lagebesprechung geht, ich solle hier am Rettungswagen warten.

Auf dem Hof ist die Anspannung spürbar. Drei schwarze Mercedes Sprinter mit getönten Scheiben parken auf der anderen Seite des Hofes. An den Autos stehen ungefähr zehn Männer, groß wie Kleiderschränke, in komplett schwarzer Kampfausrüstung. Offenbar sind sie dabei, sich für den Einsatz bereit zu machen: Dunkle Sturmhaube, Helm mit schusssicherem Visier und Funkausstattung, schwarze Schienbeinschützer, schusshemmende Weste, Schutzschild, Maschinenpistole oder Pumpgun. Dazu laden sich einige der Männer Spezialwerkzeug auf den Rücken. Einer trägt einen Rammbock, um Türen zu öffnen. Ein anderer lädt sich einen Erste-Hilfe-Rucksack auf. Die anderen Männer beladen sich mit Equipment, das ich nicht identifizieren kann.

5 Uhr 30: Thomas kommt zurück von der Besprechung.

«Um Viertel vor sechs fahren wir los. Um sechs soll der Zugriff erfolgen!»

Ich mach mir gleich in die Hose …

5 Uhr 40: Kurz vor der geplanten Abfahrt geht eine kleine Frau in Jeans und Lederjacke und Schussweste zu den schwarzen Männern und spricht mit ihnen. Ich stehe zu weit weg, um irgendwas zu verstehen.

«Wer ist die Frau?», frage ich Thomas.

«Das ist die Einsatzleiterin!», antwortet er mir. Dann setzt sich Thomas in den Rettungswagen. Ich folge ihm.

5 Uhr 45: Die schwarzen Männer steigen in die Kleinbusse. Die Motoren starten. Dann fährt der erste Bus los, die beiden anderen folgen. Wir reihen uns als Letzte in die Schlange ein.

Mein Herz klopft in der Brust. Was erwartet mich gleich?

«Weißt du jetzt, worum es geht?», frage ich Thomas.

«Nix Konkretes. Nur so viel: Ein Mann soll verhaftet werden! Aber in unserer Stadt – so nah an der Autobahn – geht es meist um Waffen- oder Drogengeschäfte.»

Thomas' Antwort sorgt bei mir nicht für Beruhigung.

Wir fahren knapp fünf Minuten durch die Stadt, dann hält Thomas an einer Tankstelle an, während die schwarzen Männer unvermindert schnell weiterfahren. Ich schaue ihnen nach. Hundert Meter weiter biegen sie rechts ab.

«Hier ist unser Verfügungsraum. Näher ran dürfen wir nicht. An der Front ist nur das SEK. Um sechs geht's los!»

5 Uhr 50: Mit zittrigen Fingern schreibe ich TT schnell eine SMS.

«Alles gut. Bin weit weg vom Geschehen. Melde mich, wenn's vorüber ist!»

In Wahrheit ist nichts gut. Ich bin so aufgeregt wie ein Teenager vor der ersten Tanzstunde. Im Geist überfliege ich noch mal die medizinischen Regeln zur Notfallversorgung von Schusswunden. Nützt nichts: Ich habe trotz der Ablenkung feuchte Hände, und mein Puls rast. Thomas spürt meine Nervosität.

«Kein Grund zur Aufregung. Wird alles gut!»

«Ich bin gar nicht aufgeregt!», lüge ich den Sani an.

5 Uhr 59: Ich öffne meine Fensterscheibe. Vielleicht kann ich wenigstens etwas von dem hören, was nur dreihundert Meter entfernt gleich passiert.

6 Uhr: Es ist still. Kein Knallen. Kein Geschrei. Nichts. Dennoch: Die Luft ist elektrisiert!

6 Uhr 02: Ich schrecke hoch, als Thomas' Handy plötzlich klingelt.

«Ja, verstanden, alles klar!», ist alles, was ich vom Telefonat mitkriege.

Dann legt Thomas auf, und ich sehe ihn gespannt an.

«Feierabend. Wir können nach Hause fahren. Alles erledigt!»

Ich schaue ihn ungläubig an.

«Wie? Das war alles?»

Thomas nickt und macht den Motor an. Dann bringt er mich zurück zu meinem Auto.

«Hab' ich doch gesagt, dass alles gut wird!», sagt Thomas grinsend zu mir, dann verabschieden wir uns.

8 Uhr. Zwei Stunden später liege ich zu Hause im Bett.

«Gott sei Dank gab es ein Fixhonorar und keinen Stundenlohn!», denke ich noch. Sekunden später schlafe ich ein. Aufregung macht müde ...

MACH MAL DIE TÜR AUF!

Frühjahr 2000.

Piep. Piep. Piep. Ich wasche mir gerade die Hände, als mein Melder Alarm schlägt.

«Bewusstseinsstörung, männlich» steht auf dem Display des kleinen Apparates. Mit noch halbnassen Händen schnappe ich meine Jacke und laufe dann durch die Klinik in Richtung Haupteingang, wo der signalrote Audi bereits wartet.

Als ich in das Auto einsteige, erreicht uns gerade ein Funkspruch der Rettungsleitstelle.

«Fahrt in die Gartenstraße 5 zu Herrn Meier. Ein Bekannter des Patienten hat angerufen. Herr Meier habe sich bei ihm gemeldet, war aber am Telefon kaum zu verstehen.»

Nach sieben Minuten erreichen wir mit Blaulicht und Martinshorn die angegebene Adresse. Vom ebenfalls alarmierten Rettungswagen noch keine Spur. Vor dem Haus spielen Kinder Fußball. Fritz und ich nehmen die Notfall-Ausrüstung aus dem Auto und gehen zur Eingangstür.

Auf der rechten unteren Klingel steht «Meier». Ich drücke und drücke. Nichts. Noch mal klingeln. Es passiert nichts.

«Habt ihr einen Hausschlüssel?», ruft Fritz den spielenden Kindern zu.

Ein kleiner Junge mit verrotzter Nase kommt angelaufen und kramt einen Schlüssel aus seiner Hosentasche. Als er die Haustür aufgeschlossen hat, gehen wir in das Haus. Vier Stufen hoch, dann stehen wir vor der Wohnung mit dem Namensschild «Meier».

Fritz klingelt. Nichts. Keiner macht auf. Noch mal klingeln, diesmal Sturm. Das schrille Geräusch kann nicht überhört werden! Wir lauschen, hören allerdings keine Schritte. Fritz betätigt den Klingeldrücker noch mal. Da erreicht uns aus dem Inneren der Wohnung irgendein Grummeln. Keine Antwort im eigentlichen Sinn, lediglich ein dumpfer Geräuschbrei.

«Machen Sie bitte die Tür auf. Hier ist der Rettungsdienst!», ruft Fritz mit kräftigem Organ. Nichts. Keine Antwort. Und noch mal:

«Machen Sie die Tür auf!»

Aus der Wohnung erneut irgendwas wie: «Mmmpf!»

«Ich bitte Sie zum letzten Mal zu öffnen. Wenn dann nichts passiert, breche ich die Tür auf!»

Wieder erhalten wir nur etwas, das sich wie «Mmmpf» anhört, zur Antwort.

Fritz tritt jetzt ein kleines Stück zurück. Nach kurzem Anlauf schmeißt er sich dann mit voller Wucht mit seinem massigen Körper gegen das Türblatt.

Krach!

Die Tür reißt samt Zarge aus ihrer Mauerverankerung. Sie hängt jetzt nur noch an einigen verbogenen Schrauben.

«Ich hätte nicht gedacht, dass das so einfach ist!», sage ich verwundert grinsend zum Mann vom Schlüsseldienst in Rettungsdienstkleidung.

Mit einigen Fußtritten befördert Fritz die Tür dann komplett in die Wohnung, sodass wir endlich Zutritt erlangen.

«Hallo! Wo sind Sie?»

Wieder nur ein kurzes Grummeln von irgendwo.

Dann ist es mucksmäuschenstill.

Fritz und ich durchsuchen die Wohnung. Keine Frage: Hier wohnt ein Messie. Überall loser Abfall, schmutziges Geschirr, blaue Müllsäcke und dreckige Wäsche. Wir können keinen Schritt tun, ohne auf irgendwas draufzutreten. Am Ende des Flures dann das, was wohl mal ein «Wohnzimmer» war. Hier finden wir Herrn Meier. Ein grauenhaftes Bild: Ein völlig abgemagertes Männlein in Unterhose und Unterhemd liegt auf einer Müllhalde. Sein graues Haar liegt wirr zerzaust am Kopf an. Weit aufgerissene Augen schauen mich aus tiefen Augenhöhlen ängstlich an. Es stinkt erbärmlich nach Fäkalien.

«Guten Tag, Herr Meier, wir sind vom Rettungsdienst. Was ist denn passiert?»

Anstatt zu antworten, bemüht sich unser Patient, sich vom Fußboden aufzurichten. Mit großer Anstrengung versucht er, sich mit seinem rechten Arm vom Boden abzudrücken, sackt dann aber wieder kraftlos zusammen.

«Lassen Sie das ruhig erst mal. Ich kann Sie auch gut hier unten untersuchen!»

Ein genauer Blick in sein Gesicht gibt mir einen ersten Hinweis darauf, was wohl passiert ist. Das linke Augenlid hängt herunter, ebenso der linke Mundwinkel. Die Pupillen sind gleich groß und reagieren normal auf den Schein meiner Taschenlampe.

«Bitte heben Sie mal Ihren linken Arm hoch!», fordere ich ihn auf.

Herr Meier strengt sich an, meiner Bitte zu folgen. Der linke Arm bewegt sich aber keinen Millimeter.

«Und jetzt versuchen Sie bitte, das linke Bein zu bewegen!»

Wiederum strengt sich der Patient ohne Erfolg an.

Schlaganfall.

«Seit wann haben Sie die Lähmungen?»

Herr Meier antwortet mit leiser, verwaschener Stimme aus trockenem Hals: «Dscheid dschieben Tagen!»

Ungläubig frage ich zurück: «Seit einer Woche? Sind Sie sicher?»

Herr Meier nickt.

«Warum haben Sie uns nicht eher gerufen?»

Er antwortet mir nicht.

Für den Versuch, das die Lähmungen verursachende Blutgerinnsel in seinem Kopf aufzulösen, ist es viel zu spät. Die Lähmungen werden für immer bleiben.

«Wir werden Sie jetzt an unseren Überwachungsmonitor anschließen und Ihnen einen Tropf legen. Wenn dann der Rettungswagen auch da ist, nehmen wir Sie mit ins Krankenhaus!»

Fritz übernimmt rasch die Verkabelung, während ich Herrn Meier den Tropf lege.

Nach kurzer Zeit nennt Fritz die Ergebnisse der Messungen:

«Regelmäßiger Puls bei 76, Blutdruck 100 zu 50. Ich mache jetzt noch den Blutzucker!»

Die Werte sind in Ordnung, wie auch der dann ermittelte Blutzucker.

Als die ersten 500 Milliliter Kochsalzlösung in Herrn Meiers Ader tropfen, untersuche ich ihn noch mal von Kopf bis Fuß. Er ist komplett ausgetrocknet. Seine Zunge ist mit groben Borken belegt, und seine Lippen sind spröde aufgerissen. Am Gesäß und an den Ellenbogen finde ich tiefe, schwer entzündete Druckgeschwüre, die sich vom langen Liegen gebildet haben. Muss höllisch weh tun. Herrn Meiers Unterhose berichtet von vielen Tagen ohne jeglichen «normalen Toilettengang». Die Geschichte, dass das Ereignis vor sieben Tagen stattgefunden hat, scheint zu stimmen. Grausam.

Gerade als ich unserem Patienten ein Schmerzmittel verabreiche, trifft die Besatzung des Rettungswagens ein.

«Bitte bereitet jetzt alles für die Abreise in die Klinik vor!»

Während sich die Sanis nun um Herr Meiers Abtransport kümmern, schaue ich mich noch mal in der Wohnung um.

Auf der versifften Couch im Wohnzimmer hinter uns sitzt eine weibliche Schaufensterpuppe. Auf dem Kopf trägt sie eine blonde Langhaarperücke. Knallroter Lippenstift ist am Mund und an den Wangen der Puppe verschmiert. Am ansonsten nackten Körper trägt sie nur schwarze Spitzendessous unter einer geöffneten Bundeswehrjacke. Spooky!

In der Küche das schon bekannte Chaos aus verschimmelten Essensresten, schmutzigem Geschirr und Müll.

Im Schlafzimmer trifft mich der Schlag. Auf dem vor Dreck strotzenden Bett liegen unzählige Stringtangas, Spitzen-BHs und High Heels. Dazu Groschenhefte aus der Transvestiten-Szene.

Als die Sanis fertig sind, bringen wir Herrn Meier in eine neurologische Klinik und überlassen die aufgebrochene Wohnung der Polizei.

Später erfuhr ich von einem der beiden Polizisten, dass Herr Meier früher ein ganz normales Leben mit Bürojob hatte. Irgendwann hat er sich jedoch aus der Gesellschaft zurückgezogen. Gegenüber seinen Nachbarn sei er immer höflich und zuvorkommend geblieben.

Herrn Meiers schreckliches Schicksal lässt mich bis heute nicht los. Wie wäre sein Leben wohl verlaufen, wenn er seine sexuelle Orientierung nicht vor der kleinstädtischen Gesellschaft hätte verstecken müssen? Wäre er trotzdem ein einsamer Mensch geworden? Wäre er auch zum Messie geworden? Es bleibt noch viel zu tun.

AN APPLE A DAY

Berner Oberland, 2009. Ein ruhiger Frühlingstag geht in den Schweizer Alpen zu Ende. Stefan liegt schon im Bett. Daniel, Sonja und ich sitzen noch vor dem Fernseher – der Sonntagskrimi erreicht gerade seinen Spannungshöhepunkt.

Da piept es.

«Bewusstlose Person, männlich, 15, Casa Montana.»

«Casa Montana, wo ist das denn?», frage ich in die Runde.

«Die Asylbewerberunterkunft oben auf dem Pass», antwortet mir Daniel.

Ich schnappe meine Jacke und gehe zum Notarztauto. Einige Minuten später sitzt Stefan mit schlafzerknittertem Gesicht neben mir auf dem Fahrersitz.

Mit Blaulicht geht es hinaus aus der kleinen Stadt und dann die Serpentinen hoch in die Berge bis auf 1900 Meter. Wir benötigen etwa 18 Minuten, bis wir die kleine Siedlung auf der Passhöhe erreichen. Vor einem alten Backsteinhaus stehen viele junge Männer, die uns aufgeregt zuwinken. Ich nehme rasch die Medikamententasche und gehe zum Hauseingang, wo mich ein kräftiger grauhaariger Mann empfängt, der sich als Heimleiter Lüthi vorstellt.

«Bitte folgen Sie mir. Oben im Zimmer ist ein Fünfzehnjähriger zusammengebrochen!»

Wir gehen gemeinsam samt dem riesigen Empfangskomitee eine steile Treppe hoch. Der Heimleiter erzählt mir mit hastigen Worten, dass der Junge bisher immer kerngesund war.

Im ganzen Obergeschoss riecht es nach einer Mischung aus orientalischen Gewürzen und Apfel. Vor einem Zimmer in der Mitte des Flures bleibt der Heimleiter dann stehen.

«Erschrecken Sie nicht. Das Zimmer ist sehr voll!»

Er öffnet die Tür und hat wirklich nicht übertrieben. In dem winzigen, spärlich beleuchteten Zimmer stehen mindestens weitere zwanzig Männer. Rappelvoll. Kein Reinkommen. Stefan versucht, uns einen Weg zu bahnen, scheitert aber nach nur zwei Schritten. Da hilft uns der Heimleiter. Mit kurzem, aber heftigem Gebrüll räumt er den Raum bis auf zwei Männer mit verheulten Gesichtern, die neben dem Jugendlichen knien, der in der Mitte des Zimmers liegt.

«Alle Achtung. Der hat seinen Laden aber im Griff!», raune ich Stefan zu und knie mich ebenfalls neben den Jungen.

Der erste Check: Osman hat die Augen geschlossen. Der Jugendliche atmet regelmäßig. Sein Puls am Handgelenk geht schnell, ist aber gut tastbar. Ich stupse ihn an.

«Hallo! Guten Tag! Kannste mich hören?»

Osman antwortet nicht. Ich stoße ihn noch mal an.

«Hallo!»

Jetzt nuschelt er mir irgendwas entgegen, aus dem ich jedoch nicht schlauer werde. Ich blicke zu Stefan. Er hat Osman auch nicht verstanden und zuckt nur mit den Schultern. Dann beginnt er unmittelbar gemeinsam mit Daniel mit der «Verkabelung» des jungen Mannes: Blutdruck, EKG und Sauerstoffgehalt im Blut. Gleichzeitig legt Sonja Osman einen Tropf.

Ich frage die beiden schwarzhaarigen Männer, was denn passiert ist. Der Ältere der beiden antwortet wild gestikulierend in unverständlichem, gebrochenem Schweizerdeutsch.

«Auch keine Hilfe!», denke ich.

Dann endlich in dem ganzen Kauderwelsch ein einziges verständliches Wort: «Shisha».

«Was hat er mit der Wasserpfeife geraucht? Tabak? Auch Haschisch? Irgendwelche anderen Drogen?»

Der Mann schüttelt den Kopf. Er versteht mich offenbar besser als ich ihn.

«Ganz sicher nur Tabak?», will ich mich noch mal vergewissern.

Der Ältere nickt. Ich bitte den Heimleiter, die anderen Bewohner der Asyleinrichtung jetzt rasch zum Geschehenen zu befragen. Herr Lüthi unterstützt uns sofort und geht hinaus zu den anderen.

Der Überwachungsmonitor zeigt Osmans Kreislaufwerte: Blutdruck 100 zu 50, Puls 130, Sauerstoffsättigung 96 Prozent. Sonja hat auch schon den Blutzucker gemessen. 105. Der Puls ist etwas zu schnell, aber sonst ist alles in Ordnung. Kein Grund für Benommenheit!

«Gib mir mal die Untersuchungslampe!», bitte ich Stefan. Mit zwei Fingern öffne ich Osmans Augen. Seine Pupillen verengen sich träge auf den einfallenden Lichtschein. Die Bindehäute sind gerötet. Dann überprüfe ich noch schnell Osmans Reflexe und schaue nach Anzeichen für eine Hirnhautentzündung. Alles unauffällig.

Zwischenzeitlich kommt der Heimleiter zurück.

«Der Junge hat sich in der Shisha-Runde plötzlich unwohl gefühlt, und ihm war schwindelig. Dann hat er nur noch wirres Zeug geredet und kurze Zeit später wohl auch starke Kopfschmerzen bekommen, bevor er wegdämmerte.»

Mir fällt zu Osmans Zustand nichts ein. Kreislaufwerte und Zucker soweit in Ordnung. Keine schweren Vorerkrankungen, angeblich keine Drogen.

«Wir kommen hier nicht weiter. Osmans Kreislauf ist stabil, dringenden Handlungsbedarf gibt's erst mal nicht. Ich weiß nicht, was der Junge hat. In der Klinik werden sie den Fall lösen!», sage ich zu den Sanis und weiter: «Ich vermute trotz der Angaben des älteren Mannes irgendeine Drogengeschichte. Bereitet bitte den Transport vor!»

Ich habe es kaum ausgesprochen, da unterbricht mich Stefan.

«Wartet noch mal kurz. Ich komme gleich wieder!»

Verdutzt schauen Daniel, Sonja und ich uns an. Zwei Minuten später kommt Stefan zurück. In der Hand trägt er einen kleinen, roten Apparat.

«Ist doch eine schöne Gelegenheit, mal unser Kohlenmonoxid-Messgerät auszuprobieren!», sagt er und freut sich. Ich kann Stefan nicht folgen und blicke ihn verwundert an.

Kohlenmonoxid (chemische Formel «CO») ist ein geruchloses Gas, das bei unvollständigen Verbrennungen entsteht. Es hat eine viel höhere Bindungsfreudigkeit an das im Blut eigentlich Sauerstoff transportierende Hämoglobin (Abkürzung: Hb).

Beim Einatmen von Kohlenmonoxid werden sozusagen die «Sauerstoff-Taxis» mit sich vordrängelnden «Kohlenmonoxid-Gästen» besetzt. Die Folge ist Sauerstoffmangel im ganzen Körper.

Stefan montiert den Sensor an Osmans Zeigefinger. Gebannt schauen wir auf das Gerät. Nach etwa 30 Sekunden piept und blinkt der kleine Kasten wie verrückt.

«COHb-Konzentration 22 Prozent» steht auf dem Display.

Bei Osman ist also mehr als ein Fünftel seines Hämoglobins von Kohlenmonoxid besetzt und steht damit nicht zum Sauerstofftransport zur Verfügung. Normal sind Werte bis 1,5 Prozent (bei Rauchern auch bis 10 Prozent). Die körperlichen Folgen werden schwerwiegender, je höher die Konzentration steigt: zunächst Übelkeit, Verwirrtheit, Müdigkeit und Kopfschmerzen. Dann folgen Herzrhythmusstörungen, Kurzatmigkeit und Bewusstlosigkeit. Ab etwa 70 Prozent COHb tritt der Tod ein.

Die Therapie besteht einerseits in der sofortigen, hochdosierten Gabe von reinem Sauerstoff. Bei schwereren CO-Vergiftungen werden die Patienten in einer Überdruckkammer (Taucherkammer) mit reinem Sauerstoff beatmet. Der Überdruck hilft, das CO von den Bindungsstellen am Hämoglobin zugunsten von Sauerstoff zu verdrängen, wirft das CO sozusagen aus dem Taxi und macht die Plätze wieder frei.

Anzumerken bleibt, dass Patienten, die einer schweren CO-Vergiftung nicht erlegen sind, unter lebenslangen Folgen leiden müssen: Gedächtnisstörungen, Nervenschäden, Persönlichkeitsveränderungen und mehr.

Stefans Idee hat den «Fall» gelöst: Osman hat eine Kohlenmonoxid-Vergiftung. Dazu passt alles!

«Sauerstoffmaske. 15 Liter pro Minute. Und dann ab in die Klinik!»

Während der knapp einstündigen Fahrt Richtung Uni-Spital klart Osman unter der Sauerstoffmaske langsam auf. Als wir in der Notaufnahme ankommen, zeigt der «rote Wunderapparat» noch eine COHb-Konzentration von 16 Prozent.

Und was hat das alles mit «An apple a day» zu tun? Herr Lüthi erzählte mir später, dass Osman zusammen mit anderen in einem kleinen Zimmer über mehrere Stunden (!) große Mengen Tabak mit Apfelaroma mittels Shisha geraucht hatte. Daher roch das ganze Obergeschoss nach Apfel.

Neben dem Tabakrauch wird allerdings auch Kohlenmonoxid durch die Wasserpfeife eingeatmet. Es entsteht beim Verbrennen der Kohle in der Shisha. Elektrische Shisha-Köpfe produzieren hingegen kein CO.

ÜBER SIEBEN BRÜCKEN MUSST DU GEHN

Schweiz, 2009. Ein nasskalter, neblig-trüber Herbstmorgen.

Frank fällt es heute schwer aufzustehen. Wie zuletzt immer, wenn um 7 Uhr morgens sein Wecker klingelt. Aber heute geht vorerst gar nichts. Er will die Welt nicht sehen, kann seine Umwelt nicht ertragen.

Gegen 9 Uhr steht er dann doch auf. Ganz mühselig, ganz langsam. Er hat einen Plan gefasst. Von dem wird er jetzt nicht mehr abweichen. Zum Anziehen fehlt ihm fast die Energie, mit letzter Kraft schafft er es in seinen Jogginganzug. Ohne Morgentoilette macht er sich nun in Hausschuhen auf den bekannten Weg, den er in seinem Leben schon so oft gegangen ist.

Frank ist 34. Mit Frauen hat es in seinem Leben nie richtig geklappt. Klar, er war mal verliebt, hatte mit 21 eine Freundin. Gabi, gleicher Jahrgang, aus der Nachbarklasse. Eine kurze Liaison im Sommer 1996. Das war es aber auch.

Franks echte Liebe gilt einzig Dampflokomotiven. Nicht kleinspurig, groß müssen sie sein. Riesig. Opa Franz hatte ihn mal in den früher achtziger Jahren mit ins Eisenbahnmuseum genommen. Seit dem Tag fesselte ihn alles an den schwarzroten Dampfrössern. Der Geruch, der Qualm, das Zischen, die monströse Technik.

Der Eisenbahn-Verein oben auf dem Areal des ehemaligen Bahnhofs, wenige hundert Meter vom Elternhaus entfernt, ist nach der Schlosser-Lehre zu seinem Lebensmittelpunkt geworden. Gemeinsam mit anderen hat er ausrangierte Dampflokomotiven restauriert. Manchmal im Sommer ging's sogar auf Ausfahrt. Frank war dann «Erster Heizer». Jede freie Minute hat er hier verbracht, viele tausend Stunden in der Werkhalle an den alten Schätzchen geschweißt, geschraubt und gefettet.

Nach getaner Arbeit dann Bier für alle. «Heizen macht Durst!», sagten die Vereinsfreunde. Frank ging deshalb immer zu Fuß zum Vereinsgelände. Ein kurzer Weg, keine 600 Meter. Einfach die kleine Straße hoch, dann über die Schäferbrücke, die die Kantonsstraße überquert, und schon war er da. Manchmal hat Frank von der Brücke aus die vorbeifahrenden Autos beobachtet.

Jetzt geht er diesen Weg zum letzten Mal.

10 Uhr 20. Mein Alarmmelder piept.

«Verkehrsunfall, Kantonsstraße 73, Höhe Saanen, eine verletzte Person.»

Schnell die Jacke an und runter zur Fahrzeughalle. Jens wartet schon im Passat. Mit Blaulicht geht's bei Nieselregen hoch auf den nahegelegenen Pass, vorbei an einzelnen Gehöften und herbst-tristem Weideland.

Über Funk erfahren wir, dass jemand von der Schäferbrücke gesprungen ist. Näheres ist noch nicht bekannt.

Heute Morgen ist kaum Verkehr, sodass wir zügig die Passhöhe erreichen. Dann geht es wieder die Serpentinen bergab. Nach 17 Minuten kommen wir auf ein Stauende zu. Warnblinklichter, aufgeregte Passanten stehen vor ihren Autos.

«Hier wird's wohl gleich sein!», sagt Jens und hält mit dem Passat auf dem Seitenstreifen. Wir steigen aus, nehmen unsere Ausrüstung und laufen an den wartenden PKWs vorbei in Richtung Stauanfang, wo die Polizei die Straße abgesperrt hat. Der Streifenwagen-KaPo begrüßt uns, als wir an ihm vorbeigehen. Dann sagt er noch:

«Sieht nicht schön aus. LKW-Kollision.»

Er sollte recht haben.

Jens und ich müssen noch etwa 50 Meter laufen, dann sind wir genau da, wo die Schäferbrücke die Kantonsstraße überquert. Wenige Meter nach der Überführung liegt ein Mann im klitschnassen Jogginganzug auf dem Asphalt. Neben ihm stehen der Sani vom Rettungswagen und ein Polizist. Der Retter schaut mich ernst an und schüttelt den Kopf.

Frank liegt auf dem Bauch. Er regt sich nicht. Sein Kopf liegt in einer Blutlache. Eigentlich nicht sein Kopf, sondern nur noch das, was davon übriggeblieben ist. Franks Gesicht ist nicht mehr zu erkennen. Sein Schädel ist zerquetscht, Hirn tritt aus der Kopfhöhle, liegt teilweise breitgefahren neben ihm. Unvergessliche Bilder des Grauens.

Wir können dem Unfallopfer nicht helfen. Diese Verletzung ist nicht zu überleben. Frank ist tot.

«Was ist passiert?», wende ich mich bedrückt an den KaPo.

«Der Mann ist wohl von der Brücke gesprungen. Acht Meter in die Tiefe. Genau vor einen LKW. Der Fahrer konnte nicht mehr bremsen oder ausweichen. Ist voll über die Person …»

Dem Polizist versagt die Sprache.

«Wo ist der LKW-Fahrer jetzt?»

«Bei uns im Rettungswagen. Mein Kollege ist bei ihm.»

Jens und ich gehen zum RTW. Im Innern sitzt der völlig aufgelöste Fahrer. Ein einziges Häufchen Elend.

«Ich wollte das nicht. Bitte glauben Sie mir. Ging alles so schnell. Auf einmal dieser dunkle Schatten vor meinen Augen. Direkt vorm Laster. Keine Chance zu reagieren.»

Jetzt steht dieser Bär von einem Mann auf und fällt Jens, der direkt neben ihm steht, wie ein kleines Kind in die Arme. Und heult Rotz und Wasser.

«Möchten Sie etwas zur Beruhigung?», frage ich ihn mit Kloß im Hals nach einigen Minuten, in denen er sich in Jens' Armen wieder etwas gefangen hat. Er nickt.

Dann gebe ich ihm die kleine gelbe Tablette, die ich jetzt am liebsten selbst gerne schlucken möchte.

Wir haben den LKW-Fahrer später in die weitere Obhut vom Notfall-Seelsorge-Team gegeben. Alle eingesetzten Rettungskräfte haben an einer mehrtägigen Krisenintervention zur Verarbeitung des Erlebten teilgenommen.

Die von uns hinzugezogene Kripo rekonstruierte detailliert Franks Tagesablauf bis zu seinem tragischen Tod. Einen Abschiedsbrief hat Frank nicht hinterlassen. Der Grund für die Depression blieb, wie so oft, unklar.

MORGENGRAUEN

Hessen, im Winter 1999.

Um 4 Uhr 20 werde ich vom Piepen meines Alarmmelders aus dem Tiefschlaf gerissen. Wo bin ich? Kurz im dunklen Zimmer Orientierung suchen: Ach ja, in der Rettungswache. Noch schlaftaumelnd gehe ich ins Bad, schnell zwei Hände kaltes Wasser ins Gesicht, dann anziehen und runter zum Auto.

Als ich einsteige, hängt Jan gerade den Hörer des Funkgerätes zurück in dessen Halterung.

«Um was geht's denn?», frage ich ihn mit noch rauer Stimme.

«Akuter Thoraxschmerz. Ein Sechzigjähriger hat anscheinend Anzeichen eines Herzinfarktes, sagt der Mann von der Rettungsleitstelle.»

Das Hallentor geht auf, und ich traue meinen Augen nicht. Wo gestern Abend die Straßen noch grau waren, liegt nun zentimeterdick Schnee ... Das fängt ja gut an.

Nach ungefähr dreizehn Minuten erreichen wir die angegebene Adresse. Der ebenfalls alarmierte Rettungswagen steht schon vor der offenen Haustür.

Eine nur mit Nachthemd bekleidete Frau nimmt Jan und mich im Flur in Empfang. Wir stellen uns kurz vor, folgen ihr dann in das schummrig beleuchtete Schlafzimmer.

Gerd liegt mit geschlossenen Augen rechts im Ehebett, atmet tief und regelmäßig. Er scheint zu schlafen.

Christian, einer der beiden Sanis vom Rettungswagen, kniet rechts am Bett und misst unserem Patienten den Blutdruck. Franzi klettert mit schneematschigen Stiefeln gerade auf die linke Betthälfte, um dem Patienten die EKG-Elektroden auf den Brustkorb zu kleben. Die Bettwäsche braucht spätestens jetzt mal eine 90-Grad-Wäsche. Kollateralschaden heißt das wohl ...

«Was ist denn passiert?», frage ich in die Runde und schaue dabei die Frau im Nachthemd an.

«Mein Mann ist mit starkem Druck in der Brust plötzlich wach geworden. Er hat richtig laut gestöhnt vor Schmerzen! Und kalter Schweiß ist ihm aus allen Poren gelaufen. Ich habe dann gleich 112 angerufen!»

«Ist der Mann bewusstlos?», frage ich Christian.

Kaum habe ich die Frage gestellt, da schreckt Gerd hoch, reißt seinen Arm samt Blutdruckgerät von Christian weg und blickt aggressiv in die Runde.

«Was ist denn hier los? Was machen die ganzen Leute in meinem Schlafzimmer?»

«Guten Morgen. Wir sind vom Rettungsdienst. Ihre Frau hat uns verständigt.»

Unvermittelt brüllt Gerd nun seine Frau an: «Was soll der Quatsch? Ich habe dir doch klar gesagt, dass ich keinen Krankenwagen haben will! Wie kann man nur so blöd sein?!»

Gisela bekommt einen roten Kopf und guckt betreten auf den Fußboden. Jan und ich schauen uns irritiert an. Fremdschämen morgens um halb fünf ...

Ich versuche, den Mann zu beruhigen.

«Das war sicher sehr gut von Ihrer Frau! Sie macht sich Sorgen! Und so wie sie uns Ihre Beschwerden geschildert hat, kann das ein Herzinfarkt sein! Ich schlage vor, dass wir jetzt ein EKG schreiben; und dann sehen wir weiter!»

Gerd scheint mit meinem Vorschlag einverstanden zu sein. Jedenfalls lässt er Franzi ohne Murren das EKG vorbereiten.

Als sie damit fertig ist, startet Christian den Analysemodus am EKG. Wenige Sekunden später piept das Gerät wie wild. Mit großen Buchstaben leuchtet «STEMI» im Display, also Herzinfarkt.

«Ihre Frau hat alles richtig gemacht! Sie haben einen frischen Herzinfarkt!»

«Was hab' ich? Einen Herzinfarkt? Nix habe ich! Einen Scheiß hab' ich! Lassen Sie mich zufrieden! Und sehen Sie zu, dass Sie Land gewinnen!»

Ich versuche, entspannt zu bleiben.

«Glauben Sie mir bitte. Das Gerät täuscht sich nicht. Ich schlage vor, dass wir Ihnen jetzt hier die entsprechenden Medikamente geben und dann in eine Klinik fahren, wo Ihre Herzkranzgefäße untersucht werden können.»

«Ach, Unsinn. Fahrt, wohin Ihr wollt. Meinetwegen zur Hölle. Aber ohne mich. Ich sag Ihnen jetzt mal was: Ein Freund von mir hatte einen Schlaganfall. Da hat er eine Aspirin genommen, und gut war's. So mache ich das jetzt auch!»

Gerd hat das kaum ausgesprochen, da schlägt er seine Bettdecke zurück und steht auf.

«Sei doch bitte vernünftig!», bittet ihn seine Frau eindringlich.

«Und du hältst mal schön deinen Sabbel. Wir sprechen uns später sowieso noch!»

Betroffenheit bei allen Anwesenden. Außer bei Gerd. Der posiert jetzt neben dem Bett wie Big Jim.

Ich schließe für einige Sekunden die Augen und versuche, mich auf das Wesentliche zu konzentrieren: Einerseits hat der Mann einen Herzinfarkt, der dringend behandelt werden muss. Andererseits gibt mir der Mann keinen Anlass anzunehmen, dass er die Reichweite seiner Entscheidung nicht abschätzen kann. Und: Es gibt kein Gesetz, das jemanden zur Gesundhaltung verpflichtet. Was sollen wir tun? Ich starte einen letzten

Versuch, Gerd davon zu überzeugen, mit uns ins Krankenhaus zu fahren.

«Schon möglich, dass Sie sich jetzt gerade wieder besser fühlen. Aber die Beschwerden werden wiederkommen. Es wird Herzrhythmusstörungen geben, und von einer Sekunde zur anderen geht es Ihnen wieder schlecht. Es besteht absolute Lebensgefahr! An einem nicht behandelten Herzinfarkt können Sie sterben!»

«Dann ist das eben so! Verlassen Sie jetzt sofort meine Wohnung!»

Gerd meint es offenbar ernst.

«O. k. Machen wir! Zunächst müssen Sie aber unterschreiben, dass Sie unsere Hilfe ablehnen. Wohl wissend, dass Sie Ihr Leben riskieren!»

«Kein Problem! Gib mir den Wisch, dann unterschreibe ich!»

Jan gibt mir das bereits von ihm vorbereitete Notarzteinsatzprotokoll, dessen Rückseite ich rasch ausfülle.

«Hiermit lehne ich die weitere Behandlung trotz Aufklärung über mögliche gesundheitliche Folgen und gegen dringenden notärztlichen Rat ab. Diagnose: Verdacht auf Herzinfarkt. Drohende Komplikationen: Herzrhythmusstörung, Herzversagen, Tod.»

Ich reiche Gerd das Dokument, und er unterschreibt an der von mir mit einem Kreuzchen markierten Stelle.

Dann wendet er sich brüsk an seine Frau:

«Du machst mir jetzt einen Kaffee und gehst danach besser zu deiner Schwester. Ich weiß sonst nicht, was hier passiert!»

Wir packen unsere sieben Sachen und verlassen die Wohnung. Die Ehefrau begleitet uns mit Tränen in den Augen zur Wohnungstür. Unter Schluchzen sagt sie zu mir:

«Er ist sonst nicht so!»

Ich gebe ihr ein Taschentuch.

«Sie haben alles richtig gemacht. Sollen wir Sie zu Ihrer Schwester bringen?»

Sie wischt sich die Tränen von den Wangen und schüttelt dann den Kopf.

Sprachlos fahren wir zurück zur Wache.

Was für ein grauenhafter Typ. Was für ein grauenhafter Morgen …

WEIL ICH PARIS NUN MAL SO MAG

Es piept und piept und piept.

Mitten in der Nacht suche ich im dunklen Zimmer nach meinem Alarmmelder.

«Mann, hör doch endlich auf zu nerven, Scheißding!», fluche ich alleine vor mich hin. Es ist bereits das dritte Mal nach Mitternacht, dass ich aufstehen muss. Ich fühle mich wie von einer Eisenbahn überfahren.

Endlich finde ich den Pieper in einer der unzähligen Taschen meiner Notarztjacke. «Ordnung ist das halbe Leben!», schießt mir ein Leitsatz meiner Mutter in den Kopf. Hätte ich das bloß ernster genommen.

Der Alarmmelder fordert uns in die Zobelstraße. Nicht weit weg vom Krankenhaus, wo sich auch unsere Rettungswache befindet.

«Akuter Thoraxschmerz, männlich, 48.»

Noch schlaftrunken gehe ich zum Auto, wo Silas mich bereits erwartet.

«Diese Nacht ist damit wohl komplett für 'n Arsch …!», ist das Erste, was er zu mir sagt, als ich mich auf den Beifahrersitz setze. Ich bin zu faul zum Sprechen und nicke nur kurz.

Nach sechs Minuten stehen wir vor dem Haus Zobelstraße 12. In der dritten Etage brennt Licht, sonst ist es im Mehrfamilienhaus komplett finster. Silas und ich sind alleine hier, vom Rettungswagen noch keine Spur. So müssen wir beide unsere Notfallausrüstung allein in die Wohnung im dritten OG tragen. Ich nehme mir rasch das EKG und die Sauerstoffflasche und gehe schon voraus.

Als ich gerade auf den Klingelknopf mit der Beschriftung Schmidt gedrückt habe, summt unmittelbar der Türöffner. Tür auf und hoch in die dritte Etage. Hier steht dann auch schon Herr Schmidt in der geöffneten Wohnungstür und begrüßt mich mit:

«Ach, endlich sind Sie da!»

Dann geht er flott in Richtung seines Wohnzimmers. Ein Patient mit Herzinfarkt sieht anders aus, denke ich mir und folge ihm.

«Guten Morgen! Wir haben uns beeilt!», entgegne ich ihm und frage dann: «Um wen und was geht es denn?»

«Na, um mich geht's! Ich habe die 112 angerufen!»

«Und, was fehlt Ihnen? Unsere Meldung war Brustkorbschmerzen.»

«Ach, nein, das war mal vor einer Woche. Ist alles schon abgeklärt. Jetzt habe ich so ein wackeliges linkes Bein. Mein Knie will nicht so recht. Ich hatte da mal einen Unfall!»

«Alles klar. Wir untersuchen Sie jetzt mal, und dann sehen wir weiter! Sind Sie sonst ernstlich erkrankt? Was Chronisches? Zucker? Hochdruck?»

«Meine Nieren sind kaputt. Ich muss dreimal die Woche zur Dialyse. Sonst ist alles o. k.»

Silas ist jetzt auch im Wohnzimmer, und so machen wir uns beide daran, Herrn Schmidt zu verkabeln.

Nach kurzer Zeit haben wir die Messergebnisse. Alles tipptopp in Ordnung. EKG, Blutzucker, Sauerstoffgehalt und Blutdruck – nichts außerhalb der Norm.

«Dann zeigen Sie mir bitte mal Ihr Knie!»

Umständlich zieht Herr Schmidt seine Hose aus und legt sich dann auf das Sofa.

Ein paar schnelle, im Wesentlichen unauffällige Testergebnisse später sage ich zu unserem Patienten: «Sie haben einen winzigen Kniegelenkerguss. Ansonsten ist nichts Aufregendes an dem Gelenk. Müssen Sie sich mal demnächst beim Orthopäden vorstellen. Für uns gibt's heute Nacht weiter nichts zu tun. Ich schreibe eben noch das Einsatzprotokoll, und dann fahren wir zurück zur Wache!»

«Wie? Sie wollen mich nicht mitnehmen? Ich bin doch krank. Wie soll ich denn sonst morgen zur Dialyse kommen? Soll ich etwa mit dem Bus fahren?»

Irritiert frage ich zurück: «Deshalb haben Sie 112 angerufen? Weil Sie mit Ihrem Knie nicht zur Dialyse kommen? Sie sind doch gerade sehr ordentlich ohne großes Hinken vor mir her ins Wohnzimmer geeilt!»

«Ja, ja! Eben habe ich mich auch zusammengerissen!»

Ich hole tief Luft. Zähle in Gedanken 21, 22, 23. Nicht aufregen nachts um halb fünf. Dann antworte ich in leisem Ton: «Verstehen Sie mich jetzt bitte nicht falsch. Aber ich habe weder ein dickes Portemonnaie mit Wechselgeld bei mir noch eine Chauffeurkappe auf. Unser Auto ist signalrot und nicht elfenbeinfarben.»

Herr Schmidt guckt mich verwundert an, kann meiner Ironie wohl nicht folgen. Daher werde ich deutlicher. Und lauter:

«Mensch, auf unserem Auto steht *Notarzt* und nicht *Taxi*!»

Dann drehe ich mich um, verlasse zusammen mit Silas die Wohnung.

Herr Schmidt bleibt sprachlos zurück.

HIGH NOSE

Sommer in den Schweizer Alpen. Abends um 19 Uhr.

Ich schaue blass und fassungslos auf den Computerbildschirm im hiesigen Polizeirevier. Brutale Bilder, die ich nie vergessen werde. Gänsehaut, mir sackt das Blut in die Beine. Meine Kehle ist zugeschnürt. Ich kriege keinen Ton raus.

Am gleichen Tag um 16 Uhr.

Herrliches Hochsommerwetter. Wir sitzen im Garten des Spitals und genießen den Schatten der großen alten Platanen. Josie, die Kellnerin, serviert uns Kaffee und Koch Andi Cremeschnitten. Leckerer geht es nicht!

«Meinetwegen kann Rettungsdienst immer so sein!», sagt Jens grinsend und will einen Schluck aus seiner Tasse nehmen. Genau in der Sekunde piept es in unseren Hosentaschen. Jens erschrickt davon dermaßen, dass er sich die halbe Tasse Kaffee über sein Shirt pladdert.

«Maaaann! Hätte ich bloß nichts gesagt! Fuck!»

Noch schnell eine Gabel Cremeschnitte in den Mund, dann laufe ich zur Fahrzeughalle. Unterwegs ein schneller Blick auf das Display des Alarmmelders.

«Männlich, chirurgisch, Schweibenalp» steht da knapp.

Eine Minute später sitze ich im signalgelben Passat, und wir machen uns auf den etwa acht Kilometer weiten Weg zum genannten Ort in der Nähe eines der Bergdörfer oberhalb unserer Rettungswache.

«Rettig 3470 von Sanpolizi!», werden wir auf Schweizerdeutsch per Funk von der Rettungsleitstelle angesprochen.

«Hier Rettig 3470!», antwortet Jens umgehend.

«Wir haben einen Notruf betreffs eines abgestürzten Base Jumpers erhalten. Er soll jetzt dort mitten auf der Wiese liegen. Mehr weiß ich im Moment noch nicht. Melde mich gegebenenfalls wieder. Ach ja, alle Helikopter sind anderenorts im Einsatz!»

«Verstanden. Ende!», antwortet Jens und hängt das Funkgerät zurück in dessen Halterung.

«Base Jumping würde ich nie machen, mich an eine hohe Felskante stellen, tausend Meter runterspringen und hoffen, dass der Fallschirm aufgeht!», denke ich, wo ich schon kaum Achterbahn fahren kann.

«Bin gespannt. Die letzten abgestürzten Base Jumper waren alle hin … Da kam jede Rettung zu spät.»

Ich habe einen riesigen Kloß in meinem Hals, war ich doch noch nie bei so einem Unfall im Einsatz. Ich stelle mich auf das Schlimmste ein.

Elf Serpentinen später verlangsamt Stefan das Tempo, und wir parken am Straßenrand der Kantonalstraße an einer sattgrünen Weide. Einige graubraune Kühe grasen friedlich, andere liegen wiederkäuend in kleinen Gruppen zusammen. Zusammen mit dem blauen Himmel, den Bergen im Hintergrund und der Sonne reinste Schweizer Postkarten-Idylle. Scheinbar.

Als wir aus dem Passat ausgestiegen sind, hören wir von weitem laute Rufe. Stefan und ich laufen mit unseren Rettungsrucksäcken auf dem Rücken in Richtung des unbekannten Rufers. Nach knapp zweihundert Metern quer über die Weide sehe ich einen Mann am anderen Ende der Alp im Gras hocken. Er ruft erneut. Diesmal verstehe ich ihn:

«Hilfe! Hierher!»

Völlig außer Atem sind Stefan und ich nach noch mal gut vierhundert Metern fast am Ziel angelangt. Der Rufer ist der

Kleidung nach zu urteilen wohl ein Landwirt. Er steht auf und läuft uns entgegen. Als wir zusammentreffen, platzt es gleich aus ihm raus:

«Ich habe gerade meinen Kühen frisches Wasser gebracht. Da höre ich plötzlich ein lautes Krachen oben an den Tannen!», und er zeigt mit ausgestrecktem Arm auf ein kleines Wäldchen auf dem Bergplateau etwa zweihundert Meter oberhalb seiner Alp.

«Ich schaue hoch, sehe den Jumper dann über mir und eine Sekunde später hat's einen dumpfen Knall gegeben und dann lag der da.»

Wir laufen zu dritt zu der Stelle, auf die der Bauer eben gestenreich gezeigt hat. Im hohen Wiesengras erkenne ich den Mann erst, als ich unmittelbar neben ihm stehe.

Ein Bild des Grauens.

Er liegt in halber Rechtsseitenlage auf dem Bauch. Sein dunkelgrüner Wingsuit ist an mehreren Stellen aufgerissen, der Fallschirm auf seinem Rücken ungeöffnet. Trotz des ganzen Horrors fällt mir sofort auf, dass er keinen Helm aufhat.

Sein Kopf ist grotesk im 90-Grad-Winkel von der Halswirbelsäule abgeknickt. Er atmet nicht und hat keinen Puls. Vorsichtig öffne ich seine Augenlider. Das gelingt erst nicht, denn beide Augen sind massiv angeschwollen. Mit Stefans Unterstützung gelingt es endlich. Die Pupillen sind riesig groß und entrundet. Ich taste eilig entlang seines Nackens, vorsichtig vom oberen Ende der Brustwirbelsäule in Richtung Hinterhaupt, immer den Dornfortsätzen folgend. Etwa in Höhe des vierten Halswirbelkörpers taste ich einen deutlichen Knochenversatz zum nächsten Wirbel. Sind gewiss fünf Zentimeter. Keine Frage: Genickbruch. Leider auch keine Frage: Jegliche Reanimationsversuche sind vergeblich. Das Rückenmark ist durch diese Verletzung ganz sicher ebenfalls zerrissen worden.

«Keine Chance», sage ich zu Stefan, der schon angefangen

hat, alles Notwendige für eine Wiederbelebung vorzubereiten.

«Scheiße! Wie ich befürchtet hatte.»

Ich bitte den Landwirt und Stefan, gemeinsam mit mir den
Toten auf den Rücken zu drehen. Bei diesem Manöver fallen
uns sofort weitere Verletzungen auf. Brüche an beiden Beinen
und am rechten Arm. Als der junge Mann ganz auf dem Rücken
liegt, entdecke ich eine drei Zentimeter lange Strangulations-
marke an seinem Hals, die zuvor in Bauchlage nicht sichtbar
war. Ich kann mir die Verletzung nicht erklären.

«Füllst du den Totenschein hier aus?», fragt mich Stefan. Ich
nicke.

Ich bedanke mich bei dem Landwirt für seine Unterstützung
und frage ihn, ob wir für ihn zur Verarbeitung des Erlebten das
Krisenteam anfordern sollen.

«Wen?», fragt er.

«Das sind speziell psychologisch geschulte Mitarbeiter des
Rettungsdienstes, die Menschen mit traumatischen Erlebnissen
dabei unterstützen, die Geschehnisse zu verarbeiten.»

«Ach, Unsinn! Er ist nicht der Erste hier auf meiner Weide
und sicher auch nicht der Letzte. Vergangenes Jahr waren es
zwei!»

Dann sagt er uns auf Wiedersehen und geht zu seinen Kühen.
Ich schaue ihm noch eine Weile konsterniert hinterher.

Dann erledige ich die Leichenschau. Nur grob unter Verzicht
auf das vollständige Entkleiden des Leichnams, denn er wird
ohnehin noch einer «Legalinspektion» zugeführt.

Eine Schweizer Besonderheit: Alle Toten, die nicht ganz sicher
eines natürlichen Todes gestorben sind, müssen vom sogenannten Kreisarzt untersucht werden. Besteht dann noch der Verdacht auf Fremdeinwirkung, findet die Obduktion statt.

Nachdem ich die Formalitäten erledigt habe, überlasse ich die Unfallstelle der in der Zwischenzeit eingetroffenen Polizei. Stefan und ich fahren zurück zur Wache.

Draußen scheint immer noch die Sonne. Im Auto ist es mucksmäuschenstill.

19 Uhr.

Ich bringe den Durchschlag des Totenscheins zum lokalen Polizeirevier. Der Beamte, der den «Fall» bearbeitet, bittet mich, ihm in sein Büro zu folgen. Im Vorraum liegen sich zwei junge Männer weinend in den Armen. Als wir im Zimmer sind, schließt der Polizist hinter uns die Tür.

«Schlimmer Unfall, was? Draußen die Jungs sind Freunde des Verstorbenen. Die drei sind heute Mittag zusammen hoch auf die High Nose, um von dort einen Proximity-Flug zu starten.»

«Bitte? Was? Ich verstehe nicht, was Sie sagen», unterbreche ich den Kapo.

«Doktor, das geht so: Du stellst dich in deinem Wingsuit auf eine Felskante und stürzt dich in die Tiefe. Der Flügelanzug sorgt dafür, dass du fast wie ein Vogel fliegst: Du kannst richtig lenken und manövrieren. Proximity-Fliegen ist dann die höchste Steigerung. Diese Jungs kriegen erst einen richtigen Adrenalin-Kick, wenn sie möglichst nah entlang des von ihnen überflogenen Geländes segeln. Praktisch ein Konturenflug.»

«O. k. Ich verstehe.»

«Einer der drei Springer hatte eine Helmkamera auf. Die Aufnahmen haben wir schon ausgewertet. Hier ist das Video des Todesfluges.»

Dann drückt der Polizist auf die Enter-Taste an seinem Computer, und der Film beginnt. Gebannt schaue ich auf den Monitor.

Zu sehen sind zwei junge Männer hoch im Gebirge an einer

Felskante. Einer der beiden mit orangenem Wingsuit und weißem Helm, der andere trägt einen roten Helm zu seinem dunkelgrünen Fluganzug. Der Kameramann und die beiden anderen klatschen sich ab.

«High Five!»

Jetzt stellt sich der «Orangene» an die Kante, hält kurz inne und springt einen Wimpernschlag später in die Tiefe.

Jetzt ist Nr. 2 dran, der Mann im dunkelgrünen Wingsuit. Er tritt an die Felskante, zählt deutlich hörbar «1, 2, 3!» und lässt sich mit einem kleinen Hüpfer in den Abgrund fallen.

Nr. 3 mit der Kamera am Helm zögert nicht lange. Einen Augenblick später ist auch er im freien Fall.

Aus dem Lautsprecher des Computers höre ich jetzt ganz deutlich den Luftstrom an der Helmkamera wie irre vorbeirauschen. Nr. 3 verfolgt den Mann im dunkelgrünen Flugdress. Mir stockt der Atem bei diesen Aufnahmen. Die Arme und Beine weit ausgebreitet, geht es mit Höllentempo super knapp über Felskanten und an Bergkämmen vorbei. Manchmal, so scheint es, sind nur ein, zwei Meter zwischen Nr. 2 und den Hindernissen. Ich habe feuchte Hände …

Dann ist Nr. 2 für kurze Zeit nicht im Bild zu sehen. Der Kamerablick geht nach rechts. Eine imposante Gipfelformation rast am Mann mit der Helmkamera vorbei.

Da! Nr. 2 ist wieder im Bild, jedoch bereits deutlich tiefer als der Kameramann. Der Mann im dunkelgrünen Wingsuit macht einen Schwenk nach links. Auf einmal sind Bäume sichtbar, die er nun überfliegen muss. Das Bild wackelt. Der Kameramann brüllt irgendwas. Nr. 2 ist Sekunden später trotz Affentempo noch immer über den Bäumen, hat es anscheinend aber gleich über die letzten Tannenspitzen geschafft.

Doch da: Plötzlich kracht er in die letzten Baumwipfel. Der Mann im dunkelgrünen Fluganzug ist nicht mehr zu sehen. Ein roter Helm fliegt durch die Luft.

Der Kameramann schreit und schreit und schreit …
Der Polizist stoppt nun das Video.

Daher also die Strangulation am Hals. Der Polizist nickt. «Dieser Film ist das Schlimmste, was ich je gesehen habe», sage ich zu ihm und verlasse sein Büro.

DUNKLE WOLKEN

Sommer 2003 gegen 17 Uhr in Hessen.

Markus und ich sind auf der Rückfahrt von einer Notarzt-Verlegung. Ein älterer Herr musste wegen einer Hirnblutung vom hiesigen Stadtkrankenhaus in die Uniklinik gebracht werden.

«Haste auch Hunger?», fragt mich Markus.

«Ach, ich würde schon was reinkriegen!»

«Döner? Mäckes? Oder Pizza? Was darf's denn sein?»

Als ich gerade abwäge – lecker vs. schnell –, spricht uns die Rettungsleitstelle über Funk an:

«52-82-1 von Leitstelle!»

Markus antwortet über die Freisprecheinrichtung:

«Hier 52-82-1, sprechen Sie!»

«Ich habe einen Einsatz für euch. Verkehrsunfall. Mitten im Wald. Fahrt über die B46 Richtung Rothenburg. Nach der Ortsdurchfahrt Gildehausen kommt ein Forstweg auf der rechten Seite. Ab da werdet ihr eingewiesen. Feuerwehr und Polizei sind auch alarmiert.»

«Verstanden. Wir machen uns auf den Weg!»

Ein kurzer Tipp auf den Schalter des Blaulichts, dann machen wir uns auf den 26 Kilometer weiten Weg. Das Navi berechnet eine Fahrzeit von 21 Minuten.

«Wenn das was Ernstes ist, können wir uns den Weg sparen. Kommen wir eh zu spät!», meint Markus lakonisch.

«Vielleicht ist ja ein RTW schneller?»

Tatsächlich sind wir nach 18 Minuten in Gildehausen, einem kleinen, vergessenen Dorf mit einem Bauernhof und heruntergekommenen Fachwerkhäusern an der Durchgangsstraße.

Knappe fünfhundert Meter nach Verlassen des Örtchens sehen wir schon aus einiger Entfernung ein Feuerwehrauto mit blinkendem Blaulicht am rechten Straßenrand. Markus hält genau neben dem roten VW-Bus der Dorffeuerwehr an und lässt die Beifahrerscheibe herunter.

«Wo müssen wir hin?»

«Gleich hier rechts in den Wald. Immer auf dem Hauptweg bleiben, so lange, bis ihr die nächsten Einweiser erreicht habt!»

«Danke!»

Wir biegen in die breite, asphaltierte Forststraße ein. Jetzt geht es gut zwei Kilometer durch dichten Tannenwald, bis wir auf zwei Feuerwehrleute an einer Wegkreuzung treffen. Einer der beiden weist uns nach links in einen ebenfalls befestigten Waldweg, der sich über einige hundert Meter in weichen Bögen eine Anhöhe hochschlängelt. Oben an der Bergkuppe angekommen, geht es dann schnurgerade bergab. Unten am Ende der Abfahrt zucken Blaulichter. Von einem Unfall ist nichts zu sehen.

«Was ist denn da los?», sagt Markus. «Da hat uns der Mann von der Leitstelle nicht zu viel versprochen.»

Wir parken am Ende eines eindrucksvollen Fuhrparks: Zweimal Polizeipassat, einmal Einsatzleitung der Feuerwehr, ein Tanklöschfahrzeug, ein Rüstwagen, ein Feuerwehr-Hilfeleistungsfahrzeug, ein Forstauto und ein Rettungswagen. Einen verunglückten PKW kann ich jedoch immer noch nicht sehen.

Als wir an den anderen Rettungsfahrzeugen vorbeigehen, winkt uns der an seiner gelben Weste erkennbare Einsatzleiter der Feuerwehr.

Erst als ich das letzte Feuerwehrauto passiert habe, sehe ich den furchtbaren Grund unseres Einsatzes, den ich bisher wegen der vielen Fahrzeuge nicht sehen konnte.

Die schnurgerade Forststraße wird hier unten an der Talsohle breiter. Auf einer Länge von gut zehn Metern wird die Schotterpiste zweispurig. Genauer: Die Forststraße wird rechts und links um eine riesige Eiche herumgeführt. Exakt vor der Eiche steht ein fast vollständig zerstörter Kleinwagen. Das Auto hat sich förmlich um den Baum gewickelt. Einzelne Wrackteile liegen im Umkreis von gut fünfzig Metern verteilt auf dem Schotter und im angrenzenden Wald.

Ich laufe die letzten Meter bis zur Eiche. Die Feuerwehr hat schon die Fahrertür mit dem hydraulischen Spreizer geöffnet. Olli und Pierre, die beiden Sanis vom RTW, stehen neben dem Auto.

«Da kamen wir zu spät. Der Mann ist tot», sagt Olli, und Pierre ergänzt:

«Dieser Unfall war auch kein Unglück. Das sollte genau so passieren.»

Ich gucke Pierre verwundert an und gehe zum Unfallopfer. Der nicht angeschnallte Fahrer, ein circa siebzigjähriger Mann, ist beim Aufprall gegen die Eiche komplett vom Sitz in den Fußraum katapultiert worden. Wie ein geschnürtes Paket klemmt er jetzt unterhalb des Lenkrades zwischen dem Vordersitz, den Pedalen und dem Motorblock, der zum Teil in den Fahrgastraum geschoben ist.

Unglaublich! Der Mann ist zusammengestaucht wie ein Abwrackauto nach der Schrottpresse. Ich versuche rasch, die Schlagader am Hals zu tasten, bemerke aber die bereits eingetretene Totenstarre.

Wir sind zu spät. Olli hatte recht.

Ich wende mich gleich an einen der beiden Polizisten, die etwas abseits stehen.

«Ist wohl ein nicht natürlicher Tod. Bitte rufen Sie die Kripo.»

Die Kriminalpolizei verständigen wir immer dann, wenn

Zweifel bestehen, dass der Tod ausschließlich aus innerer Ursache heraus eingetreten ist.

Jetzt heißt es warten. Die Kripo benötigt mindestens eine Stunde.

In der Zwischenzeit betrachte ich den Unfallort genauer. Scheint jedenfalls so, als wäre der alte Herr auf dem abschüssigen Forstweg geradewegs und zielgenau gegen den Baum gerast, der hier mitten in seinem Weg stand. Dafür sprechen mindestens zwei Fakten: Auf diese Forststraße gerät man nicht zufällig, ist viel zu tief drin im Wald gelegen. Weitab der Landstraße. Außerdem war er nicht angeschnallt.

«Wissen Sie schon etwas über die Hintergründe?», frage ich die Polizisten.

«Nein, nichts. Alles noch völlig unklar.»

«Und wer hat den Unfall gemeldet?»

«Ein paar Mountainbiker sind hier zufällig vorbeigefahren und haben den Horror entdeckt.»

Nach einer guten Stunde kommt die Kripo. Nachdem der Unfall aus allen Richtungen fotografiert wurde, können wir den Toten zusammen mit massiver technischer Hilfe der Feuerwehr aus dem Wrack bergen.

Bei meiner Leichenschau stelle ich fest: Beide Beine sind mehrfach gebrochen, ebenso das Becken. Der Bauchraum ist gespannt, so wie es typisch für innere Blutungen ist. Der Brustkorb ist beidseits des Brustbeins eingedrückt, die Rippen entsprechend kaputt. Die Bestimmung der Todeszeit mittels Temperaturmessung ergibt einen Zeitraum von etwa 10 bis 13 Uhr.

Nachdem ich die Formalitäten erledigt habe, fahren wir gegen 20 Uhr zurück zur Wache. Ich bin froh, dass ich Feierabend habe.

Die Ermittlungen der Kripo ergaben, dass der alte Herr nach dem Krebstod seiner Frau seit fast zwei Jahren schwer depressiv war. In seiner Wohnung wurde ein Abschiedsbrief gefunden, in welchem der Suizid angekündigt wurde. Er begann mit den Worten: «Ich kann die dunklen Wolken in meinem Kopf nicht länger ertragen ...»

UNDER PRESSURE

Frühjahr 2004. Irgendwo in Hessen.

Gerd und Hanna sitzen rauchend in der Küche. So wie jeden Abend seit vielen Jahren. Immer gegen 22 Uhr treffen sie sich am Esstisch zur «Gutenachtzigarette» und erzählen dabei vom Erlebten des Tages. Die alte Dame sieht heute nicht gut aus. Ganz anders als sonst.

«Mir ist nicht gut. Es ist als würde ich neben mir stehen. Alles hört sich wie durch Watte an. Irgendwas stimmt nicht!»

Hanna ist blass im Gesicht. Unruhig schaukelt sie auf dem Stuhl hin und her und nestelt an ihrer Bluse. Ihr 52-jähriger Sohn macht rasch seine Zigarette aus und verlässt die Küche, um seiner Mutter ein nasses Handtuch aus dem Badezimmer zu holen. Die Stirn kühlen wird seiner Mutter schon helfen. Gerade hat er den Wasserhahn im Bad geöffnet, da hört er einen lauten Schrei.

«Aaaaah!»

So hat seine Mutter noch nie geschrien. Er läuft zurück in die Küche. Hannas Gesicht ist zu einer Grimasse entstellt. Die alte Dame zuckt für wenige Sekunden am ganzen Körper. Dann ist es ruhig, und sie sitzt nur noch still da.

«Mama, was ist los?»

Hanna reagiert nicht.

«So sag doch was!», fleht er seine Mutter inständig an.

Nichts passiert. Hanna rührt sich nicht. Schaut nur mit leerem Blick in Richtung Küchenlampe.

Gerd rennt zum Telefon.

«Wie ist noch mal die Nummer vom Rettungsdienst?»

In Gerds Kopf findet sich kein klarer Gedanke. Da entdeckt er den kleinen Aufkleber auf dem Telefonapparat, den Hanna vor Jahren mal als Zeitungsbeilage erhalten hatte.

«Im medizinischen Notfall 112 anrufen!», steht da geschrieben.

Mit zittrigen Fingern wählt er die angegebene Nummer.

Wenige Minuten später piept es in meiner Hosentasche.

Alle Ampeln auf unserer Route über die vierspurige Hauptstraße stehen auf Grün, als Frank und ich im signalroten T5 zu Hanna fahren. Die Leitstelle hat uns auf «grüne Welle gesetzt», also die Ampelschaltung so gesteuert, dass wir ohne Unterbrechung mit forschem Tempo vorankommen. Nach nur sieben Minuten erreichen wir gemeinsam mit dem Rettungswagen die angegebene Adresse.

Gerd nimmt uns unten am Eingang des Einfamilienhauses in Empfang.

«Hallo, wo müssen wir hin?»

«Meine Mutter sitzt in der Küche im ersten Obergeschoss.»

Mit hastigen Schritten geht's die Treppe hoch und dann gleich links in die Küche. Gerd folgt uns.

«Was ist passiert?», frage ich den Mann und versuche gleichzeitig einen ersten Eindruck von der älteren Dame zu gewinnen, die reglos auf dem Stuhl sitzt.

«Meine Mutter fühlte sich nicht gut. Irgendwas würde nicht mit ihr stimmen hat sie noch gesagt. Plötzlich hat sie furchtbar aufgeschrien, anschließend am ganzen Körper gezuckt, und seitdem ist sie weg. Ich habe vergeblich versucht, sie wach zu rütteln!»

Hanna sitzt angelehnt mit leerem Blick auf einem Küchenstuhl. Ihr Oberkörper ist nach rechts geneigt. Sie scheint uns überhaupt nicht wahrzunehmen.

«Hallo, können Sie mich hören?»

Die alte Dame antwortet mir nicht, woraufhin ich sie anstupse. Auch keine Reaktion. Ich fühle rasch nach ihrem Puls am Handgelenk. Gott sei Dank! Die Arterie klopft rhythmisch unter meinem tastenden Finger. Auch Hannas Atem geht gleichmäßig.

Von einer Sekunde auf die andere beginnt sich jetzt das Gesicht der alten Frau zu verkrampfen. Der eben noch weiche Gesichtsausdruck der Dame ist nun zur gruseligen Fratze entstellt. Schaumiger Schleim tritt aus Hannas Mund. Dann zittert sie plötzlich am ganzen Körper, was nahtlos in grobe Streckkrämpfe übergeht. Ihr Sohn steht völlig konsterniert daneben. Wie in Schockstarre beobachtet er das Geschehen vor ihm.

«Runter auf den Boden mit der Frau. Dann verkabeln und Zugang!», sage ich zu den Jungs vom Rettungsdienst. Gemeinsam legen wir Hanna auf den Fußboden. Der Krampfanfall ist nach kurzer Zeit schon wieder vorüber. Während sich die Sanis um EKG, Blutdruck, Sauerstoffsättigung, Blutzucker und den Tropf kümmern, setze ich meine Untersuchung fort und frage Gerd: «Sind Krampfanfälle bei Ihrer Mutter bekannt?»

«Als Kind hatte sie wohl mal eine Art Epilepsie. In den letzten vierzig Jahren war aber nichts mehr.»

Hannas Augen sind, nachdem der Krampfanfall vorüber ist, wieder geöffnet und ihre Pupillen normal, auch deren Reaktion auf meine Taschenlampe. Schnell ziehen sie sich zusammen, als ich in die Augen leuchte. Ich kneife Hanna in die Haut am Hals. Das lässt sie unbeeindruckt. Dann hebe ich ihren rechten Arm wenige Zentimeter hoch und lasse ihn kurz darauf wieder los. Der Arm fällt ungebremst zu Boden. Das Gleiche am anderen Arm und den Beinen. Keine Frage: Unsere Patientin ist ohne Bewusstsein. Mit offenen Augen! Postiktaler Zustand? Also diese Benommenheit nach einem Krampfanfall?

«Der Blutdruck ist etwas hoch. 180 zu 90. Puls und Sättigung sind in Ordnung!» sagt Frank in die Runde.

Jetzt kleben auch die EKG-Elektroden auf dem Brustkorb der bewusstlosen Dame. Unser Monitor zeigt einen gesunden Rhythmus.

Jens hat sich um den Tropf gekümmert, und Andreas bestimmt gerade den Blutzucker. Nach kurzer Zeit steht das Ergebnis auf dem Display des kleinen Apparates: 105. Auch im Normbereich.

«Was hat die Frau bloß?», frage ich mich im Stillen und fasse in Gedanken noch einmal zusammen, was wir bisher wissen: Hanna hatte als Kind wohl epileptische Anfälle. Heute Abend fühlte sie sich nicht gut, hörte wie durch Watte. Dann hat sie gekrampft, zweimal hintereinander am ganzen Körper. Einmal nur in Gegenwart ihres Sohnes, einmal als wir bereits hier waren. Kurz zuvor schrie sie laut auf. War das ein «Initialschrei»? Und dann dieses Unwohlsein, die berichtete Hörstörung – war das die Aura?

Epilepsie ist eine Erkrankung, die sich im Gehirn abspielt. Zum einen sind Teile der Hirnzellen übererregbar, das heißt, die physiologische Erregungsbremse funktioniert nicht richtig. Zum anderen kommt es zu ungeregelten elektrischen Entladungen zwischen diesen Nervenzellen. Die Ursachen der Erkrankung sind vielfältig, letztlich aber noch nicht endgültig geklärt.

Häufig kündigt sich ein epileptischer Anfall durch eine sogenannte Aura an. Die Patienten spüren eine innere Unruhe, nehmen ihre Umgebung anders als normal wahr und können über unspezifische Symptome wie Bauchschmerzen klagen. Wenn die Muskeln anfangen sich zu verkrampfen, wird plötzlich die im Brustkorb befindliche Luft herausgepresst, was sich mitunter wie ein Schrei anhören kann, der sogenannte Initial-schrei. Nach Abklingen des Krampfanfalles verfallen die Patienten in einen unterschiedlich ausgeprägten Dämmerzustand, die «postiktale Phase».

Unter Berücksichtigung der gemessenen Kreislaufwerte, die bis auf den etwas erhöhten Blutdruck alle unauffällig waren, entscheide ich mich zur Arbeitsdiagnose «Krampfleiden unklarer Ursache».

Da der epileptische Anfall vorüber und Hannas Kreislauf stabil ist, wir also im Moment nichts weiter für die Seniorin tun müssen, bitte ich die Sanis, unsere Patientin für den Transport in eine neurologische Klinik vorzubereiten. Die Jungs packen unsere Sachen zusammen und legen die alte Dame auf das Tragetuch, während ich Gerd über meinen Verdacht informiere. Dann bringen wir Hanna in den Rettungswagen. Ich hake den Einsatz in Gedanken schon ab.

«Alles in Ordnung. Wir können losfahren.»

Dann plötzlich überschlagen sich die Ereignisse. Gar nichts ist in Ordnung!

Gerade als ich mich hingesetzt habe und damit beginne, das Einsatzprotokoll zu schreiben, schlägt der Überwachungsmonitor mit lautem Piepen Alarm. Ein kurzer Blick auf das Display. Die automatische Blutdruckmessung hat sich gemeldet: 300 zu 140! Viel zu hoch. Diesen Wert habe ich noch nie gesehen. Wieso das auf einmal?

«Ebrantil!» sage ich zu Andreas und ergänze «Schnell wäre nicht schlimm!» Dann quittiere ich den Alarm am Gerät, und das durchdringende Piepen hört auf. Der Sani hat prompt die Dringlichkeit erkannt, reißt den Rucksack förmlich auf und entnimmt eine Ampulle des blutdrucksenkenden Medikaments. Dann macht er die Spritze fertig. Es piept erneut. Sauerstoffsättigung im Blut nur noch 89 Prozent. Hanna hat aufgehört zu atmen.

Was ist hier los? Ich habe Angst, die Kontrolle über die Situation zu verlieren.

«Beatmungsbeutel! Und Intubation vorbereiten!»

Gedanken rasen durch meinen Kopf. Epilepsie? Oder doch ein Schlaganfall? Von Lähmungen war keine Rede. Eine Hirnblutung? Die Pupillen der Dame waren komplett unauffällig.

Frank gibt mir den Beutel, dann beginne ich sofort mit der Beatmung von Hand. Nachdem ich drei-, viermal Luft in Hannas Lungen gepumpt habe, steigt der Sauerstoffgehalt langsam wieder an, ist nun bei 91 Prozent. Jetzt ist kurz Zeit, und ich überprüfe ein weiteres Mal die Pupillen der alten Dame. Das Schwarze in Hannas rechtem Auge ist auf einmal doppelt so groß wie auf der linken Seite!

«Hirnblutung! Noch rasch intubieren und dann ruck, zuck in die Neurochirurgie!»

Das Gehirn wird vom knöchernen Schädel umgeben. Falls es in dieser Höhle zu einer Blutung kommt, steigt unweigerlich der Druck im Innern, da sich der Schädel, anders als ein Luftballon, nicht ausdehnen kann. Das austretende Blut drückt auf die empfindlichen Nervenzellen des Gehirnes. Je nach Ausmaß und Ort der betroffenen Hirnregionen resultieren dann schwere Schäden bis zum Tod durch Lähmung des Atemzentrums. Eine Blutung im Innern des Kopfes ist also häufig fatal. Schäden können durch rasche neurochirurgische Entlastung des Hirndruckes eventuell eingedämmt werden.

Das Ebrantil ist bereit. Ich bitte Andreas, 10 Milligramm davon zu spritzen. Gleichzeitig versuche ich Hanna den Beatmungsschlauch ohne eine medikamentöse Narkoseeinleitung in die

Luftröhre zu schieben. Das klappt zum Glück gleich beim ersten Versuch. Die Patientin wehrt sich nicht. Danach schließen wir Hanna sofort an unser Beatmungsgerät.

«Auf geht's. Mit Alarm in die Klinik. Und ruf vorher dort an!»

Auf dem etwa dreißigminütigen Transport versuchen wir weiterhin, Hannas Blutdruck zu senken. Die ersten 10 Milligramm haben gar nichts bewirkt. In kurzen Abständen spritze ich das Medikament immer wieder. Am Blutdruck ändert sich jedoch kaum etwas. Als wir im Schockraum des Krankenhauses ankommen zeigt unser Monitor 280 zu 120.

Nach einer kurzen Übergabe an die Kollegen in der Klinik wird Hanna sofort zum Schädel-CT gefahren. Die Röntgen-Schichtuntersuchung deckt eine Hirnblutung auf. Noch in der gleichen Nacht wird sie operiert.

Am nächsten Tag habe ich mich nach Hanna erkundigt. Der behandelnde Neurochirurg berichtete mir, dass ein riesiges, in der Nähe des Hirnstamms gelegenes Hämatom ausgeräumt wurde. Hanna liegt beatmet im Koma auf der Intensivstation. Die erste Nacht hat sie überstanden. Ihre Situation schätzt der Arzt dennoch trotz OP und aller Möglichkeiten der Intensivmedizin als äußerst kritisch ein. Dass Hanna überlebt, hält er für unwahrscheinlich.

SCHICKSALSSCHLÄGE

Irgendwo in Hessen. 2006.

Herbststürme fegen seit Tagen über Deutschland. Heute regnet es auch noch. Ein richtig erbärmlicher Tag.

Bislang ist mein Dienst ruhig. Wir hatten alle Zeit der Welt für den Check des Notarztautos, ein ausgiebiges Frühstück und das anschließende Studium der Tageszeitung.

Gegen Mittag piept es.

«Männlich, siebzig, psychischer Ausnahmezustand, Nachforderung durch Polizei, Anfahrt ohne Sonderrechte.»

Komisch. «Ohne Sonderrechte», das heißt ohne Blaulicht und Martinshorn. Steht nur auf dem Pieper, wenn die Zeit nicht drängt. Meist handelt es sich dann um die Ausstellung eines Totenscheines. Ich bin gespannt.

Die Fahrt ist furchtbar. Die Scheibenwischer kommen kaum gegen den Regen an. Dazu wird unser Auto vom peitschenden Wind gehörig durchgerüttelt.

Silas und ich stehen nach endlosen 30 Minuten vor der Eingangstür eines großzügigen Einfamilienhauses in dem kleinen Dorf nahe der Kreisstadt. Wir klingeln, aber keiner macht auf. So bleiben wir erst mal im Regen stehen, der nicht von oben kommt, sondern, vom Westwind getrieben, geradewegs von links in unsere Gesichter klatscht. Binnen Sekunden rinnt der Regen vom Jackenkragen über meinen Rücken.

Endlich, nach mehrmaligem Klingeln, wird uns die Tür geöffnet. Eine junge Polizistin nimmt uns Empfang. Ihr Gesichtsausdruck verrät nichts Gutes.

«Guten Tag, wir haben länger benötigt als normal. Das Wetter …!», begrüßt Silas die Beamtin.

«Worum geht es denn?» frage ich.

«Drüben im Wohnzimmer sitzt Herr Huber. Wir mussten ihm eine Todesnachricht überbringen. Sein Sohn ...», beantwortet die junge Frau meine Frage und geht dann in Richtung Wohnzimmer voran.

Herr Huber sitzt wie ein Häufchen Elend auf dem hellbraunen Sofa. Sein Gesicht hat er tief in die Hände vergraben. Der ganze Raum fühlt sich an wie von schwerer Depression erfüllt: Die Jalousien sind geschlossen, die Blätter der Zimmerpflanzen hängen traurig braun herunter, und eine einzelne Stehlampe wirft dunkle Schatten.

«Guten Tag Herr Huber, ich bin der Notarzt, den die Polizei verständigt hat, weil es Ihnen nicht gut gehen würde. Kann ich etwas für Sie tun?»

Herrn Huber fehlt offenbar die Kraft zum Antworten. Wie in Trance schaut er mich nur an, ohne etwas zu sagen. Sein Gesicht ist eingefallen, und die Augen sind leer. Der Siebzigjährige ist am Ende seiner Kräfte. Mir schnürt es die Kehle zu. Ich kann wirklich viel ertragen, aber der Anblick dieses traurigen alten Mannes bringt mich an den Rand dessen, was ich leisten kann.

«Wir würden uns dann jetzt verabschieden!», sagt die Polizistin nun unvermittelt.

Ich schaue sie an und nicke kurz. Und schwupps sind die beiden Beamten weg. Ich kann es ihnen nicht verdenken. Das Schicksal von Herrn Huber ist fast nicht zu ertragen.

Dann setze ich mich neben ihn und versuche noch einmal, mit ihm in Kontakt zu treten.

«Die Polizistin hat mir draußen berichtet, dass Sie eben erfahren mussten, dass Ihr Sohn sich das Leben genommen hat. Möchten Sie, dass wir Angehörige oder Freunde anrufen, die Ihnen in dieser schweren Zeit beistehen können?»

Zum Glück antwortet der alte Herr mir jetzt.

«Meine Lebenspartnerin ist schon hierher unterwegs.»

«Das ist gut.»

Mehr zu sagen fällt mir erst mal nicht ein. Es ist wieder bedrückend still im Wohnzimmer. Ich bin hilflos, weiß nicht, wie ich mit dem traurigen Mann auf dem Sofa neben mir umgehen soll. Ohne weiter nachzudenken, frage ich ihn:

«Möchten Sie mit mir über Ihren Sohn sprechen?»

Herr Huber setzt kurz zu einer Antwort an, bricht dann aber wieder ab. Er schaut mich aus geröteten Augen an. Bedrückend lange Sekunden. Ich kann diesen Blicken kaum standhalten. Zwei Tränen laufen über seine Wangen. Er beugt sich langsam zu mir und lehnt sich an meine Schulter. Ich muss jetzt nichts mehr sagen und nehme den alten Mann in den Arm. Als ich ihn fest an mich drücke, beginnt er bitterlich zu weinen. Über Minuten hält der Weinkrampf an und ebbt dann ganz langsam in herzzerreißendem Schluchzen ab.

Irgendwann hat er sich gefasst und hebt seinen Kopf von meiner Schulter. Dann schaut er mich mit nass geweintem Gesicht an und sagt:

«Was meinen Sie? Gibt es einen lieben Gott? Und wenn ja: Warum tut er mir das alles an? Was muss ich noch aushalten? Erst dieser furchtbare Tag im letzten April und dann heute die Nachricht, dass sich mein Sohn Christian im Gefängnis erhängt hat!»

Nicht ahnend, dass es etwas ähnlich Schlimmes geben könnte, wie das eigene Kind zu verlieren, frage ich zurück:

«Was ist denn im April passiert?»

«Unser Christian war immer schwierig. Schon als Kind hatte er mehr Probleme mit sich und seiner Umwelt als sein älterer Bruder. Als Jugendlicher entwickelte er erstmals Depressionen. Nach verschiedenen Therapien schien er auf einem guten Weg, machte sogar eine Ausbildung als Tischler. Dann stürzte er wieder ab: Falsche Freunde, Drogen, eine Vorstrafe. Und dennoch haben wir als Familie ihn wieder auf den richtigen Weg gebracht. Dann kam die neue Frau dazu und ein gemeinsames Kind. Alles schien perfekt. Aber: Er fiel wieder in ein Loch, fühlte sich mit allem überfordert. Viele Streitereien mit seiner Partnerin waren die Folge, mit der Zeit immer heftiger.

Am letzten Karfreitag hat Christian dann seine Frau im Affekt vor den Augen meines Enkels erwürgt!»

Nachdem ich meine Sprachlosigkeit überwunden hatte, konnte ich Herrn Huber davon überzeugen, sich professionelle Hilfe geben zu lassen. Bis zum Eintreffen des von Silas alarmierten Notfallseelsorgers berichtete der alte Herr mir noch mehr Einzelheiten vom schwierigen Leben seines Sohnes.

Auf dem Rückweg zur Wache sage ich zu Silas: «Manchmal kann ich meinen Job kaum ertragen!».

DANK

Ich bedanke mich ganz herzlich bei all meinen Lesern – der mich wahrhaft überwältigende Erfolg der beiden Bücher, die hier zusammengefasst sind, hat wesentlich zu meiner Motivation beigetragen, immer wieder das aufzuschreiben, was ich als Notarzt erlebe und was mich bis heute bewegt.

Weiter möchte ich meinen ärztlichen und nichtärztlichen Kollegen der verschiedenen Rettungsdienste danken. Ohne ihre Teamarbeit und ihre Ratschläge wären manche «meiner Fälle» anders ausgegangen …

Ein fettes Dankeschön geht auch an meine «Verfolger» bei Facebook. Ihre Likes motivieren, und ihre Kommentare geben mir wertvolle Hilfestellung.

Ebenfalls möchte ich all jenen danken, die meine bisherigen Lesungen besucht haben und durch ihre Fragen und Kommentare meine Sichtweise auf bestimmte Dinge im Rettungsdienstalltag erweiterten.

Dem Team der Notarztbörse gilt mein Dank für das Vermitteln von Honorarjobs.

Und ich danke Sybille Schmalz von der BTV – Buch- und Tonträgervertrieb GmbH und Heike Salzmann vom Grossohaus Salzmann, ohne deren tolle Unterstützung dieses Buch wohl niemals im Rowohlt-Lektorat gelandet wäre.

VIVA LA REANIMATION!
Christoph Schenk

Ganz zum Schluss danke ich TT für ihre wertvollen Hinweise zu einzelnen Geschichten («Schreib nicht immer ‹Scheiße›!»), für ihr unendlich großes Herz und den kuscheligen Platz, den ich darin haben darf!

Ich liebe dich! ❤ C.

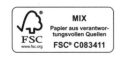

Das für dieses Buch verwendete Papier ist FSC®-zertifiziert.